JN452048

새로운 변화: **간호로 시도하자**

Transforming Presence: **The Difference That Nursing Makes**

Transforming Presence: The Difference That Nursing Makes
The F.D.Davis Company, Philadelphia, Pennsylvania
Copyright ⓒ 2008
All rights reserved.

Korean Translation Copyright ⓒ 2011 by Chonnam National University Press
Korean edition is published by arrangement with John Scott & Company
through Imprima Korea Agency

이 책의 한국어판 저작권은 Imprima Korea Agency를 통해
John Scott & Company와의 독점계약으로 전남대학교출판부에 있습니다.
저작권법에 의해 한국 내에서 보호를 받는 저작물이므로
무단전재와 무단복제를 금합니다.

새로운 변화: **간호로 시도하자**

Transforming Presence: **The Difference That Nursing Makes**

By

Margaret A. Newman, RN, PhD, FAAN

강혜영 · 강창열 역

전남대학교출판부

Acknowledgment

감사의 말씀

I am truly grateful for colleagues who gave of their time and expertise to review the manuscript of this book. They are: Dr. Emiko Endo, Dr. Dorothy Jones, Dr. Margaret Dexheimer Pharris, Dr. Marlaine Smith, Dr. Cheryl Stegbauer, and Dr. Janet Williamson. They helped me to stay on track and provided valuable input to the comprehensiveness of the work.

이 책의 원고 검토에 전문적인 식견과 시간을 할애해 주신 나의 동료들, Emiko Endo 박사, Dorothy Jones 박사, Margaret Dexheimer Pharris 박사, Marlaine Smith 박사, Cheryl Stegbauer 박사, 그리고 Janet Williamson 박사님에게 진심으로 감사의 말씀을 드립니다. 이들의 도움으로 집필 작업이 궤도에 오르고 귀중한 조언과 자료 제공으로 저술 작업이 풍부하고 완전하게 구체화될 수 있었습니다.

M. A. N.

Reviewers
평론

Jacqueline Fawcett, RN, PhD, FAAN
Professor
University of Massachusetts
Boston, Massachusetts

Kristen Montgomery, RN, PhD
Former Professor
University of South Carolina

Marilyn E. Parker, RN, PhD, FAAN
Professor
Florida Atlantic University
Boca Raton, Florida

Mary Elizabeth Sadler, RN, PhD
Professor
Indiana University of Pennsylvania
Indiana, Pennsylvania

Patricia Schaefer, RN, PhD
Associate Professor
Grand Valley State University
Grand Rapids, Michigan

Preface

역자 서문

본 역서는 F. A. Davis사에서 내놓은 'Transforming Presence: The Difference That Nursing Makes'를 번역한 것으로, M. Newman이 1994년 NLN에서 의식확장으로서의 건강 (Health as Expanding Consciousness, HEC)을 출간한 이후 그녀의 건강이론서로는 두 번째 책이다. 물론 지난 2008년 Jones & Baretts사에서 나온 'Giving Voice to What We Know'를 '새로운 목소리로 간호를 노래하자'로 번역한 책이 있긴 한데, 이는 보스톤대학의 C. Picard교수와 D. Jones교수가 HEC에 근거한 다양한 연구물을 한데 모은 것이다. 간호학을 가르치는 과정에서 늘 생각하는 것 중의 하나는 간호임상가들의 실무에 확고한 이론적 근거를 마련하는 것이었다. 보건의료 환경의 변화가 빠르고 다양해질수록, 다학제적 협동과 연대가 필요할수록 간호 실무에 이론적 근거는 더욱 더 절실해지기 때문이다. 의식확장으로서의 건강이론을 대한 이후 저자의 말처럼 질병패러다임에서 건강 및 패턴패러다임으로의 변화가 쉽진 않겠지만 대안이 될 수 있겠다 싶은 생각에 번역에 임하곤 하였다. 아직도 간호이론이 조금은 어렵고 딱딱하다고 느껴온 터라, 본 역서는 앞서 번역한 두 권과 달리 본문을 함께 실어 간호이론에 대한 친근감을 높이고 번역서를 볼 때 겪게 되는 어려움을 좀 덜어보고자 했다.

이 책은 크게는 세 부분으로 대별할 수 있다. 처음 두 장은 건강의 새로운 개념과 새로운 패러다임으로 옮겨가야 하는 당위성에 대해 다룬다. 다음 네 장은 실제 HEC에서 말하는 간호실무인 간호프랙시스와 그 구체적인 내용이다. 어떻게 하면 간호대상자와 함께 공명하여 그들과 온전하게 함께 할 것인가, 그리고 간호를 한다는 것은 어떤 기술이 아니라 간호사인 우리 자신이 바로 간호의 방법이자 길임을 제시한다. 마지막 두 장은 이러한 간호 실무를 위해 간호교육이 어떻게 변환해가야 하며 그러한 변환궤도는 어떠할 것인가를 다루고, 부록에서는 간호프랙시스의 핵심인 패턴인지 과정과 본 이론에 대한 다양한 질의응답을 소개하고 있다.

제1장에서는 저자 자신이 맨 처음 제시한 HEC의 5가지 명제를 재확인하고 본 건강이론의 근거이자 이를 지지하는 D. Bohm의 내재질서, I. Prigogine의 소산구조이론 그리고 A. Young의 의식진화이론을 소개하며, 그간 HEC이론관련 연구에서 패턴인지가 어떻게 이루어져왔는지를 밝힌다. **제2장**에서는 질병패러다임에서 패턴과 건강패러다임으로 바뀌는 것을 보건의료계에서 일어난 코페르니쿠스의 변화로 비유하면서, 이 패러다임의 핵심은 불확실성과 역동적인 과정이며 실제 HEC연구란 전통적인 과학의 관점과는 다른 프랙시스과정에 대한 이해임을 밝힌다.

제3장에서는 본 이론의 핵심이라 볼 수 있는 간호프랙시스에 대해 기술한다. 즉 간호프랙시스란 대상자와의 역동적인 동반자관계 속에서 의미와 통찰 및 행동패턴에 대한 대화를 통해 양자가 함께 변환해가는 것이다. 특히 초기 이론서에서는 구체화되지 않았던 개인의 패턴인지에서 더 나아가 가족과 공동체의 패턴인지를 통한 실무변환에 대해 설명한다. **제4장**에서는 대상자와 어떻게 공명할 것인가에 대한 것이다. 내재되어있는 정보란 비에너지적이지만 결국 촉감이나 감각과 같은

에너지적인 것으로 바뀌는 것이 변환이며 이것이 간호지식의 핵심임을 밝힌다. 간호사는 패턴 접촉과정에서 개인적인 판단이나 분석 또는 평가를 하지 않고 공명할 때 부분을 통해 전체성을 파악할 수 있다. 다음으로 단일성에 대한 감각으로 우리가 무엇을 본다는 것은 그 감각만으로 알 수 없고 그러한 감각적인 경험을 변환시키는 비감각적인 요인이 있다. 우리가 본다는 것은 그 본 것을 인식하는 것이지 실제 감각으로 느껴진 것이 아니며, 무엇을 볼 때 우리는 이미 그 보는 것에 의미를 부여한다. 그러기에 간호지식을 얻기 위한 앎의 방식은 직관적이고 들여다보는 것이어야 하며, 단일한 것으로 본다는 것은 여럿의 개별적인 것에 대한 공통성을 찾는 일반화와는 다르다. 단일화란 대상자의 독자성을 이해하는 것으로, 간호에서 바로 그 하나를 제대로 볼 수 있는 앎의 방법을 가르쳐야 한다고 역설한다.

제5장에서는 간호대상자와 어떻게 온전히 함께 할 것인가를 다룬다. 어떻게 하면 간호사가 대상자의 삶 속에서 의미를 찾아 변환이 일어날 때 함께 있어줄 것인가로 이는 간호의 진수이기도 하다. 간호대상자들의 진화해가는 의식 속에서 의미를 찾도록 돕는 것이 곧 간호사와 대상자 간의 상호관계에 대한 패턴인지이자 그 관계 속에서 함께 있어줌으로 변환을 경험하는 것이다. 온전하게 함께 있어 줌이 변환을 가져오는 관계에 필수적인 것으로, 결국 함께 있으면서 변환을 가져온다는 것은 대상자와 하나 되는 것임을 제시한다. **제6장**에서는 간호란 어떤 습득해야 하는 기술이나 방법이상의 간호사 자신임을 밝힌다. 우리는 우리가 다루거나 보는 대상이 달라서가 아니라 우리가 가지는 건강개념의 차이로 간호대상을 달리 본다는 것이다. 그러한 접근방법의 타당성은 참여자의 통찰이나 행동이 향상되는 것에서 찾을 수 있다. 패턴형성에 초점을 둔다거나 타당성을 높이기 위해서는 불확실성이 가

장 클 때 패턴인지를 시작할 것을 권한다. 패턴과 간호사와 대상자 관계의 질에 주의를 기울이는 것 자체가 간호실무경험이며 이러한 실무를 충실하게 할 수 있도록 정보를 주는 것이 간호연구다. 간호학자 스스로가 연구의 도구이며 이렇게 바라보는 것이 이론이자 통찰에 대한 경험이다. 따라서 간호사와 대상자 모두가 스스로 보다 충실해지고 자신들의 존재에 대한 보다 높은 차원을 경험하는 때가 바로 대상자와 함께 할 때로, 기술과학 너머에 있는 방법이다.

제7장에서는 간호사-대상자의 관계패러다임 속에서 간호교육이 변환해야 할 방향을 제시한다. 객관적이고 과학적인 그간의 명제들을 단일-변환적 준거틀 속에 통합시켜 간호학의 정체성과 우선순위를 정립해가야 한다. 변환적인 학습이란 상호관계 속에서 세계관의 변환과 의식확장이며 참여적 접근으로 이루어진다. 따라서 교수 학생은 지식 전달을 하는 분리된 객체가 아닌 서로간의 공명 속에 직관적인 자각을 통해 만나는 것이다. 그런 과정을 통해 학생은 느끼고, 표현하고, 자기 반성을 할 줄 아는 능력을 개발하게 되며, 이를 위해서는 프랙시스 프로토콜에 따라 변환을 경험하는 일이다. 이에는 애매모호함을 견딜 수 있는 인내심이 필요하며 그러한 불확실성 가운데 함께 있어 그 독특한 사람과 상황에 반응하는 방법을 배워야 한다. 여기서 저자는 Peat의 세계질서에 대한 사고에 견주어 간호실무에 대한 분명한 이해와 교육 방향을 제시한다. **제8장**은 이러한 단일변환적 패러다임에서 간호학이 나아가야 할 궤도를 좀 더 멀리 보라고 권한다. 지금까지 과학의 토대가 된 주-객체의 분리에서 후기-코페르니쿠스주의와 후기-데카르트주의로 이동하는 추세여서, 인간경험의 원초적인 자료는 인간경험 그 자체로 어떠한 형태와 패턴을 반영시키는 단일변환적 패러다임과 함께 하게 될 것임을 전망하고 있다. 그러기 위해서는 지금까지 익숙해온

분리와 분석에 대한 우리의 깊은 애착과 결별하고, 우리 미래를 만들어가는 일에 온전히 창조적으로 참여해야 한다. 의학의 문화는 치료이고 간호학의 문화는 돌봄으로 서로 다른 방향으로 발전해 왔지만 아직까지도 간호의 상당한 능력과 재능은 사람을 돌보는 것보다 질병의 치료에 집중해왔다. 그러기에 더 이상 이런 도구적 초점 하에 머물기 보다는 단일변환적인 비젼에 간호학의 집단적인 헌신이 필요하다. 지난 수세기 동안 자율성, 합리성, 및 자연과 분리된 남성적 사고에서, 점점 더 자연과 하나 되고, 하나로 인류 공동체를 껴안으며, 동반자관계와 몸과 감성, 상상력과 직관을 재결합을 촉진하는 방향으로 이동한다. 저자는 이젠 변환적이고, 치유적이며, 통합하는 실재로서 바라보면서, 끊임없이 과학적인 돌파구를 만들어가는 데 있어서 돌보고, 나누며, 창의적인 세계를 **상상하라고 권한다**. 간호의 사명은 바로 인간의 건강경험에 나타나는 그 사람의 패턴에 변환을 가져오는 것으로 이것이 바로 우리가 지향해가야 할 것임을 역설한다.

번역은 늘 어렵다. 더구나 간호이론서의 번역은 더더욱 그렇다. 그럼에도 계속해서 하게 됨은 학문에 대한 부담감과 다양한 현장에 있는 간호동료들과 함께 나누고자하는 바램에서이다. 끝으로 본 번역서가 나올 수 있도록 지원해주신 전남대학교와 빠듯한 일정으로 늘 제대로 응하지 못함에도 아름다운 책을 만들어주신 전남대학교출판부 모든 분들, 탁월한 안목으로 전공을 넘어 간호이론의 의미를 정확하게 초벌번역을 맡아주신 강창열 이사님, 원서를 기꺼이 선물해주신 권영란 교수님 그리고 늘 간호사의 중요성을 강조하면서 어려운 교정에 함께해주신 남편에게도 감사의 말씀을 전하며 서문에 대신한다.

2011년 12월

학마을 캠퍼스에서 강혜영

Contents

목차

Figures

그림

Introduction

서 론

The forces of the field of energy … interoscillate through the symmetry of equilibrium to various asymmetries, never pausing at equilibrium.

에너지 장의 힘이란 … 다양한 비대칭성과 평형의 대칭성을 오가며 진동하면서도 결코 평형점에서 머무르는 법이 없는 것.

Buckminster Fuller, 1975

I find myself feeling uncertain about the next steps in the development of the theory of health as expanding consciousness (Newman, 1979; 1986; 1994), but at the same time wanting to move on. I recognize this feeling as an aspect of transition into the unknown. As one begins to experience the transformation of moving away from an old familiar stage of development to a new unfamiliar stage, the doubts and uncertainties arise. The old rules don't work anymore. One thinks it would be easier, safer to revert to the former way of doing and seeing things and avoid the pain and discomfort of uncertainty. But that is no longer possible. New possibilities have arisen and one must move on. There was no turning back from Copernicus' view of the solar system. There is no turning back from the perspective of health as expanding consciousness. I am encouraged by Skolimowski (1994), who experienced the process of unfolding knowledge as traumatic and reminded us that only the guardians of the status quo remain confident, in their refusal to recognize new insights.

나는 의식확장으로서의 건강 이론 (Newman, 1979; 1986; 1994)이 다음에 어떤 단계로 발전될 것인가에 대해 불확실해 하면서도, 동시에 내 스스로가 계속 더 진전 시켜가기를 원하고 있음을 깨닫게 되었다. 나는 이 느낌을 미지의 세계로 들어가는 한 국면으로 본다. 사람이 오래되고 친숙한 단계로부터 익숙하지 않은 새로운 단계로 옮겨가는 변환의 경험을 하게 되노라면, 의심과 불확실감이 들게 마련이다. 낡은 규칙들은 더 이상 작동하지 않는다. 예전 방식대로 사물을 대하며 바라보고, 고통과 불확실성에 대한 불안을 피하는 것이 보다 쉽고 안전할 것이라 생각할 수도 있다. 그러나 더 이상은 불가능하다. 여러 가지 새로운 가능성들이 생겼으니, 앞으로 나갈 수밖에 없는 것이다. 태양계에 대한 코페르니쿠스의 관점이 그 이전의 관점으로 회귀한 적은 없었다. 의식확장으로서의 건강을 바라보는 시각 역시 다시 그 이전으로 되돌아갈 순 없다. 나는 지식전개과정을 아픔으로 경험하며, 오로지 현 상태만을 고수하려는 사람들만이 새로운 통찰력을 인정하여 받아드리지 않으려 한다고, 일깨워준 Skolimowski (1994)로부터 자신감을 얻었다.

Asymmetry[1] in art and design is very appealing to me. A while back I explored its relevance in other fields and found that asymmetry may be coded in the human organism at its most elementary stage. Geschwind and Galaburda (1985), experts in the field of cerebral lateralization, described a number of examples of asymmetry in nature. For instance, the lobster, early in life, has two symmetrical small claws, called pincers. One of the pincers enlarges and becomes a crusher. The mechanism of transformation from pincer to crusher is a chance

[1] Symmetry refers to a similarity of form on each side of a midline; asymmetry connotes a difference of form (or function) from side to side.

event: the availability of something to crush. If one of the pincers has the opportunity to crush an oyster shell, it becomes the crusher. Information from the pincer that crushes initiates a process of suppressing the transformative potential of the opposite pincer. Being a pincer or becoming a crusher? There are similar transforming points in each of our lives. Opportunities for choice occur for each of us, and in our unique way we respond. This action differentiates us from another person exposed to seemingly similar circumstances.

예술과 디자인에서 비대칭성[1]은 나에게 아주 매력적이다. 과거 한동안 나는 다른 여러 분야에서 이것의 관련성을 탐구한 적이 있었고, 비대칭성이 인간 조직체의 가장 원초적인 단계에서부터 코드화 되었을 수도 있음을 알게 되었다. 대뇌 편측화 (cerebral lateralization) 분야의 전문가인 Geschwind와 Galaburda (1985)는 자연계의 수 많은 비대칭성 사례에 관해 기술하였다. 예를 들면, 바닷가재의 경우, 태어난지 얼마 되지 않았을 때에는 집게라 부르는 두 개의 대칭적인 집게발을 가지고 있다. 이 중 어느 한 집게발은 더욱 자라서 나중에 대상체를 물어 부수는 능력을 가지게 된다. 집게가 이렇게 파쇄기 같은 것으로 변환이 일어나는 메커니즘은 우연한 사건으로: 집게로 물어 부술 수 있는 그 무엇이 있느냐에 달렸다. 만일 어느 한 집게발이 굴 껍질을 물어 부술 수 있는 기회를 잡았다면, 이 집게발은 나중에 이런 파쇄기가 되는 것이다. 대상체를 부수는 이 집게발로부터 나온 정보는 맞은 편 집게발이 파쇄기로 변환할 수 있는 가능성을 억누르기 시작한다. 그냥 집게발로 있느냐 파쇄기가 되느냐? 우리 각각의 인생에도 이와 비슷한 변환이 이루어지는 시점들이 있다. 우리들 각각에게 선택할 기회들이 주어지면, 각자 고유한 방식으로 반응하게 되는데, 이런 우

1 대칭은 중심선으로부터 양측의 형상이 비슷함을 이르는 것인 반면; 비대칭은 양측의 이 형상 (혹은 기능)에 차이가 있음을 의미한다.

리들의 행위가 비슷하게 보이는 상황에 처한 다른 사람들과 차별 있게 만드는 것이다.

Asymmetry has something to do with development, with moving on. Emerson (1860, p. 192 Beauty), like Fuller (previously quoted), spoke to the notion of disturbing the equilibrium:

> Beautiful as is the symmetry of any form, if the form can move, we seek a more excellent symmetry. The interruption of equilibrium stimulates the eye to desire restoration of asymmetry…. This is the theory of dancing, to recover continually in changes the lost equilibrium, not by abrupt and angular, but by gradual and curving movements.

비대칭성은 발전해가는 것과 어떤 관계가 있다. Emerson (1860, p. 192 Beauty)도 (전에 인용한) Fuller와 마찬가지로 평형을 방해하는 개념에 대해서 언급하였다:

> 대칭을 이룬 모든 형상은 아름답지만, 만일 그 형상이 움직일 수 있다면, 우리는 보다 탁월한 대칭을 찾을 것이다. 평형상태가 깨지면 비대칭성을 복구하려는 안목을 자극한다…. 이것이 바로, 급작스럽거나 모나기 보다는 점진적이고 완만하게 움직여가면서 상실한 평형을 꾸준하게 변화시키는, 춤의 이론이다.

The process is one of going from asymmetry to asymmetry, or instability to instability. The process is one of peaks and troughs, order and disorder, unfolding at higher levels.

If we follow the oft-touted advice to strive for balance in all things - a steady state, equilibrium, we may miss the opportunity for growth that disruption offers. Prigogine, Nobel laureate, said that "at equilibrium, matter is blind … Far from equilibrium, it may begin to see" (Brain/ Mind Bulletin, 1986). He pointed out that DNA molecules are evidence of "broken symmetry" since they can be read in only one direction, like a human language. In other words, instability creates purposeful activity and direction. We come to a point at which the old rules don't work any-more, and we must make a choice. There is no turning back to the safety and comfort of our old ways of doing things. The asymmetry of expanding consciousness is important to our understanding of the life process and health. It is an asymmetrical choice to move on.

이 과정은 비대칭으로부터 비대칭으로, 혹은 불안정으로부터 불안정으로 가는 것 중 하나이다. 이 과정은 보다 높은 수준에서 펼쳐지는 여러 정점과 골, 질서와 무질서 중 어느 하나이다.

만일 우리가 모든 사물에 균형 - 똑같은 상태와, 평형을 유지하라는 흔한 조언을 따른다면 붕괴가 주는 성장의 기회를 놓칠 수도 있을 것이다. 노벨상을 수상한 Prigogine은 "평형 상태에서, 물질은 보이지 않으며 … 평형으로부터 한참 멀어져야 보이게 될 것이다…"고 하였다(Brain/ Mind Bulletin, 1986). 그는 DNA 분자가 "와해된 대칭성"의 증거임을 지적하면서, 이 분자들은, 인간의 언어처럼, 어느 한 방향으로만 판독 될 수 있기 때문이라 하였다. 달리 말하면, 불안정성은 목적이 있는 활동과 방향을 창조한다. 우리는 과거의 규칙들이 더 이상 작동하지 않는 시점에 이르게 되면 선택을 할 수 밖에 없다. 사물을 대하고 처리하던 낡은 방식이 주던 안전함과 편안함으로 되돌아가는 일은 없다. 의식확장의 비대칭성은 우리들의 삶의 과정과 건강을 이해하는데 중요하다. 이는 앞으로 더 나가기 위한 비대칭적 선택인 것이다.

In nursing, the emphasis is on relationship: relationships within the client's life and relationship between the nurse and the client. A relationship may be symmetrical, complementary, or asymmetrical. A symmetrical relationship is one in which the action of one party escalates the action of the other, as in competition. Complementary relationships tend to move toward equilibrium: the action of one balances the action of another, as in dominance-submission (Bateson, 1972). An asymmetrical relationship is one of growth, evolvement, and transcendence. Movement of a symmetrical or complementary relationship to an asymmetrical one requires additional information and new insight, an expansion of consciousness. For instance, a young woman, when relating her story of divorce from her first husband, viewed it as a failure in her life, but subsequently when helped to take a look at the trajectory of her life pattern, she saw how that event opened new opportunities for her and began to regard it as a stepping stone, a turning point. The insight of additional information made the difference.

간호에서는, 상호관계성을 강조하는데: 이는 대상자 삶 속에서의 관계와 간호사와 대상자간의 관계로, 대칭적이고, 보완적이며, 혹은 비대칭적일 수도 있다. 대칭적 관계란, 경쟁에서와 같이, 한 쪽 사람의 행동이 다른 이의 행동을 강화시켜 주거나 약화시키는 것이다. 보완적 관계란 평형 상태로 가려는 경향을 보이는 데: 한 쪽의 행동이 지배-복종관계에서처럼 다른 이의 행동을 균형 잡아 준다 (Bateson, 1972). 비대칭적 관계란 성장, 발전, 및 초월 중의 하나이다. 대칭적 혹은 보완적 관계로부터 비대칭적인 관계로 옮겨가는 데는 어느 한 쪽에게 부가적인 정보와 새로운 통찰력, 즉, 의식의 확장을 필요로 한다. 예를 들어, 한 젊은 여성이, 남편과의 이혼에 대해 이야기를 하면서, 그녀는 그것을 인생의 실패로 보았지만, 뒤이어 그녀 삶의 패턴의 지나온 궤적을 바라볼 수 있도록 도움을 받게 되면, 그녀는 그것이 그녀에게 새로운 기회의 문이 된 것을 알게 되고 그것을, 인생의 전환점이 되는, 새로운 디딤돌로 바라보게 되는 것이다. 부가 정보에 대한 통찰력이 바로 이런 차이를 만들어 내는 것이다.

This is a book about a theory of health: a theory that emerged from a nursing perspective and is transforming nursing practice. Martha Rogers' revolutionary writings in the 1960s resonated with my own experience of nursing and prompted me to pursue graduate study with her. Once in dialogue with Martha, I was challenged by her insistence that health and illness were simply expressions of the life process, one no more important than the other. For one submerged in a disease-oriented health model, that concept was difficult to grasp. Martha's assertion compelled me to think beyond the then current concepts of health.

이 책은 건강 이론에 관한 책으로: 간호의 시각에서 출발해서 간호 실무를 변환 시키는 이론이다. 1960년대 Martha Rogers의 혁명적인 저술 내용은 나 자신의 간호 경험과 어울려 공명하였고 그녀와 함께 대학원에서 공부를 하게 만들었다. Martha와 대화 중에 건강과 질병이라는 것이 **단지** 삶의 과정에 대한 하나의 표현이라는 그녀의 주장에 도전을 받았지만, 이것이 다른 어느 것보다 더 중요하진 않았다. 질환 중심 건강 모델에 젖어있던 사람들에게, 이 개념은 파악하기가 어려웠었다. 허나 Martha의 그러한 주장은 나로 하여금 현재의 건강개념을 넘어서는 것들에 대해서 생각하도록 떠민 셈이 되었다.

About that time I gained insight from the experience of a friend who had been diagnosed with hyperthyroidism, was not responding to medical treatment, and was facing the possibility of surgery. Before pursuing that alternative, she was seen by Dora Kunz (1991), a person who could visualize the flow of energy of a person's interactions (Weber, 1984). Dora could see that my friend's energy was being diffused in every direction and concluded that it was not relevant to tell her to curtail her activities to conserve or channel her energy because this pattern represented her way of life. Dora did suggest that my friend make sure she took in enough energy to sustain this pattern. It was true that my friend expended her energy in many directions: in favors to friends and colleagues, in an overcommitment to her work, and in response to the needs of a large family. She often skipped meals and got little rest because of her packed schedule. When I really began to think about it, her thyroid gland was trying to keep up with her demands. The medical/surgical approach to diminish or delete the activity of the gland ran counter to what she was trying to accomplish. Dora's vision was to work with the pattern rather than against it.

그 무렵에 나는, 갑상선기능항진증 진단을 받았지만 내과치료에 차도가 없어, 외과 수술을 해야만 했던, 친구의 경험으로부터 통찰을 얻었다. 수술을 받기 전에 그녀는, 사람의 상호작용을 에너지 흐름으로 시각화 할 줄 아는 (Weber, 1984), Dora Kunz (1991)의 눈에 띄게 되었다. Dora는 내 친구의 에너지가 모든 방향으로 발산하고 있음을 보고, 이 패턴은 그녀 삶의 방식을 나타내는 것이기 때문에, 에너지를 보존 하거나 소통하기 위해 그녀에게 활동을 줄이도록 하는 것은 타당치 않다는 결론을 내렸다. Dora는 내 친구로 하여금 그녀 삶의 패턴을 충분히 유지할 수 있는 에너지를 계속 확보해 둘 것을 제안 하였다. 내 친구는 자신의 에너지를, 친구들이나 동료들을 위해 썼고, 자신의 일에도 지나치게 열중하였으며, 대가족의 제반 요구에도 응하면서, 다방면으로 쓰고 있었던 것이 사실이었다. 그녀는 종종 끼니를 거르고 빽빽하게 짜인 일정 속에서 쉴 틈도 거의 없었다. 내가 이것에 관해 실제로 생각해보기 시작할 무렵에, 그녀의 갑상선은 그녀의 요구에 따르기 위해 여념이 없었다. 갑상선의 활동을 줄이거나 삭제하려는 의학적/외과적 방법은 그녀가 이루고자 하는 것과 상충하고 있었다. Dora가 보는 것은 패턴에 대항하기 보다는 패턴과 함께 하는 것이었다.

Subsequently my friend was able to heed Dora's advice, did not need the surgery, and was able to greatly reduce her medications. The transforming factor, I submit, was the insight she gained regarding her own pattern. The pattern that eventually manifested itself as disease was primary. Her disease was a manifestation of the whole, not a separate entity to be attacked as though it were alien to the person. It revealed information about the person-environment relationships, and was meaningful in my friend's evolving consciousness.

자연스레 내 친구는 Dora의 조언에 관해 주의를 기울이게 되면서, 수술이 필요 없게 되었고, 약물도 크게 줄일 수 있었다. 내가 말하는 것은, 그렇게 변환시킨 요인은 그녀가 자신의 패턴에 관해 얻게 된 바로 그 통찰이란 점이다. 결국 질병으로 자신을 드러낸 이 패턴이 원초적인 것이었다. 그녀의 질병은 전체성에 대한 표현으로, 사람을 공격하는 외계인처럼 공격을 해야 할 분리된 실체가 아니었다. 그것은 사람-환경 관계에 관한 정보를 드러낸 것이고, 내 친구의 진화해가는 의식에 있어서 중요한 것이었다.

A new concept of health was emerging: a unitary (indivisible) process of expanding consciousness, moving through various configurations, including disease and disruption. Martha Rogers, for a while, considered this view particulate, but shortly before her death acknowledged consciousness as the pattern of the whole (Rogers, 1995). I never had any doubts.

건강에 관한 새로운 개념이 떠오르고 있었다: 이는 의식확장의 단일한 (나눌 수 없는) 과정이며, 질병과 와해를 포함한 다양한 형태로 움직여가는 것이다. Martha Rogers는 한 때, 이 관점을 특별한 것으로 보았지만 세상을 떠나기 직전에 전체성의 패턴으로서 의식을 인정 하였고 (Rogers, 1995), 난 이것에 대해 결코 의심을 한 적이 없다.

In the early development of the theory, the research was limited by the constraints of the scientific method. My colleagues and I pointedly tried to select concepts considered parameters of wholeness (Newman, 1979), like movement and time perception, but forced them into fixed operational definitions and controlled circumstances. We were still trying to force round pegs into square holes: unitary concepts into reductionist methods. The results yielded little understanding of the experience of persons in situations of altered movement (Newman, 1972). Fortunately in the debriefing interviews characteristic of an experiment of this type, the participants shared their experience of consciously compensating for the effect of movement on time perception, and I began to move away from the supposed control and objectivity I thought so important at the time.

이론개발 초기에는, 과학적 방법론의 제약조건들 때문에 연구에 제한을 받았다. 내 동료들과 나는 전체성에 대한 매개변수로서 움직임과 시간 인식과 같은 개념들을 뽑아 시도해 보았지만 조작적 정의 속에 집어 넣어야 했고 환경을 통제해야만 했다 (Newman, 1979). 우리는 여전히 둥그런 말목을 네모난 구멍에 억지로 잡아넣으려 애썼는데: 단일한 개념을 환원주의 방법 속에 집어넣고자 했던 것이었다. 그 연구 결과에서는 움직임을 달리 해서 사람들의 경험이 어떠했다는 것에 대한 통찰력은 거의 얻지 못했다 (Newman, 1972). 다행인 것은 이런 실험에 대한 특징을 설명하는 자리에서, 연구 참여자들은 시간 인식에 관한 움직임의 효과를 의식적으로 보상하려 했던 경험을 서로 나누게 되었고, 나도 그때까지 그렇게 중요하게 여겼던, 꼭 통제를 해야 하고 객관성을 유지해야 한다는, 생각으로부터 벗어나기 시작하였다.

Rogers' (1970) emphasis on ***mutual process*** signaled emphasis on the relational process as the phenomenon of inquiry, a focus that required a change in the way we do research. But old habits die hard. It took a while for us to move from an observer-observed focus on the client to the mutuality of the nurse-client relationship in research as well as in practice. As the transformative nature of nursing practice asserted itself, the focus had to be revised to depict the ***process*** of the evolving pattern of the whole (Newman, 1997). Anecdotal evidence from married women in a semirural setting (Newman, 1986) revealed the concepts of movement, time, space, and consciousness as dimensions of meaningful relationships. These women, whose interaction with others was characterized by submission, resentment, and distancing, had little or no ***movement*** outside their homes except for work and little or no ***space*** or ***time*** for themselves. The notion of ***pattern of the whole*** emerged as the important focus of health (Newman, 1983; 1986).

Rogers (1970)가 강조한 **상호과정**이란, 탐구하는 현상으로서 관계적인 과정을 강조하는 것으로서, 우리 연구수행방식에 변화를 요구하는 것이 초점이었다. 허나 오래된 관습은 쉬 사라지지 않았다. 연구 활동은 물론 실무 속에서 우리가 대상자를 보는 초점이 관찰자-피관찰자에서 간호사-대상자 상호관계 속에서의 상호성으로 옮겨지기 까지는 한참이 걸렸다. 간호 실무가 변환적인 본성 그 자체이듯이, 연구의 초점은 전체성에 대해 진화해가는 패턴 **과정**을 그리는 것으로 수정해야만 했다 (Newman, 1997). 준 농촌지역에 사는 기혼 여성들과의 일화기록에서 움직임, 시간, 공간, 및 의식과 같은 개념들이 의미 있는 관계 차원을 드러낸다는 증거를 얻었다 (Newman, 1986). 다른 사람들과의 상호작용이 고작 복종, 원한, 및 소외뿐이었던 이 여성들은 일을 하는 것 말고는 그들이 가정 밖으로 **나가는 것**은 거의 없거나 아예 없고, 그들 자신을 위한 **공간이나 시간**도 거의 없거나 전혀 없었다. **전체성의 패턴**이라는 개념이 건강의 중요한 초점으로 떠올랐다 (Newman, 1983; 1986).

Recognizing the open-ended, dynamic nature of reality, I was motivated to do participatory research. As I plunged in, I was amazed to discover meaningful directions emerging from the deluge of data regarding the transformation of both the researched and the researcher in relation to practice. The assumptions of disease as a manifestation of pattern, pattern as a manifestation of evolving consciousness, and mutuality of the process, guided the quest for a way to examine the theory of health as expanding consciousness. Throughout the process of pattern recognition, the focus was on meaning; that is, meaningfulness of the pattern to the client. We had to give up predictability as an outcome of research. Prigogine's (1976) theory of dissipative structures was helpful in seeing that we cannot know in advance which direction the process will take. The answer lies in staying present in the process until understanding and transformation of the experience for both client/participant and nursing practitioner/researcher occurs. This takes courage and an awareness in the moment. The greater relevance is in the universality of the experience rather than the generality of it. The difference between these points is discussed in Chapter 4.

개방적이고, 역동적인 현실의 본질을 인식하면서, 나는 참여적 연구를 수행하고자 하는 동기가 생겼다. 내가 연구에 뛰어 들었을 때, 실무와 관련하여 연구자와 피연구자 양쪽 모두 변환에 관한 엄청난 데이터로부터 나온 의미 있는 여러 방향들을 보고는, 아연실색하지 않을 수 없었다. 질병을 패턴의 발현으로 보는 가정과, 진화해가는 의식의 표현으로서의 패턴, 그리고 그 과정들에 대한 상호성은 의식확장으로서의 건강이론의 조사 방법을 찾게끔 안내해 주었다. 패턴인지의 전 과정을 통해, 초점은 의미에 관한 것으로; 말하자면, 대상자에게 그 패턴이 의미하는 바였다. 연구성과로서 예측가능성은 포기해야 했다. Prigogine's (1976)의 소산구조 이론은 그 과정이 어느 방향으로 전개될 지 미리 알 수 없다는 것을 아는데 도움이 되었다. 해답은, 대상자/참여자와 간호실무자/연구자 모두에게 경험의 변환과 통찰력이 생길 때까지, 그 과정 속에 실재로 머물러 있는 것이다. 이것은 용기와 그 순간에 대한 자각을 필요로 한다. 경험에 대한 일반성 보다는 경험에 대한 보편성이 보다 더 관계가 되는데, 그러한 관점들의 차이는 4장에서 논하기로 한다.

Having given up control and predictability, and being entered fully into the relationship of mutual process, I realized that what we were doing as research was the process of practice and acknowledged the role of theory a priori (Newman, 1990). It was praxis-the merging of theory, research, and practice. Similarities with other established methods can be seen (e.g., participatory, hermeneutic, dialectic, heuristic) but the praxis of HEC is not confined to any of these. It emerges from the nature of the theory and is transforming for all involved.

통제와 예측가능성을 포기하고, 상호 과정의 관계 속으로 온전히 들어가면서, 나는 우리가 연구라고 하는 일이 실무과정이었음을 깨닫게 되었고 선험적 이론의 역할을 인정하게 되었다 (Newman, 1990). 그것은 프랙시스로 - 이론, 연구, 및 실무를 병합시키는 것이었다. 기존의 방법 (예를 들어, 참여적, 해석학적, 변증법적, 발견적)들과 유사한 점도 있지만 HEC의 프랙시스는 이들 중 그 어느 것에도 국한되지 않는다. 이것은 이론의 본질로부터 나온 것으로 참여한 모든 이들을 변환 시킨다.

A physician once said to me, "What you're talking about would revolutionize medical care." At the time, I thought, I'd be satisfied with a revolution of nursing care. And, apparently, that is what is occurring: Capasso (2005), after experiencing the transformative power of the theory in practice, echoed that "… the adoption of a Newman model would revolutionize nursing practice."

한번은 어떤 의사가 내게 "당신이 이야기 하고 있는 것은 의료 활동에 혁명을 일으킬 수도 있을 것이다."라고 말한 적이 있었다. 그 때, 나는 간호의 혁명만으로도 만족할 것이라는 생각을 했었다. 그리고, 분명히 다음과 같은 일이 일어났는데: Capasso (2005)는 실무에서 이 이론의 변환적 능력을 체험한 후에 다음과 같이 화답하였다: "… Newman 모델을 채택하면 간호 실무의 혁명을 가져올 수 있을 것이다."

We are the revolution! I trust that the experiences and research upon which this book is based will be meaningful to you and when incorporated in your practice, will make a difference in your life.

우리가 바로 그 혁명이다! 나는 이 책이 근거를 두고 있는 경험들과 연구가 당신에게 중요할 것이며 당신의 실무에 통합시킨다면, 당신의 삶에 변화를 주게 되리라 믿는다.

Chapter 01

A New Concept of Health

건강의 새로운 개념

The concept of health as the absence of disease is an admirable, but often unobtainable goal. Even programs of health promotion, or disease prevention, do not fulfill this goal. Persons who follow all the rules still find themselves suddenly disrupted by heart attack, stroke, unexplained cancer, or other debilitating diseases. We need a new concept of health.

질병이 존재하지 않는 것으로서의 건강에 대한 개념은 바람직하긴 하지만 종종 실현 불가능한 목표에 그친다. 건강증진이나 혹은 질병예방 프로그램 조차도 이 목표를 충족시키지 못한다. 제반 모든 수칙을 따르는 사람들도 심장마비, 뇌졸중, 원인을 알 수 없는 암, 혹은 다른 쇠약성 질병들로 그들 스스로 갑자기 무너지곤 한다. 우리는 건강에 대한 새로운 개념이 필요하다.

The seed of the idea of a unitary concept of health was sown during my experience as the primary caregiver for my mother, who had amyotrophic lateral sclerosis.[1] My mother, a previously active

[1] A degenerative disease of the motor neurons, better known as Lou Gehrig's disease. Also portrayed vividly in *Tuesdays with Morrie* (Albom, 1997). There was no known cure for or even alleviation of the loss of muscular ability associated with the disease.

businesswoman with multiple ties to community organizations, searched in vain for a cure. Eventually it became painfully clear that she and our family just had to learn to live with her losses. My experience was one of learning to live day by day. There was no past or future. I became aware of my mother's presence as a whole person, not someone defined by her disabilities. As a 20-year-old recent college graduate, I was looking forward to developing a career and moving out in the world, but I found my life circumscribed by my relationship to my mother. Her movement in space and time was restricted. My movement in space and time was restricted. I came to know her in a deep and meaningful way.

건강의 단일 개념에 관한 생각의 씨앗은 맨 먼저 근위축성측색경화증(amyotrophic lateral sclerosis)[1]을 앓고 계셨던 나의 어머니를 돌보면서 생겨났다. 예전 같으면 활동적인 직업 여성으로서 여러 지역사회 조직들과 긴밀한 관계를 맺고 살았던 어머니가 그저 막연히 치유만을 찾을 따름이었다. 결국 어머니와 우리 가족은 고통스러웠지만 어머니의 상실을 같이 갖고 살아갈 방법을 배울 수 밖에 없었다. 내 경험이란 매일매일 살아가는 것을 배우는 것이었다. 거기엔 과거도 미래도 없었다. 나는 나의 어머니가, 장애를 가진 어떤 사람이 아닌, 온전한 사람으로서 현존하고 있음을 깨닫게 되었다. 당시 나는 스무 살의 대학을 갓 졸업한 학생으로, 세계로 나가 경력을 쌓아보려 했지만, 나의 삶이 어머니와의 관계에 국한되어 있음을 알게 되었다. 그녀의 움직임은 시공간적으로 제약을 받았으며, 나의 움직임 역시 시공간적으로 제약을 받았다. 나는 어머니를 깊고도 의미심장하게 알게 되었다.

---

1 운동신경세포의 퇴행성질병으로, 루게릭 병으로 더 잘 알려져 있다. *Tuesdays with Morrie* (Albom, 1997)에도 생생하게 묘사되어 있다. 아직까지 완치 방법은 물론 이 질병으로 인해 생긴 근력상실을 경감시키기 위한 어떤 방법 조차도 알려져 있지 않다.

At the time of her death 5 years later, I was aware that the direction of my life was changing. It was a turning point and a choice point. I thought I could resume my previous ways of living for myself and my own striving as a young adult, but I was confronted with a new path, one that was charted by the life lessons I had learned while caring for my mother during this time. Although my primary interests had seemed to lie in the arts, after my mother's death I felt the need to answer a lingering call to service by becoming a nurse. Within 2 weeks of her death, I was enrolled in the nursing program at The University of Tennessee, Memphis, with no idea how it would turn out. The admissions interviewer asked me why I wanted to enter nursing. I told her I was interested in learning more about illness and disease, but that I wasn't sure I wanted to do anything about it. She suggested that maybe I should go into medicine.

어머니가 돌아 가신지 5년이 되던 때, 나는 내 인생의 방향이 변화하였음을 자각하게 되었다. 그것은 인생의 전환점이자 선택점 이었다. 나는 하나의 젊은이로서 나 자신을 위해 그리고 스스로 노력해서 살려는 예전 생활방식이 생각 났지만, 그때까지 어머니를 돌보면서 배운 인생의 교훈에서 얻어진 새로운 길과 맞닥뜨리게 되었다. 나의 일차 관심사는 예술이었지만, 어머니가 돌아가신 후 나는 간호사가 되어 서비스를 바라는 이들의 요청에 응해야 할 것 같았다. 어머니가 돌아가신 지 2주 후에, 앞으로 어떻게 될 지 생각지도 않은 채 나는 멤피스에 있는 테네시 주립대학 간호학과에 등록하였다. 입학 사정 면접관은 내게 왜 간호학과에 입학하려는 지를 물었다. 나는 질환 (illness)과 질병 (disease)에 대해 좀 더 알고자 하지만 이것과 관련하여 내가 무엇을 할 수 있을 것인가에 관해서는 아직 확실하게 정해진 것은 없다는 대답을 하였다. 그녀는 나에게 의과대학을 지원할 수도 있을 거라는 의견을 제시하였다.

I now find her response ironic, because the gist of medicine, the dominant emphasis on cure of disease, is the direction that I have found troublesome in the health-care system. This is not meant to be critical of medical science, just cognizant that its knowledge and focus are limited. What is needed is an understanding of health that encompasses the whole person, including disease. Medical practitioners are doing their share of the task of alleviating the burdens of disease, but there is a need for a shift from the narrow focus of eliminating the problem to the more inclusive perspective of helping people recognize the meaning of their lives when disease occurs.

지금 와서 보니 그녀의 반응이 퍽이나 비꼬는 투였는데, 이는 그 건강관리체계 내에서 질병 치유를 우선적으로 강조하는 의료의 요지가 내게는 골치 아픈 일이지만 대세였기 때문이었다. 이는 의과학을 비판하려는 게 아니고 다만 그 지식과 초점에 한계가 있다고 인식했기 때문이다. 필요한 것은, 질병이 있어도 온전한 사람으로서 감싸주는, 건강에 대한 통찰이었다. 의료진들은 질병의 부담을 경감시키기 위한 자신들의 과업의 몫을 감당하지만, 문제를 제거한다는 협소한 초점에서부터, 사람들이 병에 걸렸을 때 그들 자신의 삶의 의미를 인식할 수 있도록 도와주는, 보다 포괄적인 시각으로 옮겨가야 할 필요가 있다.

Nursing is in a good position to facilitate this shift in the concept of health. But by having aligned ourselves with medicine, we have incorporated the value of curing and are reluctant to shift our focus to a more holistic perspective, even when it is clear that the cure objective cannot be met. From our very origin, nurses have been committed to a spiritual embrace of the one who is wounded or ill. Caring for the patient has been uppermost in nursing's mission. But caring alone has not been enough. We have to embrace a new vision of health. Our caring must be linked with a concept of health that encompasses and goes beyond disease. The theory of health as expanding consciousness provides that perspective.

간호는 이 같은 건강 개념의 변화를 촉진 시킬 수 있는 좋은 위치에 있다. 허나 우리 자신들은 의료진과 같이 배치되어 있어, 치유의 가치를 중요시하며, 치유목표를 달성할 수 없는 명백한 때 조차도 더 큰 전체적인 관점에 초점을 맞추려 들지 않는다. 간호가 생겨난 아주 초창기부터, 간호사들은 상처를 받고 아픈 사람들을 영적으로 포용하는 일에 헌신해왔다. 환자를 돌보는 것이 간호사에게는 최상의 사명이다. 그러나 단지 돌보는 것만으로는 충분치 않고, 건강에 대한 새로운 비전을 포용해야 한다. 우리의 돌봄은 질병을 넘어 그것도 포함하는 건강 개념과 연결시켜야만 한다. 의식확장으로서의 건강이론은 바로 이런 시각을 갖게 한다.

The foundation of the theory was my lived experience as family caregiver. The relevancy of movement, space, and time as encountered in my prenursing experience, found new meaning as I studied rehabilitation nursing in graduate work at New York University and Rusk Institute in New York City. Restriction of movement was a factor in the quality of interpersonal relationships and the boundaries of patients' lives. My dissertation was an attempt to understand how variations in movement were related to one's experience of time (Newman, 1972).[2] The demands of the scientific method, however, were

---

[2] Participants in this experimental study were asked to estimate a short interval of time while walking at three speeds: personal tempo (PT), 30% faster than PT, and 30% slower than PT. Differences in time estimate were not significant, purportedly related to the participants' ability to compensate for the variation in movement.

such that I tried to impose control on the natural human abilities to adjust to changing circumstances, and the results contributed very little to the understanding I was seeking for nursing practice situations. As I realized how participants in the study had compensated for the imposed alteration of their movement, I turned to the concept of consciousness as the important dimension to explore.

이 이론의 토대는 가족의 돌봄 제공자로서 내가 겪었던 생생한 경험이다. 뉴욕 대학과 뉴욕시 러스크 연구소의 대학원과정에서 재활간호학을 공부하면서, 간호사가 되기 이전에 겪었던 움직임, 공간, 및 시간의 관련성에서, 나는 새로운 의미를 발견하였다. 움직임에 대한 제약은 대인관계의 질과 환자들 삶의 경계에 영향을 미치는 요인이었다. 나의 학위 논문은 다양한 움직임의 변화가 한 사람의 시간 경험과 어떤 관계가 있는지를 이해하고자 시도한 것이었다 (Newman, 1972).[2] 과학적 방법에 맞추어, 변화하는 상황에 적응해나가는 인간본연의 능력을 통제해보려고 했지만, 연구결과에서는 간호실무 상황에서 찾고자 하는 것에 대해 아무런 통찰력을 얻진 못했다. 그 연구 참여자들이 움직여서 얻은 변화에 대한 보상이 어떠했는지를 깨닫게 되면서, 내가 탐색해야 할 중요한 차원은 의식에 대한 개념으로 돌아섰다.

Itzhak Bentov's (1977, 1978) concept of expanding consciousness provided a breakthrough in my understanding of this phenomenon. Bentov's overarching thesis was that ***life is the process of expanding consciousness***. He defined consciousness as the informational capacity of the system, as seen in the quality and quantity of interaction with

[2] 이 실험연구에 참여한 사람들에게 세 종류의 속도 즉, 개인적인 속도와, 그보다 30% 빠른 속도, 그리고 30% 느린 속도로 걸으면서 짧은 시간 간격을 추정해 보도록 했다. 시간 추정치의 차이는 통계적으로 유의하지는 않았지만, 다양한 움직임을 보상하기 위한 참여자들의 보상 능력과 분명 관계가 있었다.

the environment. He asserted that time is an index of consciousness.[3] When applied to the data of my early studies, this index revealed evidence of the expansion of consciousness across the life span (Newman, 1982). Evolving consciousness, a unitary concept, became the focus of the theory.

Itzhak Bentov (1977, 1978)의 의식확장에 관한 개념이 이 현상을 이해하는데 돌파구가 되었다. Bentov의 가장 중요한 논제는 **삶이란 의식이 확장되어가는 과정이다**라는 것이었다. 그는 환경 내에서 상호작용의 량과 질에서 볼 수 있는 것처럼, 의식을 그 시스템의 정보 능력으로 정의 하였다. 그는 시간은 의식의 지수라 했다.[3] 나의 초기 연구자료에 적용 해보니, 이 지수는 전 생애에 걸쳐 의식이 확장된 증거로 나타났다 (Newman, 1982). 진화하는 의식은, 단일한 개념으로서, 그 이론의 초점이 되었다.

When asked to present my theory of nursing to a large conference of nursing educators, I relied on what I knew about movement, time, space, and consciousness (Newman, 1978). I had already incorporated Rogers' basic assumptions of wholeness, pattern, and unidirectionality

---

3 Bentov's index of consciousness consists of the ratio of subjective time (the participant's estimate) to objective time (as measured by the clock). For example, if one thinks 4 seconds have elapsed, but according to the clock, only 1 second has elapsed, the ratio would be 4:1 with a resulting index of consciousness of 4. When this index was calculated for data on persons of different age groups, the index ranged from .93 (mean age of 23) to 1.29 (mean age of 28) to 2.35 (mean age of 71).

3 Bentov의 의식 지수는 주관적 시간 (참여자의 추정치)과 객관적 시간 (시계로 측정된 시간)과의 비다. 예를 들면, 만일 어떤 사람이 4초가 흘렀다고 생각 했는데 시계로는 1초가 흘렀다면 이 비는 4:1로 의식의 지수 값은 4가 된다. 이 지수 값을 서로 다른 연령 군의 자료로 계산해보니, 그 지수범위가 0.93 (평균 연령 23세) 에서 1.29 (평균 연령 28세), 그리고 2.35 (평균연령 71세)로 나타났다.

in my thinking. My experience with my mother during her illness convinced me that the human being is unitary and that health encompasses and transcends disease. The basic assumptions of the theory, as articulated at that time (Newman, 1979), were:

간호교육자들이 모인 대규모 학술대회에서 내 간호이론을 발표하라는 요청을 받았을 때에, 나는 움직임, 시간, 공간, 및 의식에 대해 내가 알고 있는 것을 발표했다 (Newman, 1978). 나는 이미 Rogers의 전체성, 패턴, 및 일방향성에 관한 기본 전제들을 나의 생각에 통합시켜놓고 있었다. 어머니가 편찮으셨을 때에 어머니와 함께 한 내 경험은 내게 인간이란 유일한 것이고 건강이란 질병을 포함할 뿐만 아니라 초월한다는 것을 확신시켜 주었다. 당시 발표했던 이 이론의 기본가정들은 다음과 같다 (Newman, 1979):

1. ***Health encompasses conditions heretofore described as illness, or in medical terms, pathology.***
   A person who has a pathological condition is not necessarily "ill." Experience with persons incapacitated in various ways by chronic disease reveals that, for the most part, these people do not consider themselves sick. They may be unable to walk or to care for themselves, but from their point of view, they are not sick, unless perhaps they are inconvenienced by the common cold. As a matter of fact, nearly everyone of adult age has some condition that could be specified as pathological, with varying degrees of incapacitation, but each person is still very much a whole person.

1. **건강은 지금까지 질환으로, 혹은 의학적 용어인 병리로 기술된 상태를 포함한다.**
   병리적 문제를 가지고 있는 사람이 반드시 "앓고 있는" 것은 아니다. 만성 질환 때문에 여러 모양으로 무력화 된 사람들의 경험에서 밝혀진 것을 보면, 이들 중 대다수가, 그들 스스로를 아픈 사람이라 생각지 않았다는 것이다. 그들 스스로 걷지도 못하고 자신들을 돌보지 못할 수는 있지만, 그들의 관점에서 보면, 행여 일반 감기로 불편을 느끼지 않는 한 그들은 아픈 것이 아니다. 사실, 거의 모든 성인연령층은, 불편함을 느끼는 정도는 달라도, 병리적으로 병이라 할 만한 문제들을 조금씩은 갖고 있지만, 그 개개인은 여전히 아주 온전한 사람인 것이다.

2. ***These "pathological" conditions can be considered a manifestation of the total pattern of the individual.***
This statement is based on Rogers' (1970) earlier assumption that "Pattern and organization identify man [sic] and reflect his innovative wholeness" (p. 65). The story of my friend's experience with hyperthyroidism (see Introduction) illustrates this assumption. The pattern that is manifested in disease may be regarded as a clue to what is going on in the person's life, the dynamics of which the person may be unaware and cannot communicate in any other way.

2. **이 "병리적" 문제들은 그 개인의 총체적 패턴의 발현으로 볼 수 있다.**
이러한 진술은 "패턴과 조직은 사람을 식별하며 [sic] 그 사람의 혁신적인 전체성을 반영한다" (p. 65) 라는 Rogers (1970)의 초기 가설에 근거를 두고 있다. 갑상선기능항진증을 앓던 내 친구 경험의 이야기도 이 가설을 잘 설명해주고 있다 (서론 참조). 질병에 나타난 그 패턴은 그 사람의 삶에 무슨 일이 일어나고 있는지를 알려주는 실마리가 될 수 있으며, 이러한 역학관계는 그 사람이 알아채지 못할 수도 있으며 다른 어떤 방식으로도 소통할 수 없다.

3. ***The pattern of the individual that eventually manifests itself as pathology is primary and exists prior to structural or functional changes.***

An illustration of this point was suggested by Bahnson and Bahnson's (1966) theory of the rhythms of cancer. They maintained that the person who develops cancer manifests a pattern of very controlled interaction with the environment and uncontrolled internal processes. If this theory holds, the pattern exists before evidence of the cancer; the cancer is simply a manifestation of the pattern.[4]

3. **그 개인의 패턴 자체가 병리로 나타난다 해도 그 패턴이 원초적인 것이기에 구조적이거나 기능적인 변화보다 앞서 존재하는 것이다.**

이러한 관점에 관한 예는 Bahnson과 Bahnson (1966)의 암의 리듬 이론에서 볼 수 있다. 그들은 암에 걸린 사람은 주위 환경과는 아주 통제된 상호작용을 하면서도 내부적으로는 통제되지 않은 패턴을 보인다는 입장이다. 만일 이 이론에 따른다면, 그 패턴이란 암에 대한 증거가 나타나기 전부터 존재하는 것으로 암은 그저 그 패턴이 나타난 것 뿐이다.[4]

---

4 Later, Bohm's (1980) theory of implicate order lent support to this assumption. Bohm posited an underlying, unseen pattern, the implicate order, which exists before its explication in perceptible form.

4 후에, Bohm의 내재질서이론이 이 전제에 뒷받침이 되었는데, Bohm은, 인식할 수 있는 형태로 나타나기 전에 존재하는, 근원적이고, 보이지 않는 내재질서를 가정하였다.

4. ***Removal of the pathology in itself will not change the pattern of the individual.***

The underlying pattern will not be changed by simply eliminating the disease (the outward manifestation). Disease is something to be understood and experienced as a message. It can be an integrating factor, and as such, is important in the evolutionary process of the person.

4. **병리 그 자체를 제거한다 해도 그 개인의 패턴을 변화 시키지는 못한다.**

기저패턴은 단순히 질병 (가시적인 발현)을 제거한다고 변화되진 않는다. 질병이란 하나의 메시지로서 이해하고 경험해야 할 그 어떤 것이다. 그것은, 하나의 통합 요인이 될 수 있으며, 그렇다면, 그 사람의 진화 과정 속에서 중요한 것이다.

5. ***If becoming "ill" is the only way an individual's pattern can manifest itself, then that is health for that person.***

Illness, as an integrating factor, may accomplish for the person what she or he was unable to do otherwise. Stone (1978), a Jungian psychologist, pointed out that in his practice he doesn't keep track of people getting well anymore. Not that he is not pleased when someone does "get well," and not that feeling well is an unimportant consideration, but it is not of such importance that it is sought to the exclusion of the higher purpose of expanding consciousness.

5. **만일 "질환"을 앓는다는 것이 한 개인의 패턴 그 자체를 발현시킬 수 있는 유일한 방식이라면, 그것은 그 개인의 건강이다.**

질환이란, 하나의 통합 요인으로서, 그(녀)가 다른 방식으로 할 수 없었던 것을 이룰 수도 있을 것이다. 융 (Jung) 학파 심리학자의 하나인 Stone (1978)은 그의 실무에서 사람들의 병세가 나아지는지를 더 이상 알아보지 않는다 하였다. 그는 어떤 사람이 "나아졌을 때" 기쁘지 않아서도 아니고, 나아지는 느낌이 하찮아서가 아니라, 의식확장이라는 보다 높은 의도가 배제될 정도로 추구해야 할 만큼 중요한 것은 아니기 때문이라 하였다.

The following statement was offered as the thesis of this approach:

Health is the expansion of consciousness.

다음 진술은 이 접근법의 논제로서 제시된 것이다:

건강은 바로 의식의 확장이다.

Health is viewed as the totality of the life process, which is evolving toward expanded consciousness (Bentov, 1977).[5] The direction of evolution within the individual person, as well as within the species of mankind, is toward a realm of greater diversity and inclusiveness. This framework provides a view of health as the totality of the life process; therefore, one that encompasses disease as a meaningful aspect.

---

5 Bentov's (1977) definition of consciousness, the informational capacity of the system, includes all systems, from inanimate objects such as rocks, through all levels of plants and animals, to humans and beyond. Plants, for instance, have a consciousness (informational capacity) that interacts with the sun and seeks nourishment from the environment. Animals, with the added informational capacity of movement, have a greater ability to interact with the environment. The informational capacity of the human level goes beyond previous levels and includes all the physiological subsystems as well as the cognitive and affective abilities we normally associate with consciousness. According to Bentov, the consciousness of all systems interpenetrate; so we are always connected to and communicating with the whole of the universe.

At the end of my presentation in 1978, I was asked to share my perspective on the goal of nursing. Based on these assumptions, I offered the conclusion that the goal of nursing is not to make people well, or to prevent their getting sick, but to assist them in using the power within as they evolve toward higher levels of consciousness. The audience response affirmed this direction for nursing.

건강이란 의식확장을 향해 진화해가는 삶의 과정의 총체로 본다 (Bentov, 1977).[5] 그 개인 속에서 진화해가는 방향은, 인류 종족에서와 같이, 보다 더 다양하고 포괄적으로 진행되어 간다. 이 틀에서는 건강은 인생 과정의 총체라는 관점이며; 그러기에, 질병 역시 의미 있고 중요한 국면인 셈이다.

1978년 나의 발표 말미에, 나는 간호목표에 관한 나의 관점을 말해 달라는 요청을 받았다. 이러한 가설들을 근거로, 나는 간호목표란 사람을 더 나아지게, 혹은 그들이 아프게 되는 것을 방지하는 것이라기 보다는, 그들이 보다 높은 의식수준으로 진화해가기 위해 가지고 있는 힘을 사용하도록 돕는 것이라는 결론을 제시하였다. 청중의 반응도 이러한 간호방향에 수긍하였다.

---

5 Bentov (1977)의 의식에 대한 정의인, 시스템의 정보능력은 바위와 같은 무생물로부터 모든 수준의 동식물 및 인간은 물론 그 이상까지 포함한다. 예를 들면, 식물도 태양과 상호작용을 하고 주변 환경에서 영양분을 찾는 것과 같은 의식 (정보능력)을 가지고 있다. 동물에게는 움직일 수 있는 정보능력이 추가 되어 환경과 상호작용을 할 수 있는 보다 더 큰 역량을 가진다. 인간 수준의 정보능력은 동식물 수준의 그것을 넘어 서며 모든 생리적 하위 시스템은 물론 인지적, 및 우리가 일반적으로 의식과 관련 지우는 정의적 능력을 포함 한다. Bentov에 따르면, 모든 시스템의 의식은 서로 스며들어 교류하며; 그렇기 때문에 우리는 언제나 우주 전체와 연결 되어 있고 소통하고 있다.

AN OVERVIEW OF THE THEORY OF HEALTH AS EXPANDING CONSCIOUSNESS
의식확장으로서의 건강 이론의 개요

The theory of health as expanding consciousness (HEC) was stimulated by my concern for those for whom health as the absence of disease or disability is not possible. It has been extended to include persons in all health situations. Nurses often relate to people facing the uncertainty and loss associated with chronic illness and other disruptive forces in their lives. This theory asserts that every person in every situation, no matter how disordered and hopeless it may seem, is part of a process of expanding consciousness-a process of becoming more of oneself, of finding greater meaning in life, and of reaching new heights of connectedness with other people and the world.
의식확장으로서의 건강 (HEC) 이론은 질환이나 장애가 없어도 건강하지 않을 수 있다고 생각하는 사람들에 대한 나의 관심에서 비롯되었다. 이 이론은 모든 건강관련 상황에 처한 사람들에게까지 확대시켜왔다. 간호사들은 종종 불확실성과 만성질환으로 인한 상실과 또 삶의 다른 파괴적 힘에 직면한 사람들과 관계를 맺게 된다. 이 이론에서 주장하는 것은, 어떤 상황에 처한 사람이라도 겉으로는 심신의 장애나 절망이 아무리 클지라도, 의식확장과정 즉 보다 더 자신의 본연의 모습으로 돌아가며, 더 큰 삶의 의미를 찾고, 다른 사람들이나 세상과 보다 더 밀착되어 가는 과정의 일부라는 것이다.

Rogers' insistence that health and illness are simply manifestations of the rhythmic fluctuations of the life process led me to view health and illness as a unitary process. A familiar phenomenon that illustrates the unitary nature of life is body temperature. Body temperature fluctuates over a 24-hour period above and below what is labeled "normal" without being labeled pathological. The pattern of life also moves through peaks and troughs, variations in order-disorder that are meaningful for the person. From this standpoint, one can no longer think of health as dichotomous with disease, or even as a continuum from wellness to illness.[6] Health and the evolving pattern of consciousness are the same. This perspective recognizes consciousness as a creative process and focuses on health as a dialectical process between person and environment, as revealed in the dialogue between the health practitioner and the client (Litchfield, 1999).

Rogers가 건강과 질환이란 단지 삶의 과정에 대한 율동적 파동이 나타난 것에 불과하다고 강조한 것은 나로 하여금 건강과 질병을 단일한 과정으로 바라볼 수 있게 해주었다. 삶의 단일한 본성을 말해주는 친숙한 현상중의 하나는 체온이다. 체온은 24시간의 주기로 변동을 하며 우리는 이를 병적이라 하지 않고 "정상"으로 본다. 삶의 패턴도 정점과 골을 따라 움직이며, 심신의 질서-무질서를 오가는 변동이 그 사람에게는 중요한 것이다. 이러한 관점에서, 건강이란 더 이상 질병이 없기 때문이란 이분법적인 사고나, 안녕과 질환의 연속체 개념으로 볼 수가 없다.[6] 건강과 의식의 진화해가는 패턴이란 같은 것이다. 이런 관점에서, 의식이란 하나의 창조적인 과정으로, 보건실무자와 대상자 간의 대화에서 드러난 것처럼 (Litchfield, 1999) 사람과 환경 간의 변증법적 과정으로서 건강에 초점을 둔다.

---

6 A continuum still polarizes the concept. If one moves toward one end, it is away from the other, meaning movement toward wellness diminishes illness, and vice versa.

6 하나의 연속체란 여전히 개념을 분극화 시킨다. 만일 어느 하나가 한 쪽 끝으로 움직이면, 그것은 다른 것으로부터 멀리 떨어지게 되기에, 안녕 쪽으로 가면 질병이 줄어들고, 질병 쪽으로 가면 안녕이 줄어든다는 의미이다.

The basic assumptions of the theory have been synthesized as follows:
이 이론의 기본적 가설은 다음과 같이 종합하였다:

- Health is an evolving ***unitary pattern*** of the whole, including patterns of disease.
- Consciousness is the ***informational capacity*** of the whole and is revealed in the evolving pattern.
- Pattern identifies the human-environmental process and is characterized by ***meaning***.
- 건강은 질병의 패턴을 포함한, 그 전체가 진화해가는 **단일한 패턴**이다.
- 의식은 그 전체성의 **정보 능력**으로 진화해가는 패턴 속에서 드러난다.
- 패턴으로 인간-환경 과정을 확인할 수 있고 **의미**로 특징이 나타난다.

SUPPORTING THEORY
지지 이론

The theory of HEC is supported by the thinking of others, including prominently David Bohm's theory of implicate order, Ilya Prigogine's theory of dissipative structures, and Arthur Young's theory of the evolution of consciousness.
HEC 이론은 크게는 David Bohm의 걸출한 내재질서 이론과, Ilya Prigogine의 소산구조 이론, 및 Arthur Young의 의식의 진화 이론으로부터 지지를 받고 있다.

Bohm's theory of implicate order (Bohm, 1980) supports the position of disease as a manifestation of the pattern of the whole. Bohm posited an unseen, underlying pattern as the primary order of reality; he called this the implicate order. All the tangible things of the world are explications of the implicate order. Thus, the explicate order is secondary to the implicate order. Information of the implicate order is present everywhere; it is not bound by space and time. It is available to us through our feelings via a resonant field (See Chapter 4). Disease, and all other observable manifestations of human functioning, can be seen as the explication of an underlying pattern. From this perspective, disease is considered a manifestation of the wholeness of the underlying pattern, not a separate entity.

Bohm의 내재질서 이론 (1980)은 질병이란 그 전체성의 패턴이 나타나는 것이란 입장을 뒷받침 해준다. Bohm은 보이지 않는 기저패턴을 현실의 가장 원초적인 질서라고 가정하여; 이를 내재질서라 했다. 세상에 모든 만질 수 있는 사물은 그 내재질서가 나타난 것이다. 따라서, 전개되어 드러난 표재질서는 내재질서에 비하면 이차적인 것이다. 내재질서의 정보는 어느 곳에나 실재하며; 시간과 공간에 의해 구속되지 않는다. 이것은 공명의 장을 통한 우리의 느낌으로 얻을 수 있다 (4장 참조). 질병과 다른 모든 관찰 가능한 인간의 기능들이 작동하는 것은 밑에 깔린 기저패턴의 표현으로 볼 수 있다. 이 시각으로 보면, 질병은 별도의 실체가 아닌 바로 그 기저패턴의 전체성이 나타난 것으로 보게 된다.

The implicate order is fundamentally about processes in the non-energetic sense (Hiley, 2002). If we start with the implicate process, space-time will emerge from it as a kind of explicate order. The energy or activity that is there in the process is formless until a "thing" is formed. The subtle and the manifest form a unity, which constitutes consciousness. The highest level of consciousness is timeless and spaceless: all time is at the present moment and all space is at each point in space.

내재질서는 근본적으로 비-에너지적 감각 내의 과정들에 관한 것이다 (Hiley, 2002). 만일 우리가 내재적 과정과 함께 시작 한다면, 시·공간은 하나의 표재질서로 나타날 것이다. 그 과정 내에서 에너지나 활동은 하나의 "사물"의 형상이 만들어지기 전까지는 형태가 없다. 그 미묘하고 그 발현된 형태가 의식을 구성하는 하나의 단일체이다. 의식이 최고조에 달하면 시간도 없고 공간도 없으며; 모든 시간은 현재 순간이고 모든 공간은 그 공간 내 각 점에 있다.

Ilya Prigogine's theory of dissipative structures (Prigogine, 1976; Prigogine & Stengers, 1984) supports the assertion that even seemingly negative events, such as disease, are part of the process of expanding consciousness. According to Prigogine, a system fluctuates in an orderly manner until the occurrence of a disruptive event (internal and/or external), at which time the system moves in self-organizing but seemingly random, disorderly ways until it chooses a new direction at a higher level of organization. The disorder, if seen within the total context, is a pathway to higher consciousness.

Ilya Prigogine의 소산구조 이론은 (Prigogine, 1976; Prigogine & Stengers, 1984) 겉보기에는 질병과 같이 부정적인 사건 조차도 의식 확장 과정의 일부라는 주장을 뒷받침 해준다. Prigogine에 따르면, 시스템은 (내부적 및/혹은 외부적인) 파괴적 사건이 일어나기까지 질서 있게 변동을 해가는데 이 사건이 일어날 때 시스템은, 겉으로 보기에는 아무렇게나 무질서하게 보이지만 조직이 보다 높은 차원에서 새로운 방향을 취할 때까지, 자기-조직화를 해간다. 이 무질서가 전체 맥락 속에서 본다면 더 높은 의식으로 가는 경로인 것이다.

Arthur Young (1976) offered a theory of the evolution of consciousness elaborating stages of the process of expanding consciousness, especially evident at the nadir choice point at which the old ways are not working, and a shift in perspective must occur. A person moves through stages of consciousness involving the loss of freedom in the development of self-identity until a turning point is reached when the "old rules" don't work anymore. The life task is to discover the "new rules" and make a choice that allows greater freedom and sensitivity and goes beyond the limitations of an objective space-time world, moving toward increasing freedom and higher consciousness. Characteristic of this latter trajectory is an involvement in matters greater than the individual self (Newman, 1994).

Arthur Young (1976)은, 특히 최저점 (nadir choice point)에서는 확실히 낡은 방식이 더 이상 작동하지 않으며 시각의 변화가 반드시 일어난다는, 의식확장과정을 상세하게 단계별로 설명하는 의식진화이론을 제시 하였다. 사람은, "낡은 규칙들"이 더 이상 작동하지 않는 전환점에 이를 때까지, 자아정체성의 발달 과정에서 자유 상실을 포함한 여러 의식 단계들을 통해 움직인다. 삶의 과업이란 "새로운 규칙들"을 발견하며, 더 큰 자유와 감수성을 누리고 객관적인 시-공 세계의 한계를 넘어, 보다 자유롭고 차원 높은 의식을 향해 움직여가는, 선택을 하는 것이다. 이후 궤적에 대한 특징은 그 개인 자신보다 더 큰 문제에 관여한다는 것이다.

The information of the human system (consciousness) is in the form of a dynamic pattern. Consistent with Bohm's theory of implicate order, Whitmont (1994), a Jungian physician, has taken the position that each person has an innate and intrinsic force, like having an essential dynamic purpose, underlying the unfolding of an individual's pattern. It may be expected to guide transformation, because it is inherent in human nature to grow and change: ***"It may … even be bent upon imbalancing and upsetting an existing state of health if and when this state no longer accords with the growth needs of the total personality.*** This 'wounding or partial destruction' corresponds to the paradox expressed by Apollo that 'that which wounds shall also heal'" (p. 13, emphasis added). Whitmont related this correspondence to Jung's assertion of the drive to fulfill one's wholeness of life pattern, to become what one is, to explicate the guidance of the implicate order. These assertions support the position that disease be looked upon as a manifestation of expanding consciousness. The information of the implicate order is not material but may utilize materiality and have material effects.

인간 시스템 (의식)의 정보는 역동적인 패턴 형태로 나타난다. 융(Jung) 학파의 내과의사인 Whitmont (1994)는 각 사람은, 개개인의 패턴이 펼쳐지는 근저에는 필히 역동적인 목적이 있는 것처럼, 타고난 본질적인 힘을 가지고 있다는 Bohm의 내재질서 이론에 부합하는 입장을 취하였다. 그것이 변환을 이끈다고도 볼 수 있는데, 이는 그것이 성장하고 변화하는 타고난 인간 본성에서 비롯되기 때문이다: **"그것은 … 전체적인 인격의 성장요구에 더 이상 맞지 않다고 가정하거나 또 실제 맞지 않을 때에, 기존의 건강 상태를 뒤엎거나 균형을 깨뜨릴 수도 있다.** 이런 '상처를 입거나 부분적 파괴'는 Apollo가 표현한 '어느 상처 또한 치유해야 할 것인가'라는 그 패러독스에 통한다" (p. 13, 강조문 추가

됨). Whitmont는 이렇게 서로 통하는 것을 삶의 패턴에 대한 한 사람의 전체성을 충족시키고자 하는 갈망에 대한 Jung의 주장, 즉 무엇이 되고자 하며, 내재질서의 인도를 표현하고자 것과 관련 시켰다. 이런 주장들은 질병이란 의식확장이 나타난 것으로 보는 입장을 지지한다. 내재질서에 대한 정보는 물질은 아니지만 물질성을 활용할 수도 있고 물질적 효과도 지닌다.

How does the unitary, transformative paradigm influence practice?

Disease is no longer the primary focus. The focus is on the person, the pattern of the evolving whole, of transformations within transformations, including the unpredictability of chaotic systems. This new order has new rules. One of them, perhaps the foremost, is the necessity of unconditional love, which manifests itself in sensitivity to self, attention to others, and creativity. This is what we seek for our clients and for ourselves.

이 단일하고, 변환적인 패러다임은 실무에 어떤 영향을 주는가?

질병은 더 이상 일차적 초점이 아니다. 초점은 사람에게 있고, 진화해가는 전체성에 대한 패턴과, 혼돈에 빠진 체계에 대해 예측할 수 없는 것도 포함하는 그 변환들 속에서의 변환에 있다. 이 새로운 질서는 새로운 규칙을 가지고 있다. 그 규칙들 중 하나로서, 아마 가장 중요할 수도 있는 것은 무조건적인 사랑으로, 이는 자아에 대한 감수성 속에서, 다른 사람에 대한 배려, 그리고 창의성에서 그 자체를 드러내는 것이다. 이것이야말로 우리가 우리 대상자들과 우리 스스로를 위해 찾는 바로 그것이다.

DEVELOPMENT OF THE THEORY THROUGH RESEARCH
연구를 통한 이론의 발전

Based on the assumption that disease is a manifestation of the pattern of the whole, I initiated a program of research to examine the major thesis of health as expanding consciousness with participants who had been diagnosed with various chronic diseases. The objective was to understand the underlying, unfolding pattern of their lives by asking them to tell about the most meaningful relationships and events in their lives.[7] Their stories revealed the important relationships in their unfolding patterns, and began to point the way toward understanding the evolving process.

질병이란 전체성의 패턴이 발현된 것이라는 가정 하에 나는 다양한 만성질환 진단을 받은 참여자들과 함께 의식확장으로서의 건강이론의 주요 논제를 조사하기 위한 연구프로그램을 시작하였다. 목표는 그들에게 그들 인생에서 가장 중요하고 의미 있는 관계와 사건이 무엇이었는가를 질문 함으로써 그들 삶에 깔린 기저패턴과 펼쳐 보이는 패턴을 이해하는 것이었다.[7] 그들의 이야기에서 펼쳐지는 패턴 속에 나타나는

---

7 After several attempts to identify pattern by asking specific questions regarding movement, space, and time, Susan Moch, my research assistant at the time, said "I'd just like to ask them to tell me about the most meaningful experience in their life. That made sense to me, and it has proved to be a fruitful way to stimulate the storytelling that reveals life pattern.

7 패턴을 식별하기 위해 운동, 시간, 공간에 관한 구체적인 질문을 여러 번 시도한 후 그 당시 나의 연구 조교였던 Susan Moch는 이런 얘기를 했다. "난 그들에게 그들의 인생에서 가장 의미 있고 중요한 것이 무엇인지 말해 달라고 요구하고 싶어요." 그 말은 일리가 있었고, 삶의 패턴을 드러내는 이야기를 촉진시키는 유익한 방법임이 입증되었다.

중요한 관계들이 드러났고, 진화해가는 과정에 대한 통찰력을 얻는 방향으로 가기 시작하였다.

In developing a method of research that was consistent with the theory of HEC, I settled on the descriptors hermeneutic and dialectic: hermeneutic to denote the search for meaning and understanding through interpretation, and dialectic because both the process of the method (between researcher and participant) and the content of the search (the participant's interaction with others) were dialectic (Newman, 1994). The method allows the pattern of person-environment to reveal itself without disturbing the unity of the pattern. The process culminates in intuitive apprehension and expression. The practitioner-researcher (PR) enters into a dialectic relationship with the client-participant (CP), especially when the CP is experiencing disruption and uncertainty. A reflective dialogue centering on the meaningfulness of the CP's pattern of relationships is maintained during the period of uncertainty until insight occurs and the CP's pattern shifts to a higher order. (See Appendix A)

HEC 이론에 맞는 연구방법을 개발하면서 나는 해석학적이고 변증법적인 서술자 (descriptor)를 설정하였다: 해석학적이라 함은 의미가 무엇인지 알아보고 해석을 통해 통찰력을 갖기 때문이고, 변증법적이라 함은 방법에 대한 두 과정과 (연구자와 참여자의) 추구하는 내용이 (참여자의 다른 사람들과의 상호작용) 변증법적이기 때문이었다 (Newman, 1994). 이 방법은 그 패턴의 단일성을 방해하지 않고 사람-환경의 패턴 자체가 드러나도록 해주었다. 그 과정은 직관적인 이해와 표현에서 정점에 도달했다. 실무자/연구자(PR)는, 특히 대상자/참여자(CP)가 혼란이나 불확실성을 경험할 때, CP와 변증법적인 관계가 된다. 반성적인 대화는, CP와의 관계성에 대한 패턴의 의미에 중점을 두고, 통찰력이 생기며 CP의 패턴이 보다 높은 질서 속으로 옮겨갈 때까지, 불확실한 기간 내내 이루어진다 (Appendix A 참조).

Elements of the practice/research process are: establishing the mutuality of the process, focusing on the most meaningful events and relationships in the CP's life, viewing the CP's story as an unfolding pattern, and sharing the PR's perception of the pattern with the CP. The relationship is characterized by receptivity, reciprocity, and a feeling of oneness. Inherent in the process is the insight CPs gain as the pattern is discerned, and with it, the illumination and activation of action possibilities. Timing of the PR-CP encounter in the overall scheme of things may be important. The process appears to progress more rapidly when the CP is in a particularly disruptive situation.

실무/연구 과정의 요소는 다음과 같다: 이 과정에 대한 상호성 확립하기, CP의 인생에서 가장 의미 있고 중요한 사건과 관계에 초점 맞추기, CP가 하는 이야기를 패턴이 펼쳐져 드러나는 것으로 간주하며 바라보기, 그리고 CP와 함께 PR이 인지한 패턴을 서로 공유하기. 이 관계는 감수성, 상호성, 그리고 하나됨으로 특징 지워진다. 이 과정에서 고유한 것은 패턴을 깨닫게 되면서 CP가 얻게 되는 통찰이며, 그것으로, 행동가능성을 비춰보고 또 실제 행동에 옮기게 된다. 제반 사항에 대한 전반적인 계획 속에서 PR-CP가 만나는 타이밍이 중요할 수도 있다. 이 과정은, CP가 특히 파괴적인 상황에 처했을 때, 보다 신속하게 진행되는 것 같다.

A shift in the nature of the research and a clearer understanding of the nurse-client relationship occurred upon Litchfield's (1999) insistence that the focus of pattern recognition should be the process of the evolving pattern, rather than the pattern itself. The process is the content. Along with other parameters of the scientific method, the PR had to let go of prediction and control as necessary elements. The PR was integral to the process, as was the embodied theory. The evolving relationship of PR and CP was making a difference in both their lives. The PR could not stand apart as an objective observer. The PR had to become comfortable with letting go of control and living with the uncertainty of unpredictability in the process. At the same time, the PR was not an "empty" bystander, but responded in a knowledgeable manner. The focus on the evolving pattern of the client emphasized what is meaningful to the client and enhanced an understanding of nursing practice. The dynamic nature of the process, and the instantaneous difference that arose in the lives of both the clients and the nurses, revealed the nature of the research itself as transformative practice. In practice, the thrust of the pattern may become apparent quickly as an observation, an intuitive metaphor, or repeated complaint. For example, Margaret Pharris (personal communication) was referred to a man who had sought medical help repeatedly for chest pain to no avail. Her response to his complaint was, "Your heart must be hurting (aching)," to which he shared the heartbreak of his wife's having left him and what that meant to him. Acknowledgment by the practitioner to the client opens the way for further elaboration, insight, and action.

연구에 대한 본질의 변화와 간호사-대상자 관계에 대한 보다 명확한 이해는, Litchfield's (1999)가 패턴인지의 초점이 패턴 그 자체라기보다는 진화해가는 패턴과정이어야 함을 강조 하면서, 대두되었다. 그 과정이 바로 내용이다. 다른 과학적 방법에 대한 매개변수들에서 중요한 요소인 예측과 통제는 PR은 이제 놓아야만 했다. PR은 그 이론에 내포된 바와 같이 과정에 필수적이다. PR과 CP가 진화해가는 관계는 두 당사자들의 삶을 달라지게 만들었다. PR은 객관적인 관찰자로서 따로 서 있을 수 없다. PR은, 통제에 대한 것들을 놓아버리고 불확실하고 예측할 수 없는 가운데 살아가는 것에, 편안한 상태를 가져야만 한다. 동시에, PR은 "공허한" 방관자가 아니라 식견이 있는 태도로 응대한다. 대상자가 진화해가는 패턴에 초점을 둠으로써 대상자에게 중요한 것이 무엇인지를 강조하게 되었고 간호실무에 대한 이해를 향상 시켰다. 이 과정에 대한 역동적인 본질과, 대상자와 간호사 양자 모두의 삶에 일어나는 순간적인 차이는 연구 자체가 변환적 실무라는 본질을 드러내는 것이다. 실무에서, 패턴이 돌출되는 것은 하나의 관찰이나, 직관적인 은유, 또는 반복되는 불평에서와 같이 쉽게 분명해질 수도 있다. 예를 들면, Margaret Pharris는 (개인적 의견 교환임), 계속 흉통을 호소하며 의료진의 도움을 구했지만 소용 없었던 한 남성의 이야기를 한 적이 있다. 그 남성의 호소에 대해 그녀는, "정말 맘이 상하셨겠군요 (고통스러웠겠군요)". 하며 아내가 그를 떠나 마음이 상한 것과 그것이 그에게 의미하는 것에, 응해 주는 것이었다. 실무자가 인정해주면 대상자는 좀 더 정교해지며, 통찰력이 생기게 되고, 행동 할 수 있는 길이 생긴다.

The emphasis of this process is on knowing/caring through pattern recognition. This type of relationship has no specific prescriptive component. As the interpenetration of the fields of two or more persons occurs, the participants resonate with the information of the field, the pattern is clarified, and the CPs experience insight regarding actions they may take. This experience is a dynamic interface of theory, research, and practice, that is, praxis. The theory guides the inquiry and makes a difference in the lives of the participants; in turn, the data of the process elaborates the theory. That kind of knowledge is needed in nursing.

이 과정에서 중요한 점은 패턴인지를 통해 알게 되는/돌보게 되는 것에 있다. 이런 형태의 관계는 특정한 처방적 구성요소가 전혀 필요 없다. 둘 혹은 그 이상의 장들 간에 상호 침투가 일어남으로써, 참여자들은 이 장의 정보에 따라 서로 공명하며, 패턴이 분명해지고, CP들은 그들이 취할 수 있는 행동들에 대한 통찰을 경험하게 된다. 이러한 경험이 이론, 연구, 및 실무에 대한 역동적인 인터페이스, 즉 프랙시스다. 이 이론은 탐구하게 하며 참여자들의 삶에 변화를 주는데; 바꿔 말하면, 그 과정에 대한 데이터는 이론을 더욱 정교하게 만들어간다. 간호학에서는 이런 종류의 지식이 필요하다.

The shift from a problem orientation to ***pattern*** recognition is a shift to a higher dimension of knowledge, one that includes and transcends all that has gone before. Pattern depicts relationships and pulls it all together. Opposites fade away in the overall scheme of things. Dichotomies no longer exist. Parts are permeated by the pattern of the whole and become a way of seeing the whole. Dorothy Jones (personal communication) pointed out that, "The integration of a method that calls forth the story, the process which guides the emergence of the story, and the theory which frames the nursepatient[8] relationship offer new vision - a new way to approach nursing."

문제 지향에서 **패턴**인지로 전환하는 것은 지식의 더 높은 차원으로

8 From time to time, the terms "patient" and "client" are used interchangeably as a matter of the author's preference. I trust the reader will understand the ambiguity of the way we in nursing regard the focus of our practice.

옮겨 가는 것으로서, 이것은 예전에 지나간 모든 것을 포함하면서 초월하는 것이다. 패턴은 관계들을 묘사하는 것으로 그 모든 것들을 다 끌어들인다. 제반 사항에 대한 전반적인 짜임 속에서 반대적인 것은 사라지고, 이분법적인 것들도 더 이상 존재하지 않는다. 부분들은 전체성의 패턴에 스며들어 그 전체를 보는 방법이 된다. Dorothy Jones는 (개인적 의견 교환임) 다음과 같이 지적 하였다. "이야기를 요구하는 방법과, 이야기가 떠오르도록 이끌어내는 과정, 그리고 간호사환자[8] 관계의 틀을 만드는 이 이론을 통합한 것은 새로운 비전 – 간호를 접근하는 새로운 길을 제시하고 있다."

[8] 때때로, "환자"와 "대상자"라는 단어는 저자의 기호에 관한 문제이긴 하나 같은 의미로 사용된다. 나는 독자들이 간호에서 우리 실무의 초점에 관해 우리가 생각하는 방법의 모호함을 이해하리라 믿는다.

Chapter 02

Shifting to a New Paradigm
새로운 패러다임으로 옮겨가기

Do you know where you were when the paradigm shifted?
패러다임이 바뀔 때 당신이 어디에 있었는지 알고 있는가…?

Marilyn Ferguson, Circa 1983

Perhaps the most dramatic paradigm shift in modern history is attributed to Copernicus. Through years of study he was able to point out that the earth and other planets revolved around the sun, rather than the other way around. This new knowledge was revolutionary and changed the world's thinking about the universe. It's important to recognize that he was looking at the same elements but seeing them differently. Once that view was validated, there was no going back.

근대 역사 속에서 아마 가장 극적인 패러다임의 변화는 코페르니쿠스에게서 비롯된 것일 것이다. 오랜 세월 동안 연구를 계속하면서 그는 다른 행성들이 지구주위를 도는 것이 아니라 지구와 다른 것들이 태양의 주위를 돌고 있음을 지적 하였다. 이 새로운 지식은 혁명적이어서 세상 사람들이 우주에 대해 생각하는 방식을 바꾸어놓았다. 중요한 것은 그도 같은 요소들을 바라보았지만 다른 이들과는 달리 보았다는 것이다. 일단 그 관점이 옳다고 여겨지면, 더 이상 과거의 관점으로 되돌아가는 일은 없다.

THE SHIFT IN THE PERSPECTIVE OF HEALTH
건강에 대한 시각의 변화

A major shift has been occurring in the health field: from a focus on disease to a focus on pattern and health (Ferguson, 1980). This perspective has been evident in nursing since the days of Nightingale (1859), who saw disease as a reparative process and pointed out that the laws of health were the same for the "well as among the sick" (p. 6). Rogers (1970) confirmed this view as the foundation of nursing with her emphasis on wholeness and pattern. The shift is from treatment of symptoms of disease to a search for patterns; from viewing pain and disease as wholly negative to viewing them as information about the pattern of the whole; from seeing the body as a machine in good or bad repair to seeing the person as a dynamic field continuous with the larger environmental field; from seeing disease as an separate entity to seeing it as a unitary process.

건강 분야에서도 중대한 변화가 일어났는데: 질병에 초점을 두는 것에서 패턴과 건강에 관한 초점으로의 변화 (Ferguson, 1980)가 그것이다. 간호에서 이 시각은, 질병을 하나의 회복과정으로 보고 건강 법칙도 "아픈 이에게나 건강한 이에게" 똑같이 적용된다고 지적한, Nightingale (1859) 때부터 분명했었다. Rogers는 (1970) 특히 전체성과 패턴을 강조 하면서 이런 시각이 간호의 기초임을 확인시켜 주었다. 이러한 변화로는 병의 증상을 치료하는 것으로부터 패턴을 찾아가는 것; 고통과 질병을 온전히 부정적인 것으로부터 전체성의 패턴에 관한 정보로 바라보는 것; 몸을 제대로 혹은 불량하게 수리가 된 것으로부터 그 사람을 보다 큰 환경 장과 끊임없이 작용하는 역동적인 장으로 바라보는 것; 질병을 별개로 존재하는 실체로부터 단일한 과정으로 바라보는 것을 들 수 있다.

The theory of health as expanding consciousness (Newman, 1978; 1979; 1986; 1994) reflects this shift within nursing with an emphasis on the meaningfulness of the pattern as a whole. When Flanagan (2005) introduced this shift to the nursing staff in a preadmission surgical clinic, they were able to see the surgical experience in the center of the whole of the patient's experience. For example, one nurse was able to help a patient see her illness-experience as a symbol of the blocking of her own passion and creativity, and the removal of the offending organ as an opportunity to bring creativity back into her life.

간호에서의 이런 변화가 의식확장으로서의 건강이론에서는 (Newman, 1978; 1979; 1986; 1994) 전체로서의 패턴이 가진 중요한 의미를 강조하는 것에 있다. Flanagan은 (2005) 이런 변화를 입원 전 외과클리닉 간호사들에게 소개하였을 때, 간호사들은 환자의 전체 경험의 중심에서 그 수술경험을 볼 수 있었다. 예를 들면, 한 간호사는 자기의 질환-경험을 자신의 열정과 창조성을 가로막는 상징으로 보는 여자환자를, 괴롭히던 그 조직의 절제를 그녀의 삶 속에서 창조성을 되찾아오는 기회로 보도록, 도울 수 있었다.

This paradigm of health assumes an underlying connecting pattern, such as Bohm's theory of implicate order (Bohm, 1980) and Bateson's metapattern, the pattern that connects (Bateson, 1979). The nature of the identifying pattern is consciousness: the total informational capacity of the system, the ability of the system to interact with the larger system. Consciousness and matter are manifestations of the same underlying pattern. One does not precede the other. Just as matter and energy are different manifestations of the same underlying phenomenon, so our physical being and the aspects of ourselves we associate with mind are different manifestations of the same underlying pattern. The process of life, that is, health, is a process of expanding consciousness. This unitary process moves through periods of order and disorder, harmony and disharmony, calm and crisis, wellness and illness.

이 건강 패러다임은, Bohm의 내재질서 이론과 (Bohm, 1980) Bateson의 연결 패턴인 메타패턴과 같이, 근원적으로 연결되는 패턴을 가정하고 있다. 패턴을 식별하는 본질은 의식으로: 이는 시스템의 총체적인 정보능력이며, 보다 더 큰 시스템과 상호작용할 수 있는 시스템의 역량이다. 의식과 물질은 동일한 기저패턴이 발현된 것들로, 어느 하나도 다른 것에 우선하지 않는다. 마치 물질과 에너지는 같은 근본적 현상이 서로 다르게 발현된 것처럼, 우리의 신체적인 실재와 우리가 생각이라 칭하는 우리들 자신의 모습들도 기저패턴이 서로 다르게 나타난 것이다. 삶의 과정, 다시 말하면, 건강이란 의식확장 과정이다. 이 단일한 과정은 질서와 무질서, 조화와 비조화, 평정과 위기, 건강과 질환의 주기들을 거치며 나아간다.

The shift is occurring in medicine as well:

이 변화는 의학 분야에서도 일어나고 있다:

> "Health is seen not as the absence of disease, but as a process by which individuals maintain their ability to develop a meaning system that will allow them to function in the face of changes in themselves and their relationships with their environment" (Schlitz, Taylor, and Lewis, 1998, p. 48).
>
> "건강이란 질병이 없는 것이라기 보다는, 개개인이 의미 체계를 만들어 가기 위해 자신들의 역량을 유지하는 과정으로 볼 수 있는데 이는 그들로 하여금 자신들과 환경과의 관계에서 오는 변화들에 맞서 기능을 할 수 있게 해준다 (Schlitz, Taylor, and Lewis, 1998, p. 48)."

"While science has contributed to our understanding and treatment of disease, it has also served to limit the development of a model in which personal relationships, emotions, meaning, and belief systems are viewed as fundamental points of connection between body, mind, spirit, society, and the environment. For increasing numbers of healthcare consumers and professionals alike, the biomedical model fails to offer a system for understanding the fullness of lived experience-minimizing or negating completely the possibility for human transcendence in the face of illness and disease" (Schlitz, 2004, p. 8).

"과학은 질병에 관한 우리의 이해와 치료에 공헌 하였지만, 동시에 개인적인 관계나, 감정, 의미, 그리고 신념체계를 몸, 마음, 정신, 사회, 및 환경과 연결시켜주는 근본적인 포인트로 바라보는 모델구축을 제한하기도 하였다. 건강관리를 요하는 소비자와 전문가들이 증가하는 것도 마찬가지로, 생의학적 모델은 생생한 경험의 충만함을 이해할 수 있는 체계를 제공해주지 못해서 - 질환과 질병의 와중에서도 인간이 이를 초월할 수 있다는 가능성을 축소시키거나 거의 무시하였다 (Schlitz, 2004, p. 8)."

Shostak and Whitehouse (1999), who referred to the diseases of today as diseases of meaning, suggested that awareness of the process could shift a person's perspective to enable him or her to see disease as a manifestation of health. Miles (1998), a spokesman for the holistic health movement at the Institute of Noetic Sciences, referred to healing as a shift in personal perspective rather than a rescue. Grossinger (2004) viewed illness as an integral part of who we are and healing as a reconciliation with the superordinate pattern of the world.

오늘날의 질병을 의미에 대한 질병으로 언급한 Shostak과 Whitehouse는 (1999) 이 과정에 대한 자각은 한 개인으로 하여금 질병을 건강이 발현된 모습으로 볼 수 있는 시각으로 변화시킬 수 있음을 피력하였다. 지성과학연구소의 전인적 건강운동에 대한 대변인인 Miles는 (1998) 치유란 구조라기 보다는 개인의 시각이 변화하는 것이라 하였다. Grossinger도 (2004) 질환은 우리 자신들로부터 뗄 수 없는 필수적인 부분이며 치유란 이 세상의 상위패턴과 화해하는 것으로 보았다.

What are the essential characteristics of this paradigm? One is that there is increasing uncertainty (Paul, Akers, Dunn, and Brodsky, 1986). Nursing researcher Mishel's (1990) conceptualization of uncertainty corresponds to Prigogine's (1976) period of disorganization as the sequel to coping with uncertainty, which is viewed as an opportunity to make a transition from one perspective of life to another at a higher order. In contrast, when we are convinced we know what will happen next, based on past experience or empirical evidence, we may be closed to alternative possibilities. There is no way to predict the evolutionary unfolding before all of the factors come into play. For example, uncertainty can be experienced in atonal music with its clusters of arrhythmic bursts. One cannot anticipate the next tone or rhythm. One must be fully present in the moment. The intensity of uncertainty pierces straight through to one's feelings; it is not an intellectual activity. People usually foreclose on uncertainty to avoid the experience of disequilibrium, which is an aspect of growth. Learning is often painful; the input to the system is greater than one's processing ability. The creative act occurs at extreme disequilibrium when one is moving on to something unknown (Thompson, 1991). Transition to the unknown is difficult.

이 패러다임의 가장 중요한 특성은 무엇인가? 그 하나는 불확실성이 증가한다는 것이다 (Paul, Akers, Dunn, and Brodsky, 1986). 간호 연구자인 Mishel의 (1990) 불확실성에 대한 개념화는 Prigogine의 (1976) 불확실성에 대한 대처결과로 오는 해체기에 해당하는데, 이는 삶의 한 시각으로부터 보다 높은 다른 질서로 옮겨가는 기회로 보는 것이다. 이와는 대조적으로, 우리가 과거의 체험이나 경험적 증거를 가지고 무엇이 일어날 것인지를 안다고 확신하게 되면, 대안적 가능성은 차단될 수도 있다. 모든 요인들이 한데 모여 제 역할을 하기 전에는 진화해가며 펼쳐 드러나는 것을 예측할 방법은 없다. 예를 들면, 불확실성은 비율동적인 파열음의 뭉치로 된 무조음악에서 체험할 수 있다. 이 음악에서는 다음에 나오는 음조나 박자가 무엇일 지 전혀 예측할 수 없다. 듣는 이는 현재 그 순간 속에서만 온전히 실재하고 있어야 한다. 불확실성의 강도는 곧바로 한 사람의 느낌을 관통하는 것으로; 지적인 활동은 아니다. 사람들은 대개 성장의 한 국면인 불균형 상태의 경험을 회피하기 위해 불확실성을 배척한다. 배운다는 것은 종종 고통스럽고; 그 시스템에 들어가는 것은 한 사람이 처리할 수 있는 역량보다 훨씬 크다. 창조적인 행동은 미지의 어떤 것을 향해 움직여가면서 극단의 비평형상태에 이를 때 생긴다 (Thompson, 1991). 미지의 것으로 옮겨가는 것은 어려운 것이다.

The order of the new paradigm is a dynamic order: a process (Goodwin, 1991) and an ordering principle (Goethe, in Bortoft, 1996). The whole organism as the fundamental entity in biology generates parts that conform to an intrinsic order, a unity. The order is revealed in the relationships that emerge. This paradigm requires that we study the organism in a way that does not fragment its unity, a way that allows the organism to speak to us without disturbing its state. The system is always in process. In nursing, the focus of our study is the nursing relationship with person/family/community that must be allowed to reveal itself without interruption.

새로운 패러다임의 질서는 역동적 질서로서: 하나의 과정이고 질서를 만들어가는 원리이다 (Goethe, in Bortoft, 1996). 생물학에서는 근본적인 실체로서 그 온전한 유기체는 내재적 질서에 맞는 부분들인,

하나의 단일체를 생성한다. 이 질서는 드러나는 관계 속에서 밝혀진다. 이 패러다임은 우리로 하여금 그 단일체를 나누지 않고 연구할 것을 요구하는데, 이는 그 상태를 방해하지 않고 그 유기체가 우리에게 말하도록 허용하는 방식인 것이다. 시스템은 늘 진행하는 과정 속에 있다. 간호에 있어서, 우리 연구의 초점은 그 자체를 드러내도록 방해하지 않고 개인/가족/공동체를 간호하는 관계이다.

The paradigm shift is apparent in nursing research. Recognizing the ongoing conflict among nursing scientists regarding the value of different forms of research, my colleagues and I sought to explain the conflict from the standpoint of philosophy of science by identifying the different rules guiding the prevailing paradigms of nursing research (Newman, Sime, and Corcoran-Perry, 1991). As we saw it, nursing research could be identified as emanating from the standpoint of three perspectives:[1]

이 패러다임 변화는 간호연구에서도 뚜렷해졌다. 서로 다른 연구 형태의 가치에 관한 간호학자들 간의 갈등을 알게 되면서, 나는 동료들과 함께 과학철학의 관점에서 간호연구의 지배적인 패러다임이 갖는 서로 다른 규칙들을 확인함으로써 이런 갈등을 설명하고자 했다 (Newman, Sime, and Corcoran-Perry, 1991). 우리가 본 바는, 간호연구는 세 가지 관점에서 나온다는 것이었다:[1]

1. **Particulate-deterministic:** From this perspective, variables can be isolated, controlled, manipulated, and predicted. Causal

[1] The first word in each pairing represents the nature of the phenomenon. The second word denotes the nature of the change that occurs.

[1] 각 짝을 이룬 단어에서 첫 번째의 단어는 현상의 본질을 나타내고, 두 번째 단어는 발생하는 변화의 본질을 의미한다.

inference can be made. Experimental conditions simulate a treatment mode; that is, something can be employed to hypothesize a specific effect.

1. **미세-결정론적 시각:** 이 시각에서는 변수들을 따로 분리시키고, 통제하며, 조작하고 예측할 수 있다. 인과적 추론을 만들어낼 수 있다. 실험조건들이 처치형태를 정하는데; 말하자면, 특정 효과에 대한 가설설정을 위해 어떤 것을 사용할 수 있다.

2. **Interactive-integrative:** In this mode, the researcher is still an outside observer with the intent but not the ability to control the variables. It stems from a social interactive perspective and takes into account multiple variables with some predictability.

2. **상호작용적-통합적 시각:** 이 방식에서, 연구자는 여전히 외부 관찰자이며 의향은 있으나 변수들을 통제할 능력은 없다. 이것은 사회적 상호작용의 시각에서 유래한 것으로서 어느 정도의 예측가능성과 많은 변수들을 감안한다.

3. **Unitary-transformative:** Here a major shift has occurred. The researcher is a participant in the evolving pattern of the whole. There is an inability to separate parts (variables); therefore, an inability to control and predict. Change comes about as transformation of the total pattern.

3. **단일-변환적 시각:** 여기서는 중요한 변화가 일어났다. 연구자는 전체성의 진화해가는 패턴 속에서 하나의 참여자이다. 여기서는 부분들 (변수들)로 나눌 수 없다; 그러기에, 예측이나 통제가 불가능하다. 변화는 총체적 패턴의 변환에서 온다.

It was our intent to give equal emphasis to each of the paradigms, but by the time we had finished our analysis and explication, we were aware that the unitary-transformative (UT) perspective represented a dramatic shift in paradigm that was crucial in the development of nursing knowledge. Similarly, Parse's (1987) explication of the simultaneity paradigm represents an irreversible shift to a unitary view. The emphasis on a unitary view, introduced by Rogers (1970), was a major turning point in the development of nursing knowledge. It does not preclude recognition of knowledge emanating from the other paradigms but presents, as in the Copernican shift, a totally new view, one that is seen as essential to knowledge development in nursing (Newman, 1997). Phillips (1990, p. 103) described the change:
우리의 의도는 각각의 패러다임을 동등하게 다루고자 했지만, 분석과 설명을 마칠 즈음에, 우리는 단일-변환적 (UT) 시각이 간호지식의 발전에 결정적으로 중요한 패러다임의 극적인 변화를 나타내고 있음을 깨닫게 되었다. 이와 비슷하게, Parse의 (1987) 동시성 패러다임에 대한 설명도 단일한 관점으로 향하는 돌이킬 수 없는 변화를 보여준다. Rogers가 (1970) 소개한 단일한 관점에 대한 강조는 간호지식 발전에 큰 전환점이 되었다. 이는 다른 패러다임으로부터 온 지식을 배제한다기보다는 나타내며, 코페르니쿠스의 변화처럼, 간호학에서는 지식개발에 필수적인 것으로, 전혀 새로운 관점이다. Phillips는 (1990, p. 103) 그 변화를 다음과 같이 설명하였다:

> Research should focus on elucidating how changes in health situations emerge from this mutual process. This requires nurse researchers to move their focus of study from illness and disease to health, their sense of interconnectedness with others, and specifically how health[2] emerges

[2] One's concept of health is important here.

from a mutual process.
연구는 이러한 상호과정으로부터 건강상태 변화가 어떻게 일어나는지를 밝히는 데 초점을 두어야 한다. 이는 간호 연구자로 하여금 그들의 연구초점을 질환과 질병에서 건강으로 옮겨가야 하며, 다른 이들과 상호 연결되어있다는 감각으로, 하나의 상호과정으로부터 건강[2]이 어떻게 드러나는지를 구체적으로 밝힐 것을 요구한다.

Explication of the differences in nursing paradigms has created the misconception of competing realms of knowledge. The paradigms were described individually but were not intended to represent separate knowledge; the delineation was simply an attempt to explain differing views of nursing and the human experience. There was an intuitive recognition of the evolution of theory related to nursing from particulate to reciprocal to unitary ways of knowing. This recognition was clouded by our need to respect each type of theory and to give equal time and credence to each body of work. In actuality, we were seeing the UT view emerging as inclusive of the previous foci: including and transcending that which has gone before.

간호패러다임의 차이들을 설명하다 보니 상호 경쟁하는 지식의 영역에 대한 오해를 불러일으켰다. 이 패러다임들을 개별적으로 기술하였지만 별개의 지식으로 표현하려는 의도는 아니었고; 단지 간호와 인간경험을 바라보는 관점에 차이가 있음을 설명하기 위한 시도일 따름이었다. 거기에는 앎에 대한 미세적인 방식에서부터 상호적이고 단일한 방식에까지 간호관련 이론이 진화해온 것에 대한 직관적인 인식이 있었다. 이런 인식은, 개개 형태의 이론을 존중하고 개별 작업주체에게 똑같은 시간과 믿음을 할애하다 보니, 가려졌다. 사실 우리는, UT가 이미 지난 것을 포함하면서 초월하는, 즉 예전의 초점들을 포괄하는 관점으로 떠오르고 있음을 보고 있었다.

2 한 사람의 건강에 대한 개념이 중요한 것이다.

How can we deal with contradictory points of view? Just as relativity theory can include mechanistic theory as special cases, the unitary perspective can include the more particulate view. A three-dimensional perspective (length, width, and height) includes a two-dimensional perspective (length and width), but the Flatlander, an inhabitant of a flat two-dimensional world (Abbott, 1952), cannot imagine the world of three dimensions. If a balloon invades his territory, it comes across as merely a circle of varying sizes as it passes through. In the same way, the practitioner limited to a particulate view of phenomena will be unable to grasp the more complex unitary view.

이 상충되는 관점들을 어떻게 다룰 수 있을 것인가? 특별한 경우이기는 하지만 상대성이론이 기계(론)적 이론을 포함할 수 있는 것처럼, 단일한 시각은 보다 미세적인 관점을 포함할 수 있다. 삼차원적 시각(길이, 넓이, 및 높이)은 이차원적 시각 (길이, 넓이)을 포함한다. 허지만, 이차원의 평지에 사는 사람은 삼차원의 세계를 상상할 수 없다(Abbott, 1952). 만일 하나의 풍선이 그의 영역으로 침투해 들어간다면, 그것은 풍선이 통과함에 따라 그저 크기가 달라지는 원으로밖에 안보일 것이다. 이처럼, 현상에 대해 미세적인 관점만을 가진 실무자는 보다 복잡한 단일한 관점을 파악할 수 없을 것이다.

The growth in understanding has been evolutionary. We first thought of the different paradigms as standing alone, but now recognize the common ground of the more inclusive UT world view. Nursing knowledge is a process of the patterning of the whole. It is important that the practitioner of nursing incorporate the knowledge of earlier realms as special cases of the pattern of the whole. For example, a nurse, while attending to the meaning a patient ascribes to falling at a particularly critical time in her or his life, will at the same time apply ice packs to prevent swelling in the injured parts. Knowledge of traumatic injury is relevant in this situation, as well as knowledge of the whole.

통찰력이 커가는 것은 진화해가는 것이다. 우리가 처음에는 서로 다른 패러다임들이 각자 홀로 서있을 것 같지만, 이제는 보다 포괄적인 UT 세계관을 공통적인 근거로 인식하고 있다. 간호 지식은 전체성의 패턴을 만들어가는 과정이다. 간호실무자는 이 전체성에 대한 패턴의 특별한 사례들로 이전 지식을 한데 묶는 게 중요하다. 예를 들면, 간호사는, 환자가 그(녀) 삶에 아주 중요한 시기에 나락에 빠지게 된 의미를 생각하면서, 동시에, 상처가 부어 오르는 것을 막기 위해 얼음 주머니를 대주어야 한다. 이런 상황에서는 외상에 관한 지식은 물론 전체성에 관한 지식도 있어야 하는 것이다.

The paradox is that there are no boundaries between paradigms. Delineating the paradigms was done to facilitate understanding of the rules of the game. Unitary-transformative approaches cannot be held to the criteria of control and prediction; and research conducted in the particulate-deterministic perspective is not adequate to the task of illuminating the meaning of the emerging pattern of a nurse-client relationship. But knowledge from both approaches can be incorporated in practice, which includes and transcends all knowledge.

역설적인 것은 각 패러다임 간에 경계가 전혀 없다는 것이다. 패러다임들을 설명하는 것은 게임 규칙에 대한 이해를 촉진시키기 위함이었다. 단일-변환적인 접근법에서는 통제와 예측의 기준에 맞출 수 없고; 미세-결정론적 시각에서 수행한 연구에서는 간호사-대상자 관계에서 생기는 패턴의 의미를 밝히는 일은 적절치 않다. 그렇지만 이 두 가지 접근방법으로부터 얻은 지식은 모든 지식을 포함하고 초월하는 실무에 함께 통합시킬 수 있다.

The participatory nature of the UT paradigm is crucial. Skolimowski (1994) pointed out that in the dynamic reality of increasing complexity and expanding consciousness, there must be an accompanying thread of simplicity and comprehension. This is how the participatory nature of the nurse in pattern recognition makes the difference in the client's experience of insight, which is moving and relational and involves recognition of things going on (Briggs & Peat, 1990). The skill of the nurse in facilitating this understanding is related to the level of consciousness of the nurse. The seemingly simple question, "Tell me about the most meaningful experiences in your life" (See Appendix A), opens a world of complexity that reveals the pattern of a person's life and with it the transformative insight that shifts her or his worldview. The nurse must be fully present in this process. From Skolimowski (1994, p. 151): "The degree, depth and richness of our participation determines the richness and meaningfulness of our life. Those who for one reason or another refuse to participate impoverish their lives," and, I would add, the lives of those whom they serve.

UT패러다임에서는 참여적 본질이 결정적이다. Skolimowski는 (1994) 점점 더 복잡해지는 것에 대한 역동적인 실상과 의식확장에는 필히 단순성과 이해의 실마리가 있음을 지적 하였다. 이는 패턴인지를 하는데 간호사의 참여적 본질이 어떻게 대상자의 통찰경험에 차이를 가져오는가로, 이러한 통찰이란 움직이는 것이고 관계적이며, 진행해가는 사물에 대한 인식을 포함한다 (Briggs & Peat, 1990). 이런 이해를 촉진시키는 간호사의 기량은 간호사의 의식수준과 관련이 있다. 겉으로 보기에는 단순한, "당신의 삶 속에서 가장 의미 있고 중요한 사건을 말해주실 수 있나요?"라는 질문은 (Appendix A 참조) 한 사람 삶의 패턴을 드러내는 복잡한 세계의 문을 열게 하고, 변환적 통찰은 그(녀)의 세계관을 변화 시킨다. 간호사는 필히 이 과정에 온전히 함께 있어주어야 한다. Skolimowski는 (1994, p. 151): "우리가 얼마나 깊고 풍성하게 참여하느냐의 정도가 우리 삶의 풍요함과 중요함을 결정한다. 어느 하나 혹은 다른 이유로 참여를 거부하면 그들의 삶은 곤궁해진다," 하였다. 내가 하나 덧붙이자면, 그들이 돌보는 자들의 삶까지도 곤궁하게 만든다.

This new kind of knowledge requires a transition from objective consciousness to compassionate consciousness (similar to Watson's [1999] caring consciousness), a kind of participation "that compassionately embraces the other, that dwells in the other, that tries to understand the other from within" (Skolimowski, 1994, p. 174). It does not deny objective thinking; it transcends it. The more meaningful the participation, the more truth it reveals. The path of participatory knowledge is sometimes messy; those who follow the path of absolute knowledge appear to be more secure, but the latter is static and without novelty.

이 새로운 지식은 객관적 의식으로부터 동정 어린 의식으로의 이행과 (Watson의 〈1999〉 돌보는 의식과 비슷함), "동정심을 가지고 타인을 감싸며, 다른 사람과 함께 거하고, 다른 사람과 한 울타리 속에 있음을 이해하려고 시도하는" 류의 참여를 필요로 한다 (Skolimowski, 1994, p. 174). 이는 객관적인 사고를 거부하는 것이 아니라; 초월하는 것이다. 의미있는 참여가 이루어질수록 더 많은 진실이 드러난다. 이 참여적 지식의 길은 때로 번잡스럽고; 절대 지식의 길로 가는 사람이 겉보기에는 더욱 안정적으로 보이겠지만; 후자는 정태적이고 새로울 것이 없다.

Acceptance of the essential nature of the UT paradigm would be a giant step in unifying the nursing profession. We could then be more specific about the nature of theory-guided[3] practice. Nursing theory is a point of view (Donaldson & Crowley, 1978). It determines how one views the client and environment, how one views the role of a nurse, and how one views health. These views constitute a paradigm of nursing knowledge, and nursing knowledge focuses on relating to people in their health experience. The literature supports the focus of nursing as ***caring in the human health experience*** (Newman, Sime, and Corcoran-Perry, 1991). From the standpoint of the theory of HEC, one views the client and environment as unitary, evolving patterns; the role of the nurse as a caring, pattern-recognizing presence; and health as a transformative process to more inclusive consciousness.

UT패러다임의 필수적인 본질을 수용한다면 간호전문직을 통일시키는데 큰 걸음이 될 수 있다. 이렇게 된다면 우리는 이 이론에 근거한[3] 실무의 본질에 보다 상세한 접근을 할 수 있을 것이다. 간호이론이란 관점의 문제다 (Donaldson & Crowley, 1978). 사람이 대상자와 세상을 어떻게 바라보며, 간호사의 역할이 무엇이며, 건강을 어떻게 바라보는가를 결정하는 것이다. 이러한 관점은 간호지식에 대한 패러다임을 구성하며, 간호지식은 사람들이 그들의 건강경험 속에서 어떻게 관련을 맺는가에 초점을 맞춘다. 이 문헌에서는 **사람의 건강경험을 돌보는 것**에 초점을 두는 간호를 지지한다 (Newman, Sime, and Corcoran-Perry, 1991). HEC이론의 관점에서는, 대상자와 환경을 단일하고, 진화해가는 패턴으로; 간호사는 돌보아주고 패턴을 인지하는데 현존하는 실재로; 건강은 보다 포괄적인 의식으로 향하는 변환적인 과정으로 본다.

---

3 Not to be confused with evidence-based practice.

3 근거중심(evidence-based) 실무와 혼동하지 말 것

THE SHIFT IN THE STUDY OF CONSCIOUSNESS
의식에 관한 연구의 변화

Parallel to shifts in the health field was Willis Harman's challenge to the scientific paradigm in the study of consciousness (Harman, 1988). When Harman was president of the Institute of Noetic Sciences, an organization devoted to the study of consciousness, he initiated a dialogue with leading scientists in the field of consciousness about the inadequacy of the traditional scientific paradigm for the study of consciousness. As background, he stated his beliefs that every person has a deep sense of purpose, that we need to learn to create a vision, and that we need to cultivate a particular attitude regarding our actions; that is, to welcome feedback even if it is in the form of failure, opposition, and so on, and learn from it because it is all part of the deep intuitive purpose of the universe. He reiterated points from perennial wisdom that the universe can be trusted and that the deep intuition of the universe has a role for the individual in its evolutionary drama. In his view, the universe is saturated with purpose. These views are consistent with Tarnas' (1998) understanding of the history of knowledge development and are relevant to nursing science.

건강분야의 변화와 병행하여 Willis Harman이 의식연구에서 과학적 패러다임에 도전한 것이 있다 (Harman, 1988). Harman이 의식연구에 노력을 기울였던 조직의 하나인 지성과학연구소의 회장이었을 때, 그는 선도적인 과학자들과 의식연구를 하기에는 전통적인 과학적 패러다임이 부적절하다는 대화를 시작하였다. 그 배경으로, 그는 모든 사람은 심오한 목적감각을 가지고 있기에, 우리는 비전을 창조하는 법을 배우고, 우리 행동에 관해 특별한 태도를 가꾸어야 할 필요가 있다는 것인데; 말하자면, 비록 그것이 실패, 반대 등과 같은 형태의 피드백이라도 기꺼이 환영해야 하고, 모두 우주의 깊은 직관적인 목적의 일부로 배워야 한다는 그의 신념을 피력하였다. 그는 영원한 지혜에 대해 거듭 강조하였는데 그 지혜란 우주는 믿을 만한 것이고 우주의 깊은 직관은 개개인의 진화해가는 드라마 속에서 그를 위한 역할을 한다는 것이다. 그의 관점에서 보면, 우주란 목적으로 꽉 차 있다. 이런 관점들은 Tarnas가 (1998) 지식 발전사에 대해 이해한 것과 부합하며 간호학과도 관련이 있다.

Harman began his explication of a new paradigm in which consciousness, rather than the matter-energy of the positivist-reductionist approach, is the basic stuff of the universe and is primary: "Ultimately reality is contacted not through the senses but through deep intuition" (Harman, 1988). Intuition is an important dimension of knowing and reveals the unity of the pattern that is missed by the intellectual mind.

Harman은 의식이란, 실증주의적이고-환원주의적 접근법의 물질-에너지라기 보다는 우주의 기본적인 질료이자 원초적인 것이라는 새로운 패러다임을 설명하기 시작했는데: “궁극적으로 현실은 감각이 아닌 깊은 직관을 통해 존재한다.”는 (Harman, 1988) 것이다. 직관이란 앎의 중요한 차원이고 지적인 생각에서 빠뜨린 패턴의 단일성을 드러낸다.

By 1993, Harman had developed an epistemology of consciousness, endorsed by 19 other leading scholars in the field, which was a sharp contrast to the positivist-reductionist approach. In contrast to modern science's attempt to control bias by excluding the observer, Harman pointed out that in consciousness research, neither the researcher nor the researched is more objective than the other, that they are collaborators at the same level. Selected points of the new epistemology were (Harman, 1993, pp. 75-76):

1993년에, Harman은 이 분야의 선구적인 19명의 학자들의 지지에 힘입어 의식에 대한 인식론을 개발하였는데, 이것은 실증주의적이고-환원주의적인 접근법과는 판이하게 대조되는 것이었다. 관찰자를 배제시킴으로써 편중을 통제하려는 근대 과학자들의 시도와는 달리, Harman은 의식 연구에서는 연구자나 대상자가 서로 같은 수준에 있는 협력자이기 때문에 그 어느 누구도 타자보다 더 객관적일 수 없음을 지적 하였다. 이 새로운 인식론에서 추린 몇 가지 요지는 다음과 같다 (Harman, 1993, pp. 75-76):

- It is experiential in nature and includes subjective experience as primary data. It addresses the totality of human experience. "Thus, consciousness is not a 'thing' to be studied by an observer who is somehow apart from it; consciousness involves the ***interaction*** of the observer and the observed, or, if you like, the ***experience*** of observing" (p. 75).

  그것은 본질적으로 경험적인 것이며 주관적인 경험을 일차적인 데이터로 포함시킨다. 그것은 인간경험의 총체성을 언급하고 있다. "따라서, 의식은 그것으로부터 따로 떨어져있는 객관적인 관찰자가 연구할 '사물'이 아니며; 관찰자와 피관찰자 간의 **상호작용**이며, 아예 괜찮다면, 바로 그 관찰 **경험**이다. (p. 75)"

- It will aim at being objective in the sense of being open and free from hidden bias while dealing with both external and internal experience as origins of data.

  그것은, 데이터의 근원으로 외·내적 경험 모두를 다루는 한편,

숨겨진 편중으로부터 자유롭고 개방된 존재감 내에서 객관적인 존재에 목적을 두게 될 것이다.

- It will insist on open inquiry and public validation of knowledge, but may not be able to meet this goal completely.
  그것은 지식에 대한 개방적인 탐구와 공적인 타당화를 주장하겠지만, 이 목표를 완전하게 충족시키지 못할 수도 있다.

- It will place emphasis upon the unity of experience." … the meanings of experiences may be understood by discovering their interconnections with other meaningful experiences" (p. 76).
  그것은 경험의 단일성을 강조하겠지만, "…경험의 의미는 다른 의미 있는 경험들과의 상호 연결성을 발견하는 데서 이해할 수도 있다 (p. 76)."

- It will be participatory. This implies partnership between the researcher and the individual or culture being researched-an attitude of exploring together and sharing understandings.
  그것은 참여적일 것인데, 이는 연구자와 개인이나 혹은 연구가 이루어지는 문화 간에 동반자관계를 의미하는 것으로 - 이는 함께 탐색하며 이해를 공유하는 태도이다.

- It will recognize the inescapable role of the personal characteristics of the observer; therefore, the researcher "must **be willing to risk being profoundly changed** through the process …" (emphasis in original, p. 76).
  그것은 관찰자의 개인적 특성이 불가피하게 역할을 하게 된다는 것을 알게 될 것인데; 그렇기 때문에, 연구자는 "반드시 이 과정을 통해 **심오한 변화를 겪을 수도 있는 위험을 기꺼이 감수해야 한다…**." (원문 강조, p, 76).

- Because of the potential transformation of the observers, the epistemology may be replaced by more enlightened practices.
관찰자가 변환될 가능성이 있기 때문에, 이 인식론은 보다 더 발전적인 실무로 대체될 수도 있다.

THE STUDY OF HEALTH AS EXPANDING CONSCIOUSNESS (HEC)
의식확장으로서의 건강 (HEC)에 관한 연구

Harman's assertions regarding the study of consciousness lent support to an experiential, participatory approach to the study of HEC. As I searched for an appropriate methodology for studying the theory of health as expanding consciousness, I went from experimental (Newman, 1972) to quasiexperimental (Newman & Gaudiano, 1984) to finally letting go of the old rules and establishing a process of mutuality in looking at the evolving pattern of persons facing major health problems (Newman, 1987). Based on an appreciation for the unitary nature of the nurse-client encounter, the process began with attention to meaning in the client/participant's life. Pattern recognition occurred in the process as clients began to sense intuitively the pattern of their lives, and with it an emerging insight regarding action to be taken and an openness to more caring relationships in their lives.

Harman의 의식연구에 관한 주장들은 HEC연구의 경험적이고, 참여적인 접근법을 지원해 주었다. 의식확장으로서의 건강이론을 연구하기 위한 적절한 방법론을 찾으면서, 나는 결국 과거의 규칙들을 떠나 보내고 중한 건강문제에 직면한 사람의 진화해가는 패턴을 바라보는 상호성의 과정을 확립하기 위해 경험적인 것으로부터 (Newman, 1972) 준 경험적인 것으로 (Newman & Gaudiano, 1984) 옮겨 갔다. 간호사–대상자 만남의 단일한 본질에 대한 이해를 근거로, 이 과정은 대상자/참여자 삶의 의미에 대해 주의를 기울이기 시작했다. 이 과정 속에서 대상자에 대한 패턴인지를 통해 직관적으로 그들 삶의 패턴을 감지할 수 있었고, 그와 함께 취해야 할 행동이 무엇인지를 알게 되었으며, 그들 삶 속에서 돌봄 관계가 보다 개방적이 되었다.

I now realize that the development of nursing knowledge is not scientific in the traditional sense. Goodwin (1991) suggested that eventually we can drop the term science altogether and just talk of knowledge, with no need to separate art and science. The development of nursing knowledge occurs as the process of nursing praxis. The focus of the discipline of nursing is a relational activity in regard to the client's health. In this process, one cannot separate the observer from the observed and cannot control the multiple factors involved in the situation. It is necessary to embrace the unitary nature of the process in its totality and allow the pattern to unfold. The emphasis has moved from observation of the pattern of the other to the relational process of the nurse and client. If one is looking for outcomes based on the theory, they will be found in the clients' understanding of their life patterns and actions that reveal transformation to more meaningful relationships. Research that only names, that is describes, a phenomenon in an observer-observed mode does not reflect the dialectic process of the knowledge that is nursing. Research that controls and predicts relates to another paradigm.

나는 간호지식의 발전이 전통적인 의미에서는 과학적이 아니라는 것을 이제야 깨닫는다. Goodwin은 (1991) 최종적으로 우리 모두는 과학이란 용어를 내려 놓고, 예술과 과학을 서로 나눌 필요 없이, 지식에 관해서만 이야기할 수 있어야 한다 하였다. 간호지식의 발전은 간호 프랙시스 과정에서 일어난다. 간호학문의 초점은 대상자의 건강과 관련된 관계적 활동이다. 이 과정 속에서, 관찰자를 피관찰자로부터 분리할 수 없으며 이 상황에 관련된 중첩 요인들을 통제할 수도 없다. 이 과정 자체의 총체성 속에 있는 단일한 본질을 포용하고 패턴이 그 스스로를 펼쳐 내보일 수 있게 해주는 것이 필요하다. 주안점은 다른 사람의 패턴을 관찰하는 것으로부터 간호사와 대상자간의 관계적 과정으로 옮겨진 것이다. 만일 누가 이 이론에 근거한 성과물을 찾고자 한다면, 그것들은 환자가 그들 자신 스스로의 삶에 대해 이해한 것 속에서, 그리고 보다 의미 있는 중요한 관계를 향한 변환을 드러내는 행동 속에서 발견할 수 있을 것이다. 이름만 붙이는 연구, 즉 관찰자-피관찰자 양식 속에 있는 현상을 기술만 하는 것은 지식의 변증법적 과정이며 간호를 반영하지 않는다. 통제와 예측을 하는 연구는 또 다른 패러다임이다.

Goodwin (1991, p. 15), speaking from the standpoint of a biologist, suggested a replacement of a historical, reductionistic paradigm of events by a generative paradigm of process:". …the whole problem … is to learn how to hold this totality in mind … to reveal the type of dynamic order there is in organisms - the real generative order." The pattern of the whole is the order that directs the development of the parts. Goodwin called for a way to study organisms without fragmenting their unity, to allow the organism to speak without disrupting its states. One of his observations that is particularly relevant to the human situation is that " … organisms … ***must change in order to be themselves,*** have to constantly move and transform" (p. 18, emphasis added). He, too, with Harman, pointed out that as we incorporate new knowledge, we ourselves are transformed.

Goodwin은 (1991, p. 15) 생물학자의 관점에서 이야기하면서, 사건들에 대한 역사적이고, 환원주의적 패러다임을 과정에 대한 생식적인 패러다임으로 바꿀 것을 제안 하였는데: "… 전체적인 문제는 … 생각 속의 이 총체성을 어떻게 배울 것인가에 있는데… 유기체 속에 있는 역동적인 질서의 유형 - 진정한 생식적 질서를 드러내는 데 있다." 하였다. 전체성의 패턴은 부분들의 발전을 지시하는 질서이다. Goodwin은 유기체의 전체성을 분절시키지 않고, 그 유기체가 그 상태들을 방해 받지 않고 말할 수 있도록 허용해주는 연구방식을 요청 하였다. 그가 관찰했던 것 중 특히 인간상황과 관계가 있는 것은 "… 유기체는… **그들 스스로가 되기 위해 반드시 변해야 하며,** 꾸준히 움직이고 모습을 변환시켜가야 한다"는 것이다 (p. 18, 강조문 추가). 그 역시, Harman과 같이, 우리는 새로운 지식을 통합시키면서, 우리 자신들도 변환되어 간다는 점을 지적 하였다.

With the paradigm shift in nursing, new vision regarding knowledge development is required. The concept of praxis, having been framed by the ideological movements related to class, race, and gender, is nevertheless fitting for nursing. The knowledge of our discipline must be theory-based, subjected to a form of inquiry, and practice-relevant. The predominant theories in nursing embrace values inherent in the profession: wholeness (health), caring, evolving pattern, mutual process, and transformation. The phenomenon of nursing is a dynamic nurse-client relationship viewed within a unitary perspective of health.

The merging of theory, research, and practice, as in praxis, is appropriate for knowledge and practice development in the discipline.

간호분야에서 패러다임의 변화와 함께, 지식개발에도 새로운 비전을 필요로 한다. 프랙시스 개념은, 계층, 인종, 및 성에 관한 이데올로기 운동에서 형성된 틀이지만, 그럼에도 불구하고 간호에도 잘 들어 맞는다. 우리 분야의 지식은 반드시 이론에 근거하고, 탐구 가능한 형태를 지녀야 하며, 실무와도 관련성이 있어야 한다. 간호에서 우세한 이론들은 간호전문직이 원래 가지고 있는 가치: 전체성 (건강), 돌봄, 진화해가는 패턴, 상호과정, 및 변환을 포용한다. 간호 현상은 건강에 대한 단일한 시각 내에서 보여지는 역동적인 간호사-대상자 관계이다. 프랙시스에서와 같이 이론, 연구, 및 실무의 합병은 간호학의 지식과 실무발전에 적절한 것이다.

Chapter 03

Nursing Praxis
간호 프랙시스

The theory is the practice.
이론이 실무다.

Virginia A. Capasso, 2005

In nursing praxis, research takes the form of practice. It involves specific nurse-client relationships in situations of concern to nursing. Nursing praxis includes and transcends the nursing knowledge of our past. The focus of nursing praxis includes both personal and environmental systems; it integrates knowledge from other disciplines. From the standpoint of health as expanding consciousness (HEC), nursing praxis is:

간호 프랙시스에 있어서, 연구는 실무형태를 지닌다. 여기에는 간호에 관련된 상황 속에서 특정한 간호사-대상자 간의 관계를 포함하고 있다. 간호 프랙시스는 과거의 간호지식을 포함하고 초월한다. 간호 프랙시스의 초점은 개인적이고 환경적인 시스템을 둘 다 포함하며; 다른 학문의 지식도 한데 통합 시킨다. 의식확장으로서의 건강 (HEC) 관점에서 간호 프랙시스는:

- Grounded in a unitary, transformative paradigm.
- A dynamic partnership between nurse and client.
- A dialogue of an evolving pattern of meaning, insight, and action.
- Transforming for both nurse and client.

- 단일한, 변환적 패러다임에 근거를 두고
- 간호사와 대상자 사이는 역동적인 협력관계이며
- 의미와, 통찰 및 행동의 진화해가는 패턴에 대한 대화이고
- 간호사와 대상자 모두를 변환 시키는 것이다.

HEC praxis represents a shift in knowledge development from a rational, logical, objective approach to an intuitive, resonant, unitary approach. It makes a difference in people's lives. Nursing praxis is a mutual process between nurse and client with the intent to help. It focuses on transformation from one point to another and incorporates the guidance of a priori theory. It involves the intersection between the client's self-understanding and the researcher's embodied theoretical perspective. The theory illuminates the experience, which in turn illuminates the theory.

HEC 프랙시스는 지식의 발전이 합리적이고, 논리적이며, 객관적인 접근법으로부터 직관적이고, 공명적이며, 단일적인 접근법으로 옮겨감을 나타내는 것으로, 사람들의 삶에 차이를 가져왔다. 간호 프랙시스는 간호사와 대상자간에 서로 돕고자 하는 의향을 가지는 상호과정이다. 이것은 한 점으로부터 또 다른 것으로의 변환에 초점을 두며 선험적 이론의 지침을 구체화 시킨다. 이것은 대상자의 자기-이해와 연구자의 내재된 이론적 시각이 상호교차하고 있음을 포함한다. 이 이론은 경험을 비추어 밝히며, 이는 다시 이론을 비추어 밝혀낸다.

One definition of praxis is that it "enables people to change by encouraging self-reflection and a deeper understanding of their particular situations" (Lather, 1986, p. 263). One of the premises of HEC is that insight into pattern illuminates the potential for action for both the client and the practitioner. Endo, Miyahara, Suzuki, and Ohmasa (2005) reported that practicing nurses who followed the praxis protocol for pattern recognition (Newman, 1994) found that "most patients changed quickly in the process of talking [about] themselves. Some patients made big transformations. The turning point for the nurses appeared after they had realized the patients' change."

프랙시스에 대한 한 가지 정의는 이것이 "자기 반성을 북돋우고 그들이 처했던 특정 상황에 대한 보다 깊은 이해로 사람을 변화시킨다"는 것이다 (Lather, 1986, p. 263). HEC의 전제 중 하나는 패턴을 향한 통찰이 대상자와 실무자 양자의 행동잠재력을 반영한다는 것이다. Endo, Miyahara, Suzuki, 그리고 Ohmasa는 (2005) 패턴인지를 위한 프로토콜에 (Newman, 1994) 따라 실무에 임했던 간호사들은 "대부분의 환자들이 그들 자신에 (관해) 말하는 과정에서 빠르게 변화 하였고, 어떤 환자들에게는 커다란 변환이 일어났으며, 환자들의 변화를 깨닫고 난 후에야 간호사들에게도 전환점이 왔음"을 알게 되었다 하였다.

The theory of health as expanding consciousness embodies the practice of nursing, and when combined with systematic inquiry, constitutes nursing praxis. The research component centers on pattern recognition, but must be characterized by the caring relatedness of the nurse-patient partnership. Some of the published studies emphasize the pattern identified for the clients, whereas others are more explicit about the process of the nurse-client relationship. The pattern becomes apparent as clients tell their stories of meaningful persons and events in their lives. Feedback to the client by diagram, narrative, and/or other portrayals facilitates revelation of the pattern and with it, the transformation apparent in intuitive bursts of insight and action. In addition to focusing on the client's most meaningful experiences,

Pharris (2002) elaborated the nurse-client relationship that is key to the process:

의식확장으로서의 건강 이론은 간호실무를 구체화 시키며, 체계적인 탐구와 통합될 때, 간호 프랙시스가 이루어진다. 이 연구요소는 패턴 인지에 중점을 두지만, 필히 간호사 - 대상자 관계에 대한 돌보는 관계 맺음의 특징이 있게 마련이다. 출간된 어떤 연구에서는 대상자에게 나타난 패턴을 강조하기도 하고, 다른 연구에서는 간호사 - 대상자 관계의 과정을 보다 명백하게 밝힌 것도 있다. 이 패턴은 대상자들이 그들 삶 속에서 중요한 사람들과 사건들에 대해 말하면서 분명해진다. 다이어그램, 이야기, 및/혹은 다른 묘사들을 통해 대상자에게 피드백을 주면 패턴이 더 잘 드러나고, 그럼으로써 그 변환은 직관적인 통찰과 행동의 발로가 확실해진다. 대상자에게 가장 의미 있고 중요한 경험에 초점을 두는 것 외에, Pharris는 (2002) 이 과정의 열쇠인 간호사 - 대상자 관계에 관한 연구를 더욱 더 가다듬었다.

> Nurses practicing from the HEC perspective attend to the physical manifestations and patterns of interaction of their patients to sense the implicate pattern. An HEC nurse develops multifaceted levels of awareness to be able to sense the underlying pattern in a person's physical appearance and symptoms, emotional conveyances, spiritual insights, mental ponderings, tone of voice, movements, etc. The reflective nature of the HEC nurse-client relationship facilitates pattern recognition. HEC nursing involves being fully present to the client without judgments, goals, or intervention strategies. It entails ***being with*** rather than ***doing for***. It forms a partnership that involves caring in its deepest, most respectful sense. It is in the context of the nurse-client relationship that pattern can be recognized; as this happens, action potential arises and transformation becomes a possibility (p. 23).

HEC의 관점에서 실무를 하는 간호사들은 함축된 패턴을 감지하기 위해 환자들과의 상호작용 패턴과 신체적으로 나타나는 것들에 주의를 기울인다. HEC 간호사는 사람의 신체적 모습과 증상, 감성적 전달, 영적 통찰, 정신적 숙고, 목소리의 음조, 움직임 등에 있는 기저패턴을 감지할 수 있는 다면적인 자각수준을 발전시킨다. HEC 간호사 – 대상자 관계에 대한 반추적인 본질은 패턴인지를 촉진 시킨다. HEC 간호는 판단, 목표, 혹은 중재전략 없이 온전히 환자 앞에 실재하는 것이다. **무엇을 해주기** 보다 **함께 존재하는** 것이다. 가장 심오하고, 가장 정중한 감각으로 돌보는 동반자관계를 형성하는 것이며, 간호사 – 대상자 관계의 맥락 속에서 패턴을 인지할 수 있는데; 패턴인지가 되면, 행동의 잠재력이 떠오르고 변환이 가능해진다 (p. 23).

How the nurse facilitates pattern recognition is more important than enumerating the patterns that evolve. Each nursing encounter will be different and what practicing nurses must learn is how to be fully present in the moment of encounter with the client. The phases of the process have been identified as moving through (1) establishing the mutuality of the initial encounter, (2) evolving dialogue and pattern recognition, and (3) experiencing insight, transformation, and action at a more inclusive, caring level of consciousness (Endo, 1998; Litchfield, 1999; Shields & Lindsey, 1998). Where community health is the focus, the reciprocal of individual and family patterns may be identified and shared with community participants by various forms of group presentation for feedback regarding its relevance to their community (Pharris, 2005). An overview of some of the praxis studies follows.

간호사가 패턴인지를 어떻게 촉진시키느냐는 진화해가는 패턴을 일일이 세는 것보다 더 중요하다. 간호에서의 만남은 제각각 다를 것이고 실무에 임하는 간호사가 반드시 배워야 할 것은 환자와 만나는 순간에 온전히 실재하는 방법이다. 이 과정에 대한 각 단계들은 (1) 첫 만남에서 상호성을 확립하고, (2) 대화와 패턴인지를 전개 시키며 (3) 의식에 대해 보다 포괄적이고, 돌보는 차원에서 통찰과, 변환, 및 행동을 경험하는 것을 통해 확인되었다 (Endo, 1998; Litchfield, 1999; Shields & Lindsey, 1998). 공동체 건강에 초점을 두면, 개인과 가족 패턴의 호혜성이 밝혀질 수도 있고 공동체와 관계된 것에 대한 다양한 그룹발표를 통해 지역사회 참여자들과 공유할 수도 있다 (Pharris, 2005). 프랙시스 연구에 대한 몇 가지 개요를 보자.

PATTERNS OF INDIVIDUALS
개인들의 패턴

The first HEC study, designed to identify patterns of persons with coronary heart disease (CHD) (Newman & Moch, 1991), revealed unique patterns that could be categorized according to Young's (1976) spectrum of evolving consciousness. Some of the participants were caught up in answering to the needs of others (binding stage); most were striving to establish their own identities (centering stage); and some were at the choice point of seeking a better way to live their lives. The important revelation for nursing knowledge was that the emphasis was on the ***meaning*** that the disruption of CHD had for each person. The things that were most meaningful to the participants were a sense of who they were, a need to develop better relationships with members of their family, and a desire to discover a new way of life. A nurse's presence opened the way to movement along the evolutionary spectrum. A similar study with persons diagnosed with cancer revealed patterns of deprivation in childhood and lack of connectedness throughout their lives. With the presence of a caring nurse, one participant in particular found new meaning in her sense of being cared for and in feeling her own warmth toward others (Newman, 1995).

관상동맥심질환을 (CHD) 앓던 사람들의 패턴을 확인하고자 설계한 첫 번째 HEC 연구는 (Newman & Moch, 1991) Young의 (1976) 진화해가는 의식의 스펙트럼에 따라 분류한 독특한 패턴을 드러내 보여주었다. 몇몇 환자들은 다른 사람들의 요구에 부응하느라 사로 잡혀 있기도 했고 (구속 단계; binding stage); 대부분 그들 자신의 정체성을 확립하고자 노력하였으며 (중심화 단계; centering stage); 일부는 그들의 삶을 살아가기 위한 더 나은 방법을 선택하는 시점에 있기도 했다. 간호지식 측면에서 중요하게 드러난 점은 각 사람이 CHD로 인한 파괴가 주는 **의미**에 중점을 두는 것이었다. 참여자들에게 가장 의미 있고 중요한 것은 그들 스스로 누구인가에 대한 감각과, 가족들과 더 나은 관계를 만들어가야 할 필요성, 그리고 그들 삶의 새로운 방식을 발견하고자 하는 욕망이었다. 간호사들이 함께 있어줌으로써 진화해가는 스펙트럼을 따라 움직일 수 있는 길이 열렸다. 암 진단을 받은 사람들에 대해서 행해진 비슷한 연구에서도 유년기의 상실과 그들의 삶 내내 연결성이 결여되어 있었음이 드러났다. 돌보는 간호사가 함께 있어줌으로써, 한 참여자는 특히 자신이 돌봄을 받고 있다고 느끼며 그녀 자신도 다른 사람들에 대해 따뜻하게 느끼는 것에 대한 새로운 의미를 발견하였다 (Newman, 1995).

A study of persons with HIV / AIDS supported the view of disease as a manifestation of expanding consciousness: "The loss of membranal integrity associated with HIV/AIDS opens the person to suffering and physical deterioration and at the same time introduces greater sensitivity and openness to self and others. The men in this study moved from being separated, alienated individuals in search of their place and connection in life to more meaningful, authentic relationships with self and others" (Lamendola & Newman, 1994, p. 20). The interviewing nurse's understanding of HEC made it possible for him to receive the paradoxical nature of the client/participant's pain and joy in such a way that they could be open to the whole of their experience.

HIV/AIDS를 앓고 있던 사람들에 대한 연구에서도 질병이 의식확장이 발현된 것이라는 관점을 뒷받침 해주었다: "HIV/AIDS로 인한 (세포)막 통합에 대한 상실은 사람으로 하여금 고통과 신체적 쇠약을 가져오고 동시에 자신과 다른 사람들에게 보다 더 민감해지고 개방적이 된다. 이 연구에 참여했던 남성들은 삶에서 따로 떨어져 소외되었던 개개인에서 떠나 삶에서 자신들의 위치와 연결성을 찾으며 그들 자신과 다른 사람과의 보다 중요하고, 진정한 관계로 옮아갔다" (Lamendola & Newman, 1994, p. 20). 인터뷰를 진행하는 간호사가 HEC에 대해 잘 이해하고 있었기에 간호사는 그들 경험의 전체를 개방하는 방식으로 대상자/참여자의 고통과 기쁨의 역설적인 본성을 받아들일 수 있었다.

Several investigators have chosen to relate to cancer patients: Endo (1998) conducted a study of pattern recognition with Japanese women who had ovarian cancer. As the women got in touch with their own patterns, the transformation that was occurring was observable as a "brightness" of their demeanor. Endo found that the women who were in situations of extreme disturbance moved along quickly to a point of insight and transformation. This factor was supported in subsequent studies; Kiser-Larson (2002), in her study of Native American women experiencing breast cancer, also found that the most opportune time for pattern recognition to occur was when the women were in a situation of turmoil.

암 환자를 대상으로 한 연구자들이 여럿 있는데: Endo는 (1998) 자궁암을 앓고 있던 일본 여성의 패턴인지 연구를 수행하였다. 여성들은 그들 자신의 패턴과 접촉함에 따라, 변환이 일어났고 이것은 그들 행동양식에 대한 "밝은 면"으로 볼 수 있었다. Endo는 극도의 장애를 겪고 있었던 여성이 통찰과 변환의 지점을 향해 빠르게 옮겨가는 점을 발견 하였다. 이 요인은 후속연구에서도 지지되었으며; Kiser-Larson (2002) 역시 유방암을 앓고 있던 아메리카 원주민 여성을 대상으로 한 연구에서 패턴인지가 일어날 가능성이 가장 농후한 시간은 바로 대상 여성이 혼란 상태에 빠져있을 때임을 발견하였다.

Barron (2005) added to the support for growth and transformation in the midst of suffering. Participants in her study had cancer, and many were in near-death situations; yet they continued to flourish. She came to see end of life as a time of growth and possibility. Barron saw the process of identifying pattern as the essence of nursing practice:" … the nurse is fully present and participates in a transformational process as meaning unfolds" (p. 45). She reinforced the position that even though the patterns per se are meaningful, the more meaningful aspect of this HEC practice is the process of relationship with the participants and staff. She concluded, "I am changed by the wisdom and love they shared."

Barron도 (2005) 고통 중에 성장과 변환이 있다는 것에 대해 지지하였다. 그녀 연구의 참여자들은 암에 걸렸고, 그 중 많은 이들이 거의 죽음에 다다른 상황이었지만; 그들은 계속 활기차 있었다. 그녀는 삶의 종말을 성장과 가능성의 시기로 보게 되었다. Barron은 패턴을 확인하는 과정을 간호의 진수로 보게 되면서: "… 간호사가 온전하게 함께 있어주고 의미가 드러나면서 변환이 일어나는 과정에 참여한다 (p. 45)"

하였다. 그녀는 패턴들이 그 자체로서 중요한 의미가 있다 하더라도, 이 HEC 실무의 가장 의미 있고 중요한 측면은 참여자와 직원 간의 관계를 맺는 과정이라는 입장을 재강조하였다. 그녀는 "나는 그들이 나누어준 지혜와 사랑으로 인해 변화 되었다."는 결론을 내렸다.

Studies of persons with chronic obstructive pulmonary disease in Iceland and in the United States yielded mixed results (Jonsdottir, 1998; Noveletsky-Rosenthal, 1996). The predominant pattern was one of isolation and lack of connectedness with other people, a pattern that mirrors the dynamics of their lung capacity. At the same time, some of the participants were able to sense into their pattern, make choices, and transcend the illness situation. As found in previous studies, the differentiating factor may have been the timing of the nursing encounter. If it occurred early in the diagnostic period (a time of high turbulence), the participants were more likely to respond to the pattern recognition process.

아이슬란드와 미국에서 만성폐쇄성폐질환을 가진 사람들을 대상으로 한 연구에서는 서로 뒤섞인 결과가 나왔다 (Jonsdottir, 1998; Noveletsky-Rosenthal, 1996). 압도적으로 많았던 패턴은 고립과 다른 사람들과의 연계성 결여로, 이는 그들의 폐 능력에 대한 역동성을 비추어 주는 패턴이다. 동시에, 몇몇 참여자들은 그들 자신의 패턴을 감지해서, 선택을 하고, 아픈 상황을 초월할 수 있었다. 사전연구에서 밝혀진 것과 같이, 간호와 만나는 시점이 차별화시키는 요인이 될 수도 있었다. 만일 이런 만남이 진단 초기에 이루어졌다면 (격동이 고조되었을 때), 참여자들은 패턴인지 과정에 좀 더 많은 반응을 할 수 있었을 것이다.

Neill's (2002a; 2002b) report of her partnership with Australian women who were living with multiple sclerosis and rheumatoid arthritis yielded stories of transcendence and transformation. She saw a clear role for nursing as making a difference in people's lives: "My work did not alter their [disease], for that is not the intention of unitary-transformative nursing, but it did make a difference in their lives … my understanding of life patterns and underlying patterns indicated the potential for nursing in harmony with the individual rhythms and patterns; for the first time it allowed me to perceive the wholeness of the individuals" (2002a, p. 46). Neill asserted that one of the most important aspects of HEC is the mutual, caring relationship and dialogue that evolves within a nursing partnership. She acknowledged the difficulty (and importance) of tolerating uncertainty in the process but after a while found it liberating.

Neill이 (2002a; 2002b) 다발성경화증과 류마티스관절염을 앓으며 살아가던 호주여성과 맺은 동반자관계에 대해 발표한 보고서에는 초월과 변환에 관한 이야기들이 있다. 그녀는 사람들의 삶에 차이를 가져오기 위해서 간호가 해야 할 분명한 역할을 알았다: "나의 일은 그들[의 병]을 바꾸는 것도 아니었고, 단일-변환적 간호에 대한 의도는 아니었는데도, 그들 삶에 변화를 가져 왔고 … 삶의 패턴과 기저패턴에 대한 이해를 함으로써 간호가 개인의 리듬과 패턴과의 조화를 가져올 수 있음을 보았으며; 처음에는 개인들의 전체성을 인지할 수 있게 해 주었다" (2002a, p. 46). Neill은 HEC의 가장 중요한 양상 중 하나는 상호적인 돌봄 관계와 간호 동반자관계 속에서 전개되는 대화라 하였다. 그녀는 그 과정 속에서 불확실성을 견디는 것에 대한 어려움을(중요성도) 인정했지만, 결국에는 그것이 해방이라는 것을 알게 되었다.

Rosa (2006) chose to work with persons living with chronic skin wounds (CSW). Insight into each participant's unique pattern as it relates to Young's stages of consciousness enhanced understanding that "human development of consciousness is an essential element in healing and recovery" (p. 352). The trajectory of participants' lives moved from deprivation during childhood through forging ahead in the face of pain and suffering to a significant loss, which preceded the manifestation of the CSW. With the help of a sensitive, caring nurse, participants began to recognize a new sense of self and personal awareness. "Insight occurred when a connection was made between a personal awareness around wound healing and a meaningful life" and "brought new energy and movement toward personal change" (p. 354). Rosa's model of healing focused on the whole person, not just the illness. Here is the way she described the process of healing:

Rosa (2006)는 만성 피부 장해 (CSW)를 앓으며 살아가던 여성과 함께 하는 일을 선택 하였다. 각 참여자들의 독특한 패턴을 통찰하면서 그것이 Young의 의식 단계와 관련되어 있음을 보고 "인간 의식의 발전은 치유와 회복에 있어서 필수적인 요소다"라는 이해를 확실히 했다 (p. 352). 참여자들의 삶의 궤도는 유년시절에 겪은 박탈로부터 통증과 고통에 부딪치고, 심각한 상실 상태에 빠져 들면서 결국에는 CSW가 발현 되는 것이었다. 섬세하고 자상한 간호사의 도움으로 참여자들은 자기와 개인적 자각에 대해 새롭게 인식하기 시작 하였다. "통찰은 상처 치유에 관한 개인적인 자각과 중요한 삶이 연결되었을 때에 생기며" 또한 "개인적인 변화를 가져올 수 있는 새로운 에너지와 움직임을 가져다 주었다" (p. 354). Rosa의 치유 모델은 질병만이 아닌 전체적인 사람 (whole person)에게 초점을 두고 있다. 그녀가 치유 과정이라고 기술한 방법을 소개한다.

> Participants integrated their problems, created deeper connections with others, and accelerated personal growth and healing. As one problem improved, awareness began to shift to other concerns needing attention, and the healing process repeated itself with another new awareness leading to greater transformation … Guided by the nurse each participant identified unique and specific behaviors to enhance wound healing and enacted them (p. 357).
>
> 참여자들은 그들의 문제들을 한데 묶어, 다른 사람들과 보다 깊은 관계를 새로 만들며, 개인적인 성장과 치유를 촉진 시켰다. 하나의 문제가 개선되면, 주의를 요하는 다른 관심사로 돌려 자각하기 시작 하였고, 그러면서 그 치유 과정이 보다 더 큰 변환이 될 수 있도록 또 다른 새로운 자각을 해가는 일을 반복해갔다 … 간호사의 지도에 따라 각 참여자들은 상처 치유를 촉진하는 독특하고 구체적인 행위들을 확인하였고 그것들을 수행해갔다 (p. 357).

Several studies have focused on women's health. Picard (2000) led the way in relating to midlife women from nonclinical settings. She picked up on movement, one of the early parameters of wholeness in the theory of HEC, and incorporated creative movement as a way of expressing pattern. Berry (2004) followed with a study of women who were successful in maintaining weight loss. The parallels between the women's personal journeys and their progression on Young's spectrum of evolving consciousness were helpful in understanding the changes that took place. Musker (2005) chose women in transition through menopause as the focus of her HEC praxis. She identified the predominant level of consciousness for each participant and how their patterns were evolving to a higher stage. Most of the participants had reached the centering stage (Young, 1976). She pointed out the importance for the nurse to trust the process and wait in silence as the pattern surfaces.

여성 건강에 초점을 둔 연구들도 몇 개 있다. Picard (2000)는 비 임상 환경에서 중년 여성에 관련된 (연구 방법의) 길을 닦았다. 그녀는 HEC 이론에서 전체성의 조기 매개변수들 중 하나인 움직임을 선정 하여, 창조적 움직임의 패턴을 표시하는 하나의 방법으로 통합시켰다. Berry (2004)는 체중 감량 상태 유지에 성공한 여성에 관한 연구를 추가시켰다. 이 여성의 개인적 여정과 그들의 Young의 진화하는 의식 스펙트럼에 관한 진전 간의 유사하게 대비되는 것들 (the parallels)은 일어난 변화를 이해 하는데 도움이 되었다. Musker (2005)는 HEC 프랙시스의 초점을 폐경기를 겪는 여성들에게 두었다. 그녀는 각 참여자의 가장 두드러진 의식 수준과 그들의 패턴이 더 높은 단계로 어떻게 진화해 가는지를 밝혔다. 대부분의 참여자들은 중심화 단계에 이르렀다 (Young, 1976). 그녀는 간호사가 그 과정을 신뢰하고 패턴이 표면으로 떠오르기 까지 침묵 속에서 기다리는 것이 중요함을 지적하였다.

FAMILY AND COMMUNITY
가족과 지역공동체

Continued research, relating not only to adults with medically diagnosed diseases, but also to other health-care crises in families and communities, highlighted the importance of the nursing relational process in reaching the insight that was a transforming factor. Litchfield's (1999) work in New Zealand illustrated the transforming difference the nurse's presence can make in families with children who had been repeatedly hospitalized. She coined the term "health dialectic" to describe the dialogic process of differing concepts of health within the practitioner-client partnership. She referred to her dialectical perspective on caring and health as practice wisdom. Tommet (2003), too, partnered with families of medically fragile children with the intent of examining their decision-making process related to choice of schooling. As the study unfolded, Tommet was able to assist the families in seeing the evolving trajectory of their lives in facing the uncertainty of their situation and learning to live and thrive in the present. Unfortunately the difficulties they struggled with were "made worse by conflicting confrontations with health, education and human service bureaucracies" (p. 246). Tommet's study called for a family-oriented approach, one that a knowledgeable, caring nurse could establish. Falkenstern's (2003) exploration of the nurse-client process in the emerging life patterns in families who have a child with special health-care needs emphasized the transformational experience of both the nurse and the clients as they struggled with the uncertainty and confusion of their situations.

계속 이어진 연구에서도, 의학적으로 질병진단을 받은 성인들은 물론 가족이나 공동체 내에서 겪는 건강관리 위기들도 변환 요인이 되는 통찰에 이르는 데는 간호의 상대적인 과정이 매우 중요함을 강조하였다. 뉴질랜드에서 수행한 Litchfield (1999) 연구에서는 반복 입원 환아를 둔 가족들과 간호사가 함께 있어줌으로써 어떤 변환의 차이가 있었는지를 잘 설명해주고 있다. 그녀는 실무자-환자 관계 속에서 건강 개념의 차이를 만들어내는 변증법적 과정을 묘사하기 위해 "건강 논법(health dialectic)"이라는 용어를 만들어 냈다. 그녀는 실무의 지혜로서 그녀의 돌봄과 건강에 관한 변증법적 시각을 언급 하였다. Tommet (2003) 역시 의학적으로 취약한 자녀를 둔 가족들의 학교교육에 관한 의사결정과정을 조사할 의도로 동반관계를 맺었다. 연구가 진행되면서, Tommet은 가족들이 불확실한 상황에 처하게 되었을 때 그때까지 그들의 삶이 전개되었던 궤적을 볼 수 있도록 하면서 현재 삶을 더 살 수 있도록 도울 수 있었다. 안타깝게도, 그들이 극복하려고 애썼던 어려움들은 "건강, 교육, 및 관료적인 서비스들과 상충하고 부딪히면서 악화 되었다 (p. 246). Tommet의 연구는 학식 있고 돌볼 줄 아는 간호사가 할 수 있는 가족중심간호를 필요로 하였다. Falkenstern (2003)은 특별한 건강관리가 필요한 자녀를 둔 가족들 속에서 삶의 패턴이 드러나는 간호사-대상자 과정을 탐색하면서 간호사와 환자 모두가 그들이 처한 상황의 불확실성과 혼동을 극복하면서 얻게 되는 변환 경험을 강조 하였다.

Pharris (2002) chose to concentrate her focus on partnership with adolescents convicted of murder. Her study yielded three important findings: a description of the participants' pathway that preceded the murder and incarceration; an elaboration of the process of nurse-client pattern recognition and transformation as facilitated by the nurse; and the reciprocal community pattern with implications for action. Pharris' explication of the process of the nurse-client partnership revealed the isolation, abuse, and hurt of these adolescents and their disconnect from family, school, and legitimate community services. The alternative for their survival was alignment with gangs and drug dealers, which led to loss of a sense of self in the abuse of drugs and gun activity, which ultimately led to murder. Incarceration provided a respite, in a way, from the frantic street activity - an opportunity to slow down and begin to connect with self. Pharris' partnership with these adolescents was a transforming event in their lives.

Pharris (2002)는 살인을 저지른 청소년들을 대상으로 한 동반 협력관계 연구에 초점을 두었다. 그녀의 연구에서 얻은 중요한 세 가지는

다음과 같다: 살인 및 투옥되기 이전 참여자들의 (살아온) 경로에 관한 기술; 간호사가 활성화시킨 간호사-환자 패턴인지 및 변환 과정에 대한 정교한 다듬기; 그리고 행동 가능한 호혜적인 공동체 패턴이다. Pharris가 밝혀낸 간호사-환자 동반 협력관계 과정에서는 고립, 학대, 그리고 이 청소년들의 상처와 그들이 가족, 학교, 그리고 합법적인 공동체 서비스와 단절되어 있음이 드러났다. 그들은 생존하기 위한 대안으로 갱단이나 마약상들과 어울렸고, 이는 마약 남용과 총기 사용으로 인해 자아 감각의 상실로 이어져, 결국은 살인에 이르게 되었다. 감옥에 갇힌 것은 한편으로 보면 광란의 범죄가 있는 거리에서 잠시 풀려난 것으로 볼 수 있었고 - 이는 흥분을 가라앉히고 자기 자신에게로 다시 돌아갈 수 있는 기회가 되었다. 이 청소년들과 Pharris의 동반 협력 관계는 그들 삶에 있어서 변환이 일어나는 사건이었다.

Developing a trusting relationship was not easy for the young men in Pharris' study. It "was like being in a foreign land and not knowing the language or the culture" (p. 35). Some, who had suffered severe childhood abuse, had never known a relationship that was not filled with hate, drunkenness, and abuse. As participants were able to recognize and understand the pattern of their lives, there was" a deep level of connecting with their true selves" (p. 36). They began to feel their emotions, which had somehow been turned off for a long time. They began to relax and let go of the tough-guy demeanor. One participant referred to the revelation of finding himself as like finding buried treasure. The process of connecting to self became the potential for transforming action, such as engaging in further education. This study supports the transformative power of the nurse's partnership with these young men and reveals the lack of effective community support for the nurturance and guidance of young parents. The school, a potential crucial point of contact for both the parents and their children, somehow failed to maintain a connection with these lost adolescents. Pharris wrote: "Youth losing their connection to school is a health issue and nurses working within the school system can take leadership in assuring that the school system responds quickly and intensively to youth who do not show up for school. Truancy is a health issue in which nurses should be involved" (p. 40). Pharris concluded that HEC nursing "focuses more on a way of being in relationship than on measurement of effective actions for change" (p. 41). This is an important lesson to be learned in whatever practice setting nurses find themselves.

Pharris가 수행한 연구 속에서 젊은이들과 신뢰 관계를 만들어가는 것은 쉬운 일이 아니었다. 그것은 "이국 땅에서 말도 문화도 모르는 것과 마찬가지였다" (p. 35). 아동기에 극심한 학대를 경험했던 몇몇은 증오, 만취, 그리고 학대로 가득했던 관계 말고 다른 관계가 있다는 점을 전혀 알지 못했다. 참여자들은 그들 삶의 패턴을 인지하고 이해해 가면서 "깊숙이 진정한 그들 자신과의 연결"이 이루어졌다 (p. 36). 그들은 자신들의 감정을 느끼기 시작 하였는데 이는 어찌 보면 아주 오랫동안 불 꺼진 채 있었던 것이었다. 그들은 긴장을 풀고 거친-녀석들의 행실을 버리기 시작 하였다. 한 참여자는 그 자신을 발견하며 드러나 알게 된 것이 마치 묻혀있던 보물을 찾은 것 같다고 말하였다. 자신 스스로에게로 연결되는 과정은 상급 학교에 진학과 같은 변환을 가져오는 행동잠재력이 되었다. 이 연구는 이 젊은이들과 동반자관계를 가진 간호사의 변환적 힘을 뒷받침 해주고 있으며 젊은 부모들을 위한 지도와 양육에 관해 지역공동체가 효과적으로 지원해주지 못하고 있음을 드러내 보여준다. 학교는, 젊은 부모들과 그 자녀들 모두에게는 결정적으로 중요한 접촉 지점이 될 수 있지만, 이 잃어버린 청소년들과 연결 관계를 유지하는 것에는 어쨌든 실패 하였다. Pharris는 다음과 같이 기록 하였다: "학교와 연결이 제대로 되지 못하는 청소년은 건강 이슈로서 학교체계에서 일하는 간호사들은 결석하는 청소년들에 대해 학교가 신속하고도 집중적으로 대응 할 수 있도록 리더십을 발휘할 수 있다. 무단 결석도 간호사가 관여 해야 할 건강 문제이다" (p. 40). Pharris는 HEC 간호가 "변화하기 위해 효과적인 행동 측정보다는 관계를 맺으며 존재하는 방법에 더욱 더 초점을 맞추어야 한다 (p. 41)"는 결론을 내렸다. 어떤 실무환경에서 일하든지 간호사 자신들을 알도록 배우는 것이 중요한 학습과제인 것이다.

MODELS OF PRACTICE
실무 모델

The focus of HEC research was broadened to include models of practice. Eager to extend the transforming benefits of practice based on HEC, Endo and her colleagues conducted an action research project involving practicing nurses, revealing deepening meaning in the lives of the professional nurses as they experienced the transformative power of pattern recognition in their clients (Endo, Miyahara, et al., 2005). The nurses were hesitant at first to move beyond the established intent of "doing for" the clients to address problems of the disease, but found the clients eager to talk to them about what they found meaningful, and as the nurses witnessed the transformations taking place in the clients' lives, they too were transformed and released to engage more fully in the relationships with their clients: "Once the nurses captured the heart of the theory through experience, they could not forget what the clients' potential was like" (p. 144). They learned "that meaning in nursing situations was not ***out there***, but was created in the client-nurse relationship as it was unfolding" (p. 144). This experience reinforced Endo's earlier assertion of this process as "a meaning-making-transformative process" (Endo, Nitta, et al., 2000, p. 609).

HEC 연구 초점은 실무 모델을 포함 시키기 위해 확장 되었다. HEC에 기반한 실무의 변환적인 혜택을 확대 시키려는 열망을 가지고, Endo와 그녀의 동료들은 실무 간호사와 함께 행동 연구 프로젝트를 수행하였는데, 이는 대상자들로부터 패턴인지에 대한 변환적인 힘을 경험 하면서 전문간호사들 삶 속에서 깊은 의미를 드러내는 것이었다 (Endo, Miyahara, et al., 2005). 간호사들도 처음에는 질병으로 인한 문제를 위해 "무언가 해주려는" 틀에 박힌 의도를 넘어 서려 하지 않았으나. 대상자들이 자신들이 찾은 의미 있는 것들을 말하려는 열망을 보고, 간호사들도 이 대상자들의 삶에 일어난 변환을 목격하면서, 그들 역시 변환이 일어났고 대상자들과 더욱 더 충실한 관계를 맺어갔다: "일단 간호사들이 경험을 통해 이 이론의 핵심을 포착하게 되면, 대상자들의 잠재력이 무엇과 같을 것이라는 것을 잊을 수가 없었다" (p. 144). 그들은 "간호 상황에서 의미란 **밖에 있는** 것이 아니라, 환자-간호사 관계를 만들어가면서 만들어 진다는 것을" 배웠다 (p. 144). 이러한 경험은 Endo가 전에 이 과정을 "의미를-만들어가는-변환적 과정"이라고 한 주장을 재강조한 셈이 되었다 (Endo, Nitta, et al., 2000, p. 609).

Flanagan (2005) recognized a need to distinguish the role of nurses from that of other health-care providers in a preadmission clinic. Her leadership with staff began with a shift in the philosophical and ontological beliefs about dimensions of person, health, nursing:

Flanagan (2005)은 입원 전 클리닉 (preadmission clinic)에서 간호사의 역할을 다른 건강관리제공자들의 역할과 구별할 필요성을 인식하였다. 그녀의 지도아래 직원들은 인간, 건강, 간호에 관한 철학적이고 존재론적 신념을 바꾸어 일을 시작 하였다:

> Their prior views about person and disease had focused on illness as an obstacle to be overcome. As nurses began to shift from a disease model to a process model, … they became able to understand the patient experience from the stories told. What also became clear was that the individual's life was more than the surgical intervention. By restricting all conversation to the surgical event, nurses found they were not fully coming to know their patients or what the illness experience truly meant (p. 57).
>
> 그들이 전에 가지고 있었던 관점은 사람과 질병을 극복해야 할 장애물로 보는 것이었다. 간호사들이 질병 모델로부터 과정 모델로 옮겨감에 따라, … 그들은 환자들이 들려준 이야기로부터 환자들의 경험을 이해할 수 있게 되었다. 또한 개개인의 삶이 외과적 중재 이상이라는 점이 분명해졌다. 수술에 관한 모든 대화를 제한하고 있었기 때문에, 간호사들은 그들이 환자들에 대해 온전하게 알 수도 없거니와 그 질환경험이 진정 무엇을 의미하는지 알 수 없다는 것을 알았다. (p. 57)

As positive as these changes were for the patients, some of the nurses felt increasingly vulnerable in the open-ended, transformative nature of the process as compared with their previous circumscribed "expert" role as a technician. The authenticity of their own changes opened new uncertainties. As the nurses began to link to their new HEC perspective, they could see how their presence during the preop period helped to change the patient's experience; and patients expressed a desire for a continuing relationship with the nurse throughout their hospital stay.

이런 변화가 환자들에게 긍정적이었던 만큼, 어떤 간호사들은 기술자로서 예전의 정해진 "전문가" 역할에 비해 이러한 개방적이고 변환적인 과정의 본성 속에서 점점 더 취약해진다는 느낌을 가지기도 하였다. 그들 자신이 가진 진정성의 변화는 새로운 불확실성으로 향한 문을 열었다. 간호사들이 새로운 HEC 시각에 연계되면서, 수술 전에 환자와 함께 있어주는 것이 환자들의 경험 변화에 얼마나 도움이 되는가를 알게 되었고; 환자들도 그들이 병원에 머무르는 동안 줄곧 간호사들과 지속적인 관계를 갖기를 원했다.

Ruka (2005), in developing a new model of practice in a nursing home, took on the difficult task of pattern recognition with persons with dementia. These persons often have difficulty communicating verbally; therefore, pattern recognition was based primarily on observed behaviors. The focus had to be on who the patient was ***in the moment***. In this way, the patient became an active participant in the pattern recognition, not just a recipient of custodial care. A primary aspect of the model was unconditional acceptance of the patient as a person. Ruka pointed out that patients with dementia never lose the ability to feel emotions. In the vagueness of pattern recognition with these patients, the nurse may have felt that something was not right but had not known what to do. Some of the staff were unable to tolerate the uncertainty of these situations, but others were able to "hang in there" trusting the process, which ultimately was liberating. This reliance on feelings is a way of knowing that must be cultivated in nursing.

Ruka (2005)는 사설 요양원에서의 새로운 실무 모델을 개발 하면서, 치매 환자 패턴인지의 어려운 과업을 맡았다. 이 사람들은 종종 구두로 의사소통을 하는데 어려움을 겪고 있었으며; 그렇기 때문에, 패턴인지는 우선 관찰한 행동에 의거할 수 밖에 없었다. 초점은 **그 순간에 처한** 환자에게 맞추는 것이었다. 이런 방식으로, 환자는 단지 관리자의 돌봄만을 받아들이는 사람이 아닌 패턴인지의 능동적인 참여자가 되었다. 이 모델의 가장 중요한 국면은 환자를 사람으로서 무조건적으로 수용하는 것이었다. Ruka는 치매가 있는 사람이라도 감정을 느끼는 능력은 결코 잃지 않음을 지적 하였다. 이런 환자들의 패턴인지는 모호해서, 간호사는 무엇인가 옳지는 않은데 막상 무엇을 해야 할지는 모르겠다고 느낄 수도 있다. 직원들 중에는 이런 불확실한 상황들을 견디지 못하는 자도 있을 수 있었지만, 궁극적으로 자유로워지는 이런 과정을 믿고 "견뎌내는" 사람도 있었다. 이렇게 느낌에 의존하는 것은 간호가 반드시 가꾸어가야 할 앎에 대한 방식이다.

TRANSFORMING PRACTICE
변환이 일어나는 실무

HEC praxis, based as it is on an open-ended, evolving theory, is continuing to evolve in relation to the nature of the clients, the theoretical understanding of the practitioner/researcher, and the particular circumstances. Meaningful directions have started to emerge from the data. The characteristics of higher consciousness have been revealed by research depicting persons facing life-threatening diseases and other crises. Nurses practicing within this perspective experience the joy of participating in the transformation of others and find that their own lives are enhanced and transformed in the process of the dialogue. Once nurses experience the paradigm shift and view patient situations from the standpoint of HEC, it is difficult, if not impossible, for them to view nursing practice any other way. Flanagan (2000) related that both nurses and patients feel "lucky" and "blessed" to have been a part of the experience. Berry (2000) said "HEC has been a strong foundation for … my day-to-day practice as a nurse practitioner. … The world view allows a connection like no other."

HEC 프랙시스는, 개방적이고, 진화해가는 이론에 근거를 두고 있기에, 환자의 본성과 실무자/연구자의 이론적 이해, 그리고 특별한 상황과 관련하여 계속해서 진화해간다. 의미 있는 지침들이 자료로부터 나오기 시작 하였다. 생명을 위협하는 질병 및 다른 위기에 직면한 사람들을 묘사하는 연구를 통해 보다 높은 의식의 특성들이 드러났다. 이런 시각을 가지고 실무에 임하는 간호사들은 다른 사람들의 변환에 참여하는 기쁨을 맛보게 되고 자신들의 삶도 이 대화 속에서 향상되고 변환이 일어나는 것을 발견한다. 일단 간호사가 패러다임의 변화를 경험하고 환자 상황을 HEC 관점에서 바라보게 되면, 어렵긴 하지만, 불가능 하지 않다면, 간호 실무도 다른 어떤 방식으로 바라볼 수 있을 것이다. Flanagan (2000)은 간호사와 환자 모두가 이런 경험의 일부를 차지할 수 있었던 것이 "행운"이자 "축복"으로 느낀다 하였다. Berry (2000)는 다음과 같은 이야기를 하였다. "HEC은 … 간호실무자로서 나의 일상 업무의 든든한 토대가 되고 있다 … 이 세계관은 다른 어느 것도 줄 수 없는 연결관계를 갖게 해준다."

The experiences of these practitioner/researchers convince me that the goal of nursing is to provide a transforming presence for those in need of nursing care. A client shared her perspective:

이런 실무자/연구자 들의 경험은 간호의 목표가 간호를 필요로 하는 사람들에게 변환하는 실재를 제공하는 것이라는 확신을 주었다. 그녀와 같은 시각을 가졌던 환자의 이야기이다:

> It was a time of my life in which I was on a treadmill. I just couldn't stop for fear that I would lose all hope of keeping up. I was in a responsible faculty position at a college that was located 90 minutes from my home, so I was involved in a long, stressful daily commute. My husband had accepted a new position across the country; he was working there. Our house was for sale in anticipation of a family move at the end of the academic year. I had three children: one was a teenager getting into some risky behaviors; one a 10-year-old, and a new baby only 3 months old. I had always taken pride in my strength and self-reliance, my ability to be able to do it all! Suddenly, I noticed that I was having a very difficult time picking up the baby. My wrists were very painful at the base of my thumbs. Any movement of my thumbs was excruciating! I called my physician, who told me that it was tendonitis, and that it wasn't uncommon for it to happen after a pregnancy. He said he would treat it by injecting the tendon sheath with cortisone.
>
> 그 시절은 마치 개미 쳇바퀴 돌듯 내 인생에서 무료한 시기였습니다. 내가 고수하고자 했던 모든 희망을 잃을 거라는 두려움을 멈출 수 없었습니다. 나는 집에서 90분 거리에 있는 대학에서 보직 교수였기에, 매일 장시간 스트레스를 받는 출퇴근을 하고 있었습니다. 내 남편은 반대편 지역에서 새로운 일자리를 얻고, 거기서 일했습니다. 올 학년이 끝나면 이사 가려고 집을 내놓은 상태였습니다. 나에겐 세 명의 자녀가 있었는데: 하나는 사춘기 아이로 탈선 행동을 저지르려 하고 있었고, 10살짜리와 갓 3개월 된 아기가 있었습니다. 나는 항상 자신이 강하다는 자부심을 가지고 있었고 모든 일을 할 수 있다는 스스로의 능력을 믿고 있었습니다. 어느 날 갑자기, 나는 아기를 들어 올리는 것이 아주 힘들었던 것을 알아차리게 되었습

니다. 손목이 엄지손가락의 아랫부분에서 아주 아팠습니다. 조금만 움직이더라도 엄지 손가락이 참기 어려울 정도로 무척 아팠습니다. 나는 의사에게 전화했고, 그 의사는 tedonitis라면서 임신 후에 흔히 발생하는 병이라 하였습니다. 그는 힘줄 막에 코르티존 주사로 치료하겠다 하였습니다.

I called a friend, a nurse who embodied the unitary perspective. During our conversation, I described my painful hands and how I just couldn't do anything with them because of the pain. She asked me about what was happening in my life, and of course I shared the stress and strain of being alone and responsible for my children and the job, having to keep the house in shape for "showings" and the draining daily commute. I remember the conversation so vividly. I remember it feeling like I was releasing a burden as I told her all this. She paused after I had finished. It was an important silence in which I sensed our close connection. Softly, she said, "Sounds to me like you just can't handle all this by yourself any longer." I started to laugh and cry at the same time … I thought, "How profound that my body is giving me this message about my life!" I experienced a feeling of expansion … of freedom, like I was soaring! Everything looked brighter somehow. This stunning insight into what was going on with me, this pattern recognition, had set me free. My nurse friend and I continued to talk and I made decisions about getting some additional help with child care and cleaning. We talked about my seeing my self-worth tied to all the many things I could take on and accomplish. I made plans for more rest and time at home. I was on a different path.

나는 단일한 관점을 몸이 익힌 간호사 친구에게 전화를 했습니다. 대화를 나누는 가운데, 아픈 내 손에 대해 설명 하면서 너무 아파 다른 아무것도 할 수 없다 했습니다. 그녀는 내 삶 속에서 무슨 일이 일어났는지 물었고, 나 또한 홀로 남겨져 아이들을 돌보고 일을 해야 한다는 책임감, 집안 구석구석 남 보기에 단정하게 정리하랴, 출퇴근하랴 등등으로 인한 긴장과 스트레스도 이야기 하였습니다. 나는 그 대화를 아주 생생하게 기억하고 있습니다. 그 대화 속에서 나는 그 모든 것을 이야기 하면서 내가 지고 있는 부담을 털어내는 듯한 느낌을 받은 것으로 기억합니다. 그녀는 내가 이야기를 마친 뒤에 잠시 쉬었습니다. 그건 아주 중요한 침묵이었는데 나는 그 가운데에서 우리가 밀접하게 연결되어 있음을 감지하였습니다. 그녀는 부드럽게, "제가 보기에 당신은 이 모든 일들을 스스로는 더 이상 감당할 수 없겠다는 것처럼 들리는군요." 라 했습니다. 동시에 나는 웃고 울기 시작 하였습니다… 나는 "내 몸이 나에게 내 삶에 관해 이런 메시지를 준다는 것이 이 얼마나 심오한 것인가"라는 생각을 하였습니다. 나는 마치 하늘로 떠오르는 것처럼 자유가… 확장되는 느낌을 경험하였습니다. 주위의 모든 것들이 더욱 밝게 보였습니다. 이 멋진 통찰이 내가 품고 있던 모든 것 속으로 들어왔고, 이 패턴인지는 나를 자유롭게 놓아주었습니다. 간호사 친구와 나는 이야기를 계속 했고 나는 아이들을 돌보는 일과 집안 청소와 정리정돈을 하는 일에 도움을 구해야겠다고 결정 하였습니다. 우리는 그 모든 많은 일들을 내가 떠맡을 수 있고 해낼 수 있을 거라 믿던 나 자신의 값어치를 바라보던 나의 시각에 대해 이야기 하였습니다. 나는 집안에서 좀 더 많은 휴식과 가정에서의 시간을 가질 수 있도록 계획을 세웠습니다. 그 이래 나는 다른 길에 서게 되었습니다.

Yes, I got my cortisone injection the next day and the pain was relieved. But my nurse addressed the more important issues that helped me to live my life differently. I've never forgotten that conversation with my friend, the nurse. It has been an enduring presence that changed my life.

그래요, 나는 다음날 코르티존 주사를 맞고 통증은 사라졌습니다. 그렇지만, 간호사 친구는 내 삶을 전혀 다르게 살아갈 수 있도록 보다 중요한 문제를 다루어주었습니다. 나는 친구, 간호사와 나눈 그 대화를 결코 잊은 적이 없습니다. 그 것은 언제나 나와 함께 있어 내 삶을 바꾸어 놓았습니다.

Nurses who have participated in this process of expanding consciousness have witnessed firsthand the differences in clients' vitality, sense of self, and personal relationships, and in some instances, the healing of their bodies. The nurses report their own transformations as well.

이 의식확장 과정에 참여하는 간호사들은 환자들의 생명력, 자신에 대한 감각, 그리고 개인적인 관계들, 및 경우에 따라, 그들 몸에 치유가 일어나는 것을 직접 목격한다. 이 간호사들은 그들 자신에게 일어난 변환도 물론 보고 하였다.

The task in nursing research is to develop knowledge regarding the nurse-patient process in its unity and to recognize the dynamic nature of the evolving process. This process culminates in the intuitive apprehension and expression of the whole system of order of which one is a member. There is a basic way of knowing that is an attunement of the senses, a resonant receptivity. It is intuitive and revelatory and involves senses interacting with environment. This basic way of knowing, resonance, necessitates reflective, quiet contemplation. Rogers (1970) established resonancy as an integral process in nursing science:

간호연구 과제는 단일체 속에서 간호사-환자 과정에 대한 지식개발과 진화해가는 과정의 역동적 본성을 인식하는 것이다. 이 과정은 직관적인 이해와 스스로가 구성원인 질서의 전체체계를 표현하면서 정점에 달한다. 이것을 알게 되는 기본적인 방법, 즉 감각을 조율하는 것이 바로 공명하는 수용이다. 그것은 직관적이고, 계시적이며 환경과 상호작용을 하는 감각들을 포함하고 있다. 이 앎, 공명의 기본적 방법은 반성적이고 침착한 관조를 필요로 한다. Rogers (1970)는 공명이 간호 과학에서 불가결한 과정임을 확증 하였다.

"Man [sic] experiences his environment as a resonating wave … uniting him with the rest of the world. The life process may be likened to cadences-sometimes harmonic, sometimes cacophonous, sometimes dissonant; rising and falling; now fast, now slow-ever changing in a universal orchestration of dynamic wave patterns" (p. 101).

"사람은 그의 환경을 공명하는 파동으로 경험하는데 … 자신을 세상의 나머지 것들과 하나로 만든다. 삶의 과정은 율동적 운율에 견줄 수 있어서 – 때로는 조화롭고, 때로는 귀에 거슬리기도 하고, 때로는 조화롭지 못하고; 떠오르기도 하고 추락하기도 하고; 지금 빠르다가, 지금은 느린 – 역동적인 파동 패턴에 대한 우주적인 관현악 속에서 항상 변하는 것이다."

Chapter 04

Resonating with the Whole
전체성과 함께 공명하기

Our real identity is consciousness.
우리의 실제 정체는 의식이다.

Neal Grossman, 2002

In actuality there is only consciousness.
사실상 오로지 의식만이 존재한다.

Jose Arguelles, 1987

Consciousness is the information of the pattern of the whole and is active as well as reflexive (Young, 1976). The essence of the universe is information, and the essence of information is resonance (Arguelles, 1987). This information is accessible to us as feeling and meaning. There is nothing without feeling. In attending to feeling, we sense the resonance of incoming information and co-create a resonant field. Schwartz (2006) described this new model of reality:

의식은 전체에 대한 패턴의 정보이며 능동적이면서 동시에 반성적이다 (Young, 1976). 우주의 본질은 정보이며, 정보의 본질은 공명이다 (Arguelles, 1987). 이 정보는 우리에게 느낌으로서 그리고 의미로서 접근 할 수 있다. 느낌이 없이는 아무것도 없다. 느낌에 주의를 기울이면서, 우리는 들어오는 정보를 감지하며 공명하는 장을 함께 만들어간다. Schwartz (2006)는 실재에 대한 새로운 모델을 다음과 같이 기술하였다:

> All points of consciousness ⋯ are part of a network of life that they both inform and influence and are informed and influenced by. There

is a passage back and forth between the individual and the collective (p. 30).

모든 의식의 초점은 … 정보를 주고 영향을 미치는 동시에 정보를 받고 영향도 받는 생명 네트워크의 일부이다. 개인과 집단공동체 간에는 오고 가는 통로가 있다 (p. 30).

Before delving into the theoretical aspects of resonancy, I would like to relate an example from nursing practice. By attending to feeling, Capasso (2005) experienced the resonance of the interpenetrating field of her relationship as a clinical nurse specialist with an elderly woman client. The client had slow-healing venous stasis leg ulcers with severe edema and had been referred to Capasso because of difficulties in maintaining consistent contact with medical care professionals. Capasso's intent was to approach the client within the context of the theory of health as expanding consciousness; she was committed to a deep connection with this client. By chance, Capasso's mention of her son's having the flu triggered the woman's memories of the 1918 flu epidemic and that period of her life as one of rejection and disconnection. After about an hour of relating difficulties within her family and with neighbors, the client suddenly displayed deep anguish, revealed a lifelong secret regarding being sexually abused by an adoptive father and began to sob. Capasso, even though feeling uncertain as to what to do, remained fully present and compassionate and expressed total acceptance of the woman's revelation and behavior. When the client had recovered her composure, Capasso proceeded with dressing the wounds and made other suggestions appropriate to the medical care. At the next visit a week later Capasso was astounded to see ***marked*** reduction in the edema and a 50 percent decrease in the depth of the ulcers. The client's response was: "You know you really helped me last week."

공명의 이론적 양상을 깊이 알아보기 전에 간호 실무에서 얻은 사례를 설명하고자 한다. 느낌에 대해 주의를 기울이면서 Capasso (2005)는 임상 간호 전문가로서 그녀가 나이든 여성 환자와 맺은 관계의 상호 침투하는 장의 공명을 체험하였다. 이 환자는 치유가 더딘 정맥 울혈성 하지 궤양과 극심한 부종을 앓고 있었고 일관성 있고 꾸준한 의료진과의 접촉이 어려웠기에 Capasso가 담당하고 있었다. Capasso는 의식확장으로서의 건강 이론의 맥락에서 접근하려는 의도를 가지고 있어서; 이 환자와 깊은 관계로 까지 들어가게 되었다. 우연히, Capasso가 감기를 앓고 있던 그녀 아들에 관해 얘기하던 것이 계기가 되어 이 여성의 삶 속에서 거부와 단절의 시기로 1918년 창궐했던 유행성 감기의 기억을 되살렸다. 한 시간 정도 그녀 가족과 이웃과의 어려웠던 일에 관한 이야기 끝에, 이 환자는 갑자기 일생 동안 비밀스럽게 간직하고 있던 그녀의 양아버지로부터 받았던 성적 학대의 깊은 고통을 드러내며 흐느껴 울기 시작하였다. Capasso는 무엇을 어떻게 해야 할지 분명하게 느끼진 못했지만, 그녀와 함께 온전히 그 자리를 지키며, 동정심을 가지고 그녀가 내보이는 모든 것과 행동을 다 수용하는 모습으로 임했다. 이 환자가 다시 침착해졌을 때 Capasso는 상처에 드레싱을 계속 하고 나서 상처 치료에 관해 적절한 제안을 해주었다. 다음에 방문했을 때 Capasso는 그녀의 부종이 **현저하게** 가라앉고 궤양의 깊이도 50%나 줄었음을 보고 깜짝 놀랐다. 이 환자의 반응은 이랬다: "그래요… 지난 주에 당신이 나를 진짜로 도와주었기 때문이지요…"

The change in the client's condition could not be explained by treatment regimen or difference in the care of the wounds. What did happen was that Capasso was able to concentrate fully and unconditionally on what was most meaningful to the client, to help her get to the essence of her long-term pattern of isolation and abuse, and allow the breakthrough of insight with the expression of the repressed sorrow. Letting go of the long-held secret was accompanied by a release of tears and the fluid retention in her legs and the freeing of energy for healing. Capasso herself was transformed by this experience in her realization of the power of her presence. She was made vividly aware of coming to know the whole person through the "window of an illness." There was no way to predict what would happen or to know the answers to the problems. One could only be steadfast in being fully present and feeling as one with the client. Figure 4-1 illustrates the coming together of nurse and patient, the resonant pulsating as One in pattern recognition, and the transformation that takes place as they move apart. A similar trajectory may be seen in other instances of praxis in Chapter 3.

이 환자 상태가 변화된 것은 치료 방법이나 상처간호법에 변화가 있었기 때문으로 설명할 수는 없다. 실제로 있었던 일은 Capasso가 그 환자에게 가장 의미 있고 중요하며 오랜 고립과 학대에 시달렸던 패턴의 본질에 다가갈 수 있도록, 온전히 무조건적으로 집중함으로써 그녀에게 억눌렸던 슬픔과 함께 통찰이 튀어나오도록 한 것이다. 눈물과 함께 오랫동안 지녔던 비밀을 털어내고 다리에 찼던 체액도 사라져 치유를 향한 에너지가 풀려 나온 것이다. Capasso 자신도 함께 있어 줌의 힘을 깨닫는 경험을 통해 변환이 일어났다. 그녀는 "질병의 창"을 통해 온전한 사람을 알게 되는 것에 대해 생생하게 자각하며 알게 되었다. 무슨 일이 일어날 것인지 예측 하거나 그 문제의 답을 알 수 있는 방법은 없다. 다만 온전하게 함께 있어주고 환자와 한가지로 느끼는 것만이 꾸준히 할 수 있을 따름이다. 그림 4-1은 간호사와 환자가 함께 만나고, 패턴인지에서 한 가지로 서로 공명하고 느끼며, 그들이 움직일 때 일어나는 변환을 예시하고 있다. 이와 비슷한 궤적은 3장에 있는 다른 사례에서도 볼 수 있다.

Transformation may be explained by the transductive wave properties of all information: that is, the ability to pass directly from one condition of being to another, as when, in an octave, one tone can be sounded to produce its overtones in other octaves. It is communicated by virtue of its pattern of information. "The information that binds all explicated particles together and makes them part of one whole can be termed nonenergetic information. All points in space-time have immediate access to this vast storehouse, since nonenergetic information does not travel through space-time … there is no flow of energy" (Friedman, 1990, p. 263, emphasis added). Implicate information is nonenergetic; sensory information, such as heat and touch, is energetic. Lindbergh (1972) added that he suspects that extrasensory and sensory perception will prove to be different faces of each other, as can be seen in the Capasso example.

변환이란 모든 정보의 형질을 바꾸는 파동의 속성으로 설명할 수 있다: 즉, 한 옥타브 속의 하나의 음조를 다른 옥타브 속에서 배음(overtone)으로 소리를 낼 수 있는 것처럼, 존재의 한 상태로부터 또 다른 상태로 직접 통과하는 능력으로 설명할 수 있다. 이것은 그 자체 정보의 패턴 덕분에 소통이 된다. "겉에 나타난 미립자들을 모두 묶어 그것들을 전체의 한 부분으로서 만들어내는 정보는 비 에너지적 정보로 칭할 수 있다. 시-공간 속에서 모든 점들은 이 광대한 저장고 속으로 즉시 다가갈 수 있는데 이는 비 에너지적 정보는 시-공간을 통해 여행을 하지 않고 … 에너지의 흐름은 없기 때문이다 (Friedman, 1990, p. 263, 강조부분 추가됨). 함축된 정보는 비에너지적인 것이지만; 열이나 촉감과 같은 감각적 정보는 에너지적인 것이다. Lindbergh (1972)도 Capasso의 사례에서 볼 수 있는 것처럼, 초감각적인 것과 감각적인 지각이 서로 다른 면으로 밝혀질 거라고는 생각지 않는다 하였다.

Lack of connections Searching for place in world	연결관계의 결여 세상 속에서 있어야 할 자리를 찾기
Pulsating as One	하나처럼 맥동하기
Released of anger/hurt Meaningful relationships Place in world	분노/상처를 내버리기 의미 있고 중요한 관계 맺기 세상 속에 있어야 할 자리에 있기
Fully present Unconditional acceptance Reflecting Pattern	온전히 함께 있어주기 무조건적으로 받아들이기 패턴을 반영하기
Connection with nurse	간호사와의 관계 맺기
Experiencing transforming power of presence	함께 있어 줌이 가져오는 변환적 힘을 체험하기

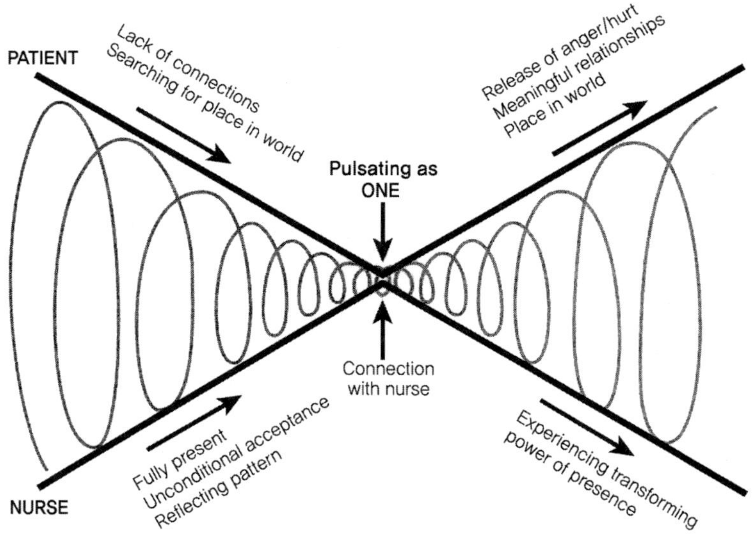

FIGURE 4-1. Nurse and Patient coming together and moving apart in process recognition, insight, and transformation.

그림 4-1. 패턴인지, 통찰, 및 변환의 과정 속에서 간호사와 환자가 함께 만나고 서로 헤어지기.

This is an important distinction in the explication of nursing knowledge. Knowledge at the unitary, transformative level includes and transcends energy transfer at the sensorial level. It is ***nonenergetic, nonlocal, and present everywhere***. The cumulative learning effect, which Sheldrake (1983) attributed to morphogenetic fields, supports resonance as the mechanism for learning. The fields are conceived as being without mass or energy, and the effect is not diminished by space or time. This mechanism of information transfer explains the immediacy of transformation by way of resonance.

이것은 간호 지식에 중요한 차이를 보여준다. 단일적이고, 변환적인 차원의 지식은 감각 차원의 에너지 이동을 포함하고 초월한다. 그것은 **비에너지적이고, 비국지적이며 모든 곳에** 존재한다. Sheldrake (1983)이 형태발생장으로 여겼던 이 누적 학습효과는 학습 메커니즘으로서 공명을 뒷받침 해준다. 이 장들은 물질이나 에너지가 없는 것으로 보고 그 효과도 시·공간 속에서 줄어 들지 않는다. 이러한 정보전달의 메커니즘은 공명에 의해 변환이 바로 일어남을 설명해준다.

Meaning is an essential feature of consciousness and is the essence of the implicate order (Friedman, 1990). Meaning can be equated with pattern. It is the common ground of all forms of matter. Taylor, a former cancer researcher/philosopher, equated consciousness and meaning and asserted that evolution is a process of the accumulation of meaning. The human body contains more meaning than any other matter and as such is the highest level of evolution on planet earth. All manifestations are centered in meaning. Motion and time serve to communicate meaning, which transcends changes in matter (Taylor, 1972).

의미란 의식의 필수적인 특징이며 내재질서의 핵심이다 (Friedman,

1990). 의미는 패턴과 동일시 할 수 있는 것으로, 모든 형태를 지닌 사물의 공통적인 근원이다. 이전에 암 연구자이자 철학자였던 Taylor는 의식과 의미를 동일시 하여, 진화란 의미가 축적되는 과정이라 주장하였다. 인간의 몸은 다른 어느 물질보다도 더 많은 의미를 담고 있으며 그러기에 지구상에서 가장 고등한 수준에 있다. 나타나는 모든 것에는 의미가 있다. 움직임과 시간을 통해 의미를 소통하며, 물질에 일어나는 변화를 초월한다 (Taylor, 1972).

What we call "time" is the simultaneous movement out from and back to the galactic core. As long as we are attuned to time going in only one direction, what we perceive of the galaxy and the universe is only half the picture (Arguelles, 1987). The basic way of knowing is through attunement, resonant receptivity, intuition, revelation - a direct, unfiltered index of communication between the senses and the environment. This involves the capacity to become ***selfless*** through reflective silence, quiet contemplation, and meditation (Arguelles, 1984).

우리가 "시간"이라 부르는 것은 은하계의 중심부로부터 나와 다시 그곳으로 되돌아가는 동시적 움직임이다. 오로지 한 방향으로 흘러가는 시간에만 맞추고 있는 한, 우리는 은하계와 우주의 전체 그림에 절반만 이해할 뿐이다 (Arguelles, 1987). 앎의 기본적인 방법은 동조, 공명적 감수성, 직관, 계시 - 감각과 환경 간에 직접적이고 걸러지지 않은 지침을 통하는 것이다. 이는 반성적 침묵과, 조용한 관상, 그리고 명상을 통한 **무자아**가 될 수 있는 능력이다.

The whole organizes the parts, and any event happening anywhere is immediately available everywhere as information. ***All wave fronts coming into point X pass on information to X, so that point X contains***

information from all other points, and vice versa (Friedman, 1990). Figure 4-2 is intended to represent this availability of information from all points to the person, and vice versa. This concept is important for the nurse in tapping into the pattern of the whole. Muses referred to resonance as radiative causation, a science of resonances that is an all-embracing supersystem of resonances guiding the cosmos. He sees metaphor as the language of meaning, exhibiting clusters that radiate multidimensionally. Again, this analogy rings true for the nurse as he or she senses the pattern of a person in metaphoric terms. Muses rejected the term "acausal" being used to denote phenomena that are nonlineally causal and pointed out that just because lineal causality is insufficient to describe the reality of radiative causation, "the deeper … truth is that resonance is simply a higher causal dimension" (Muses, 1985, p. 22).

전체는 부분을 조직화하며, 어디서 무슨 일이 일어나든 즉시 어디서나 정보가 된다. **점 X로 들어와 부딪치는 모든 파동이 X에게 정보를 넘겨주면, 점 X는 다른 모든 점으로부터 온 정보를 갖게 되고, 그 반대도 마찬가지이다** (Friedman, 1990). 그림 4-2는 모든 점으로부터 그 사람에게 가는 정보는 유용하며 그 반대도 마찬가지임을 나타내려는 것이다. 이 개념은 간호사가 전체성의 패턴과 접촉하기 위해 중요한 것이다. Muses는 공명을 방사적 인과관계로서, 우주를 인도하는 공명의 모든 것을 포용하는 공명의 과학으로서 이야기 하였다. 그는 은유를 다차원적으로 펼쳐지는 클러스터를 나타내는 의미의 언어로 보았다. 즉, 이 유추는 그(녀)가 어떤 사람의 패턴을 은유적인 용어로 감지하는 것처럼 그 간호사에게는 사실로 들린다. Muses는 비선형적 인과 현상을 나타내기 위한 "비인과적"이라는 용어를 거부하면서, 선형적 인과성이 방사적 인과관계의 실상을 제대로 묘사하지 못하기에 "더 심오한 …

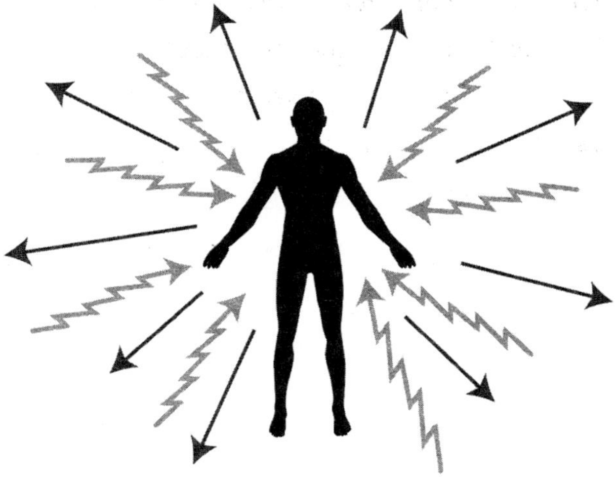

FIGURE 4-2. The Person as the Center of Consciousness with information flow to and from all points in the universe.
그림 4-2. 우주의 모든 지점과 오가는 정보 흐름이 있는 의식의 중심으로서의 사람.

진실은 공명이란 오로지 인과적 차원보다 높은 것"임을 지적 하였다 (Muses, 1985, p. 22).

We can tune into galactic frequencies within our very being (Arguelles, 2002). This basic way of knowing through attunement and resonant receptivity manifests itself in intuition and revelation. Experienced nurses are rife with instances of intuitive insights in the care of their patients. Contrariwise, intellectualization breaks the field of resonance. If we analyze or evaluate an experience before we have resonated with it, the field is broken-the resonance is damped. This loss of resonance explains what happens as the novice nurse tries desperately to intellectualize the insights of her or his experienced colleagues.

우리는 바로 우리 존재 안에서 은하계의 주파수에 동조할 수 있다 (Arguelles, 2002). 동조와 공명적 감수성을 통한 앎의 기본적인 방식은 직관과 계시로 그 스스로를 명백하게 드러낸다. 경험 있는 간호사는 환자를 돌보면서 생긴 직관적 통찰 사례를 많이 가지고 있다. 반대로, 지식화가 되면 공명의 장은 깨진다. 만일 공명이 이루어지기 전에 경험을 분석하거나 평가 한다면, 그 장은 와해되어 - 공명의 불은 꺼진다. 이러한 공명의 상실은 새내기 간호사가 그(녀)보다 경험 많은 간호사들의 통찰을 필사적으로 지적인 것으로 이해하려 할 때 생기는 것임을 보여준다.

Arguelles (1985) suggests creating a mandala to illustrate this process for oneself. The center of the mandala represents the universality of one's center, the point from which all goes forth and to which all returns. Expanding consciousness is following a path to one's center. Each moment expands out from the center, its pattern containing the configuration of the universe. The healing power of the mandala pulsates to and from the center of individuation to infinite potential (Refer again to Figure 4-2). This continuous fluctuation is reciprocal in that a change in one person is consistent with a change in others. Arguelles (1985, p. 17) describes acceptance of the nature of the experience:

Arguelles (1985)은 자신을 위해 이 과정을 예시하는 만달라(mandala: 동양종교에서 우주를 나타내는 원형그림 - 역자 주)를 만들라고 제안하였다. 만다라의 중심은 그 사람 중심에 있는 보편성을 나타내며, 이 점으로부터 모든 것이 나가고 되돌아온다. 의식확장은 한 사람의 중심으로 향하는 경로를 따라간다. 각 순간은, 우주의 형태를 지닌 패턴의, 중심으로부터 확장되어 나온다. 만달라의 치유력은 개개인의 중심과 무한한 잠재력 사이를 오가면 맥동한다 (그림 4-2를 다시 참조할 것). 지속적인 이 파동은 한 사람의 변화가 다른 사람들의 변화와 부합될 때 호혜적이다. Arguelles (1985, p. 17)은 그 경험의 본성을 수용하는 것에 대해 기술하고 있다.

> From the point of view of the Mandala, there are no "good" or "bad" aspects to situations, much less good or bad experiences: all experiences are equal in the sense that they happen at all. It is the individual's task not to assign ethical definitions to his experiences but to accept them equally, to assimilate them and understand the lesson they hold for him.
> 만달라의 관점에서 보면, 각 상황에서 "좋거나" "나쁜" 것도 없고, 더 좋다거나 나쁜 경험은 더더구나 없다: 모든 경험은 그것이 모두에게 일어난다는 견지에서 보면 동등한 것이다. 자기의 경험에 윤리적 정의를 내리기 보다는, 그것을 동등하게 수용하고, 동화 시키며, 그것이 그에게 주는 교훈을 이해하는 것은 그 개인의 일이다.

The capacity for selflessness has been shown to be important in allowing client/participants to accept their own patterns. The nurse must be able to let go of her or his own personal judgments regarding health behaviors (such as smoking or eating) to clear the field for the underlying pattern to emerge. Endo and her colleagues found that one's own closely held values had to be released in order to form open relationships with clients:

사심 없이 헌신하는 능력은 대상자/참여자들이 그들 자신의 패턴을 수용하게 만드는데 중요하다. 간호사는 기저패턴이 떠오를 수 있는 장이 분명해지도록 (흡연 혹은 식사와 같은) 건강 행위에 관한 그(녀) 스스로의 개인적 판단을 내버릴 수 있어야 한다. Endo와 그녀의 동료들은 환자와 개방적인 관계를 형성하기 위해 스스로 가까이 지니고 있는 가치들을 떼어놓아야만 했음을 깨달았다.

Differences of family culture or belief system between the family

> participant and nurse-researcher also influenced the interacting pattern and therefore the rhythm of the evolving pattern. For example, one nurse-researcher had a preconceived image of a middle-aged couple's married life and it took more time to understand their life and to grasp their pattern. Another barrier to relating was the nurse-researcher's difficulty in accepting the father's authoritarianism in the family (Endo, Nitta, et al., 2000, p. 608).
>
> 가족 참여자들과 간호사-연구자 간의 가족 문화나 신념 체계의 차이 또한 상호작용 패턴과 나아가 진화해가는 패턴리듬에까지 영향을 미쳤다. 예컨대, 한 간호사-연구자는 한 중년 부부의 결혼생활 이미지에 대한 선입견 때문에 그들의 생활을 이해하고 패턴을 파악하는 데 더 많은 시간을 쏟았다. 관계를 맺는 데 있어서 또 다른 장벽은 간호사-연구자가 가족 내 가부장적 권위주의를 수용하는 것이었다.

A practicing nurse in another setting shared the importance of letting go of her "ought to" and "should" attitudes based on her religious beliefs in order to eliminate those barriers to an open relationship with her clients (Newman, Lamb, & Michaels, 1991).

또 다른 환경에서 일하는 간호사는, 환자와 개방적인 관계수립에 장애물을 없애기 위해서는 종교적 신념에 바탕을 둔 "의무감 때문에 해야 한다거나" 혹은 "당연히 해야만 한다는" 자세를 버려야 한다고 하였다 (Newman, Lamb, & Michaels, 1991).

How do we reconcile this nondichotomous view of experience with previous allusions to illness as a breakdown or blockage of energy flow (Arguelles, 1987; Bentov, 1977)? Peat (1991) offered an explanation that it is difficult to distinguish between chaos and the flux of ever-changing complexity. Is there a difference, or is the disturbance the chaotic turbulence that precedes reorganization at a higher level?

Living systems "are sustained by highly complex fields of cooperative information … an ever-flowing, ever-changing pattern of meaning becomes life itself" (Peat, 1991, p. 105). I conclude that the disturbance is an aspect of the ongoing patterning of expanding consciousness, as in the disequilibrium phase of Prigogine's process of dissipative structures. Chaos is enfolded in order and continues at a deeper level with an even deeper order. Chance events reveal the superorder in which all events are embedded (as can be seen in the previous nursing encounter by Capasso). The implication is that there is not a direct lineal causal connection between events, but rather that the relationship takes place in the flux of the holomovement (Friedman, 1990, 1994). This includes disturbances experienced as illness or disruptive events in the ongoing fluctuation of expanding consciousness.

이전에 질환을 에너지 흐름을 막거나 붕괴시키는 것으로 이해하던 것과 이런 경험의 비이분법적 관점을 어떻게 양립시킬 수 있을까 (Arguelles, 1987; Bentov, 1977)? Peat (1991)는 혼돈과 항상-변하는 복잡성의 흐름을 구별하는 것이 쉬운 일은 아니라 했다. 거기에 차이가 있는가 … 아니면 그 장애란 더 높은 차원에서의 재조직화에 앞선 혼돈의 교란인 것인가? 살아있는 체계란 "상호 협동적인 정보들이 만드는 고도로 복잡한 장으로 지탱되며 … 항상 흐르고, 항상 변하는 의미의 패턴이 생명 그 자체인 것이다" (Peat, 1991, p. 105). 나는 이 장애가 Prigogine의 소산구조 과정의 비평형 단계와 같이 의식확장에서 계속 패턴화 해가는 국면으로 본다. 혼돈은 질서 속에 감싸여 있고 더 깊은 질서와도 보다 깊게 연결된다. 우연한 사건이 모든 사건들을 아우르는 초질서를 드러낸다 (Capasso가 이전 간호에 임하며 맞닥뜨렸던 것에서 볼 수 있는 것처럼). 이는 사건들 간에 직접적이고 선형적인 인과관계라기 보다는, 오히려 온전한 움직임의 흐름 속에서 관계가 맺어진다는 의미를 내포한다 (Friedman, 1990, 1994). 이에는 상시 진행되는 의식확장의 파동 속에서 질환이나 파괴적 사건으로 경험하게 되는 장애도 포함된다.

How does the nurse get in touch with this level of order? There is no established procedure for sensing into the whole, but knowing that resonant properties have been documented as characteristic of DNA, and of DNA's response to pulsating fields (Smith, 2006), one can pay attention to the messages of the client at the simplest level. One begins with whatever level presents itself. Assume it is purposeful.

간호사가 어떻게 하면 이런 질서의 수준에 접근할 수 있을까? 전체성을 감지하기 위해 정해진 절차가 있는 게 아니라, 공명하는 속성이란 DNA와 동요하는 장에 반응하는 DNA의 특성처럼 알게 되는 것으로, 사람은 가장 단순한 수준에서 대상자가 주는 메시지에 주의를 기울일 수 있다. 사람은 그 어느 수준에서든지 시작하게 된다. 그것이 목적이라고 가정을 해보자.

A WAY OF SEEING
보는 방식

> The whole indeed is contained in the part.
> **참으로 전체는 부분 속에 들어있다.**
>
> Jose Arguelles, 1987

It is difficult to fathom the enormity of wholeness. The mode of consciousness associated with logical thinking, so prevalent in the academic world, is necessarily analytical, which is also associated with language. This analytical structure is focused on the level of the word instead of meaning, which is not present in the same linear manner as words. The holistic mode of consciousness is ***nonlinear, simultaneous, intuitive, and concerned with relationships rather than the elements that are related.***

전체성의 거대함을 탐색하는 것은 쉽지 않다. 국지적 사고에 대한 의식모드는, 학계에 만연한 그대로, 필연적으로 분석적이며, 언어와도 관련이 있다. 이 분석적 구조는, 단어처럼 동일한 선형적 양식으로 나타나지 않고, 의미 대신에 단어 수준에 초점을 두고 있다. 이 의식에 대한 전체론적 모드는 **비선형적이고, 동시적이며, 직관적이고, 그리고 관계된 요소들 보다는 관계들에 관한 것이다.**

This way of seeing cannot be understood by the verbal-intellectual mind, where it is not possible to appreciate adequately what it means to say that a relationship can be experienced as something real in itself. In the analytical mode, the elements stand out rather than the relationship (e. g., sodium and chlorine rather than the bond that makes them salt). The experience of a relationship requires a transformation from piecemeal thought to simultaneous perception of the whole. The experience of simultaneity and relationship in the holistic mode of consciousness is inherently dynamical.

이렇게 바라보는 방식은 말과-지적인 생각만으로는 이해할 수 없는데, 관계란 그 자체가 어떤 실재적인 것으로 체험될 수 있다는 의미를 적절히 이해하기 어렵기 때문이다. 이 분석적 모드에서는, 관계보다는 요소들이 두드러지게 눈에 띈다 (예컨대, 소금을 만드는 결합보다는 염소와 나트륨이 더 눈에 보이는 것처럼). 관계에 대한 경험은 단편적 생각으로부터 전체에 대한 동시적 인식으로의 변환을 필요로 한다 이 의식의 전체론적 모드 속에서 동시성과 관계의 경험은 본질상 역동적이다.

Bortoft's (1986, 1996) explication of Goethe's way of seeing is helpful. Rather than focusing on lineal causal order, as in mainstream science, Goethe focused on seeing the whole. At the same time he pointed out that the whole is present ***in*** the parts and can be encountered through the parts. To be clear, the whole is not made up of parts but is ***reflected*** in the parts. He gave the example of the whole expanse of sky being present in light, which interacts with the pupil of the eye: "here is everywhere and everywhere is here" (1996, p. 5). The old scientific view of the universe as matter made up of separate masses is replaced by the view that mass is not an intrinsic property of a body, but a reflection of the whole of the universe in that body. One cannot perceive the whole by "standing back to get an overview" but by going further into the parts (p. 6) - by going further into the center of self and seeing the phenomenon anew.

Bortoft (1986, 1996)가 한 Goethe의 보는 방법에 관한 해석이 도움이 된다. Goethe는, 주류 과학에서처럼 선형적인 인과적 질서에 초점을 두기 보다는, 전체를 바라보는 것에 초점을 두었다. 동시에, 그는 전체는 부분들 **속에** 실재하며, 부분들을 통해 만날 수 있다 하였다. 좀 더 분명하게 말한다면, 전체는 부분들로 만들어진 게 아니라 부분들 속에 **반영되어 있는** 것이다. 그는 동공과 상호작용을 하는 빛 속에 실재하는 하늘 전체의 광활한 공간을 예로 들었다: "여기가 다른 모든 곳이고, 다른 모든 곳이 바로 여기다" (1996, p. 5). 물질은 서로 다른 질량으로 만들어졌다는 것과 같은 낡은 과학적 우주관은, 질량이 몸의 본질적 특성이 아니라 그 몸 속에 우주 전체가 반영 된다는 관점으로 대체되었다. 사람은 "개괄적으로 보기 위해 뒤로 물러서서" 그 전체를 인식할 게 아니라 부분들 속으로 깊숙이 들어가서 (p. 16) - 스스로의 중심으로 더욱 들어가 그 현상을 새로 바라봄으로써 - 그 전체를 볼 수 있다.

In referring to hermeneutics, Bortoft (1996) reminded us that reading is an act of interpretation (not just a matter of saying words) that conveys ***meaning***, which relates to the whole text: "…the meaning of the text is discerned … with progressive immanence…" (p. 7). The meaning is analogous to the whole picture in a hologram: "The whole is present throughout all of the text, so that it is present in any part of the text" (p. 8). There is the paradox of needing to understand authors before we read their works and yet having to read their works first in order to understand." … it is the ***experience*** we go through to understand the meaning …" (Bortoft, p. 8). Listeners also bring their own context to the meaning of what is read. Sometimes the understanding of a single passage suddenly illuminates the whole meaning. This occurrence is particularly relevant in nursing practice when one word or phrase that the client utters, sometimes rather inadvertently, captures the wholeness of the situation. To the sensitive nurse, this breakthrough is an "aha" moment.

Bortoft (1996)는, 성서해석학을 인용하면서, 읽는다는 것은 (단지 단어를 말하는 것만이 아니라), 원문 전체와 관련 지어 **의미**를 전달하는 해석 행위임을 일깨워 주었다: "… 원문의 의미는 … 점진적 편재성으로 뚜렷이 식별된다…" (p. 7). 의미는 홀로그램 속의 전체 그림으로 유추해볼 수 있다: "이 전체성은 모든 원문에 다 나타나기 때문에, 원문의 어떤 부분에도 전체성이 나타난다" (p. 8). 거기에는 그들의 작품을 읽기 위해서는 저자들을 이해해야 하지만, 이해하기 위해서는 먼저 그 작품들을 읽을 수밖에 없는 역설이 있다. "… 그것은 의미를 이해하기 위해 우리가 겪는 바로 그 **경험**이다…" (Bortoft, p. 8). 듣는 사람 역시 자신들의 맥락 속에서 읽어진 것의 의미를 파악해야 한다. 때론 한 줄에 대한 이해가 갑자기 전체 의미로 비춰지기도 한다. 이런 일이 일어나는 것은 특히 간호 실무에서 환자가, 때로는 무심히, 입 밖으로 내는 한 두 마디 말에서 전체를 포착하는 것과 관련이 있다. 민감한 간호사에게는, 이런 돌파구가 "아하!" 하는 순간이다.

Much of our educational experience involves logic. Logic is analytical and leads away from grasping the whole. Meaning is holistic. "We understand meaning in the moment of ***coalescence*** when the whole is reflected in the parts so that together they disclose the whole" (Bortoft, 1996, p. 9). The conventional way of knowing is summative and integrative, with the implication that the whole comes later than the parts. What we need to understand is the ***primacy*** of the whole, echoing Bohm's (1980) position that wholeness is what is real, with fragmentation as our response to fragmentary thought. The whole is irreducible and omnipresent. "Thus the whole emerges simultaneously with the accumulation of the parts, not because it is the sum of the parts, but because it is immanent within them" (Bortoft, 1996, p. 9).

우리들의 교육경험의 상당 부분은 논리적이다. 논리란 분석적이어서 전체성을 파악하기는 멀다. 의미는 전체론적이다. "우리는 전체가 부분에 반영되어 함께 전체를 밖으로 드러내 **합쳐지는** 순간에 의미를 이해한다" (Bortoft, 1996, p. 9). 앎에 대한 전통적인 방법은 총화적이고 통합적이어서, 전체는 부분들 보다 나중에 온다는 뜻이다. 단편적인 사고에서 단편적인 것이 나오는 것처럼 전체성이 **우선**한다는 것을 이해할 필요가 있으며, 이는 Bohm (1980)이 전체성이란 곧 실재하는 것이다고 한 입장과 같은 것이다. 이 전체성이란 환원될 수 없으며 모든 곳에 편재하는 것이다. "따라서 이 전체성은, 부분들의 합이기 때문이 아니라 부분들 속에 내재하기 때문에, 그 부분들이 동시에 축적되어 나타나는 것이다" (Bortoft, 1996, p. 9).

The part is a place for ***being present with the whole***. When the whole of a phenomenon seems overwhelming and the task of studying it impossible, it is comforting to know we can enter into the whole through the parts, which may look different without the vision of the whole. To return to an example from Pharris' (2002; 2005) study, an adolescent's commitment of murder looks different when viewed in isolation than it does when the total pattern of his life, family, and community are considered. The overall pattern of participants in Pharris' study depicted highly interactive youths experiencing blocked relationships with their parents during their early childhood. They described the aloneness of having absentee fathers and mothers addicted to alcohol or other drugs. Frequent moves accentuated their sense of isolation. They each experienced at least one critical event of assault or separation that accentuated their sense of isolation and appeared to precipitate a change in their life pattern. They began getting in trouble at school and in the community and were sent to juvenile detention at least once. They began losing their connection to school and felt that the teachers and other officials did not want them there. Most stopped going to school regularly at about age 13. They sought community connections, which turned out to be gangs or other boys involved in delinquent behaviors. They spoke of yearning for positive maternal attention. Before the murder, they all were using marijuana and alcohol on a regular basis. They began carrying guns in order to survive in frequent shootouts, or for robbery. Feelings of anxiety and depression began to break through despite heavy drug use. The feeling that life had no value had a suicidal component as they aimed at and were aimed at by other young men just like themselves. The murders were committed in a haze of distorted time, movement, and space. As one young man described it, it was like being in slow motion in a movie. Being in prison gave them an opportunity to slow down and look within. It was at that time that Pharris began meeting with them to discuss what was meaningful to them. The patterns of the individuals reflected a reciprocal community pattern: The trajectory of the life patterns of these young men portrayed a lack of nurturance in the home, disconnection with the school and legitimate community organizations, and availability of the street drug industry. Cut off from positive interaction with their family, school, and noncriminal community organizations, the whole could be seen in the isolated, alienated parts. When this community pattern was shared with community agencies and groups, they recognized the points of disconnection and gained insight regarding their opportunities for action to reconnect with the alienated youth (Pharris, 2005).

부분은 **전체성과 함께 실재**하기 위한 장소이다. 어떤 현상에 대한 전체성에 너무 압도되어 그것을 연구하는 것이 불가능해 보일 때, 전체성에 대한 비전이 없으면 달리 보일 수도 있는, 부분들을 통해 전체성 속으로 들어갈 수 있음을 아는 것이 다행이다. Pharris (2002; 2005)의 연구로 돌아가, 한 청소년의 살인 결행을, 그의 삶이나 가족, 그리고 공동체의 총체적인 패턴을 고려하지 않고, 따로 떼어놓고 보면 사뭇 다르다. Pharris 연구에서는 어린 시절 부모로부터의 단절을 경험하면서 고도로 과잉행동을 했던 젊은이들을 그리고 있다. 아버지나 어머니가 계시지 않아 외로움으로 술이나 마약에 빠졌고, 잦은 이사도 그들의 외로움을 한층 악화 시켰다. 그들 모두 폭행이나 이별과 같은 결정적인 사건을 최소한 한 번쯤 경험 하면서 외로움은 더해갔고 삶의 패턴이 악화되어 갔다. 학교와 지역사회 공동체 속에서 말썽을 일으키기 시작 하였고, 최소한 한 번은 소년 교도소에 수감되었다. 학교와의 관계도 끊어지기 시작 했고 선생들과 다른 직원들도 자신들이 학교에 머무는 것을 원치 않는다고 느꼈다. 그들 대부분이 13세 무렵에 정기적으로 학교 가기를 중단 하였다. 그들은 공동체와의 관계를 찾아, 갱단의 일원이 되거나 다른 비행 청소년들과 관계를 맺게 되었다. 그들은 적극적인 어머니의 관심이 그리웠다고 했다. 살인을 하기 전에, 모두가 정기적으로 마리화나를 피우고 술을 마셨다. 빈번한 총기사건에서 살아남거나 강도 짓을 위해 총기를 휴대하기 시작 하였다. 마약사용 정도가 심해짐에도 불안감과 우울이 밀려오기 시작 했다. 그들과 같은 다른 청소년들을 겨냥 하거나 혹은 겨냥을 당할 때에 삶에 가치가 없다는 느낌이 자살에 이르게 하였다. 왜곡된 시간, 움직임, 그리고 공간의 몽롱함 속에서 이런 살인이 저질러졌다. 한 젊은이가 기술한 것처럼, 그것은 마치 영화 속에서 느리게 움직이는 장면과 같았다. 감옥 생활은 그들에게 안정을 되찾고 스스로를 돌아볼 수 있는 기회를 주었다. Pharris가 그들과 그들에게 의미 있고 중요한 것이 무엇인지 서로 얘기해보자고 회합을 가진 것이 바로 그때였다. 개인들의 패턴은 주고받는 공동체 패턴을 반영 하였다: 이 젊은이들 삶의 패턴에 대한 궤적은 가정에서 가정 교육의 부족, 학교 및 합법적 공동체 조직과의 단절, 그리고 길거리 마약 산업의 유용성을 그려 보여주었다. 가족, 학교, 및 비 범죄적 공동체 조직과의 긍정적 상호작용으로부터 단절되어 떨어져 나와, 그들의 전체성은 고립되고 소외된 부분들 속에서 보였다. 이런 공동체 패턴을 지역사회 기관이나 단체들과 공유하였을 때, 그들은 어디서부터 단절되었는가를 인식하게 되었고, 소외된 젊은이들과 재결합할 수 있는 기회를 찾을 수 있는 통찰력을 갖게 되었다 (Pharris, 2005).

The whole is encountered by stepping right into the parts. There is a dual movement of moving through the parts to enter into the whole. If we do not understand this, we merely pass along the parts without seeing the whole. Endo (personal communication, 2006), for example, shared her experience of relating to students who wanted to quit smoking. The idea was to use the perspective of health as expanding consciousness (HEC) as the context for a participative study with these students. Her expectation was, not that they would quit smoking within this context, but that they would experience some changes in their lives through recognition of their own patterns. She was willing to approach the students from the standpoint of pattern recognition of the whole. In the student-teacher partnerships that were formed within HEC, the students did indeed recognize their patterns and new patterns evolved: new relationships with their parents, new relationships with their friends, new eating and study patterns. They did not quit smoking right away, but made plans to do so and later sent e-mails back to the faculty researchers reporting that even some of the heavy smokers had eliminated smoking from their new life pattern. The focus here was on pattern of the whole, but from the participants' standpoint initially the entry was based on a particular behavior.

부분들 속에 제대로 발걸음을 내딛다 보면 전체성을 만나게 된다. 부분들을 통해 전체성 속으로 들어가는 중복된 움직임이 있다. 이것을 이해하지 못한다면 우리는 전체성을 보지 못한 채 단지 부분들을 따라 통과할 뿐이다. Endo는 (개인적 의견 교환임, 2006), 예를 들어, 금연을 원했던 학생들과 이야기 했던 경험을 들려 주었다. 이 아이디어는 이 학생들이 참여하여 수행한 연구의 배경으로 의식확장으로서의 건강 (HEC)의 시각을 사용하고자 한 것이었다. 그녀가 기대하였던 것은 이 맥락 속에서 학생들이 담배를 끊는 것이 아니라 그들 자신의 패턴 인지를 통해 그들의 삶에 어떤 변화를 체험하는 것이었다. 그녀는 자진해서 전체성 패턴인지의 관점에서 학생들에게 다가가려고 하였다. HEC 속에서 형성된 학생-교사의 협력관계 속에서, 이 학생들은 실로 그들의 패턴과 새로운 패턴이 전개된 것을 인지하고 있었다: 그들의 부모와의 새로운 관계, 친구들과의 새로운 관계, 새로운 식생활 및 공부 패턴이 전개된 것이다. 그들은 연구진에게 즉시 담배를 끊지는 못했지만, 금연 계획을 세웠고 나중에 일부 골초였던 학생까지도 새로운 삶의 패턴 속에서 흡연을 끊었다는 이메일을 보내왔다. 여기서 초점은 전체성에 대한 패턴이지만, 처음에는 특정 행위에 대한 참여자들의 관심에서 시작했다는 것이다.

We need to be alert to what Bortoft (1996) referred to as "spectator awareness:" In the moment of recognizing a thing, we stand outside of that thing" … and turn into an 'I' …" (pp. 13-14). We become an observer, and the observed becomes a thing. This way of seeing was a factor in the reporting of some of the early studies of pattern recognition (Newman & Moch, 1991; Newman, 1995). It appeared as though we were standing outside the client and describing the pattern of a "thing." In reality we were engaged in a caring presence with the client in the mutual process of exploring the meaning of their lives as it evolved. The transformative power of the dialogue was active even though our written descriptions of the patterning failed to communicate its presence. We were engaged in the articulation of wholeness through compassionate consciousness (Skolimowski, 1994).

우리는 Bortoft (1996)가 "구경꾼의 자각"이라 말했던 것에 대해 유념할 필요가 있다. 사물을 인식하는 순간에, 우리는 그 사물의 밖에 서 있게 되며 "… 그리고선 '나'를 향하게 된다…" (pp. 13-14). 우리는 관찰자가 되고, 관찰대상은 사물이 된다. 이렇게 바라보는 방식은 패턴 인지에 대한 몇몇의 초기 연구에서 보고한 내용에도 있다 (Newman & Moch, 1991; Newman, 1995). 그것은 마치 우리가 대상자 밖에 서서 어떤 "사물"에 대한 패턴을 그리는 것처럼 보인다. 사실 우리는 대상자들에게 전개된 삶의 의미를 탐구하는 상호과정에서 그들을 돌보며 함께 있어주는 일에 전념하였다. 대화에 대한 이러한 변환적인 힘은, 비록 패턴이 드러나는 것을 글로 써내지 못해 그 실재를 제대로 전달하진 못했지만, 활동적이었다. 우리는 동정적인 의식을 가지고 전체성을 명확하게 그려내는 일에 매여 있었다.

Bortoft (1996) spoke of the whole as an active absence, such as occurs in the enacting of a play. The actors "enter into a part in such a way that they enter into the play. But actors do not encounter the play as an object of knowledge over which they can stand like the lines they learn. They encounter the play in their part as an active absence which can begin to move them … an actor starts to be acted by the play … the play speaks through them," (p. 15) and they interact with each other. From my experience as an author, the author begins to be guided by the book. So we encounter the whole, not as an object but as an active absence. In this way, we understand that in the nurse-client dialogue, it is not the words of the dialogue that matter, but the active, unseen pattern of the process. At the same time that we recognize that the whole is not a thing, we know that it is not mere nothing, but it is invisible to the scientific approach as currently conceived. Silva, Sorrell, and Sorrell (1995) acknowledged this kind of knowledge of the "in-between" and "beyond" as important to nursing.

Bortoft (1996)는 전체성을, 연극을 공연할 때 일어나는 것과 같은, 적극적인 부재라 했다. 배우들은 "연극 무대에 나서는 것처럼 한 부분으로 나서게 된다. 허나 배우들은 그들이 배우는 대사처럼 그들이 연기해야만 하는 지식의 대상으로 연극을 대하진 않는다. 그들은 그들을 떠날 수 있는 적극적인 부재로서 자신들의 파트에서 그 연극을 한다. … 배우는 그 연극에서 연기하게 되어 있고 …. 그 연극은 그들을 통해 말하게 되며," (p. 15) 서로 상호작용을 하게 된다. 집필자인 내 경험에 비추어, 저자는 그 책에서 인도를 받게 된다. 그러기에 우리는, 하나의 객체가 아닌 적극적인 부재로서, 전체성을 만나게 된다. 이런 방식으로, 우리는 간호사-대상자 대화 속에서, 중요한 것은 대화 속의 단어들이 아니라 적극적이고 눈에 보이지 않는 그 과정의 패턴임을 안다. 동시에 전체성이란 사물이 아니라는 것을 인식하게 되고, 이것이 그저 아무것도 아닌 것이 아님도 알게 되지만, 이것이 현재 우리가 생각하고 있는 과학적 접근방법으로는 볼 수 없다. Silva, Sorrell, 및 Sorrell (1995)은 간호학에서는 이런 "사이"와 "넘어"와 같은 종류의 지식이 중요함을 인정하였다.

Goethe (Bortoft, 1986) proposed a radically different way of doing science. What was important to Goethe was the process, the perspective, not the factual content about the object of study (p. 8). Goethe's approach avoided reducing the phenomenon and rather finding the wholeness by perceiving the relationships as they present themselves. His important contribution to science was his way of seeing, a way of seeing that cannot be grasped like an object. It is the "unity of the world" (p. 9). Unity is not locatable in space-time (e. g., like contrast:

one can see a black bowl on a white table, but the contrast between them is not locatable). To understand Goethe's way of seeing we have to experience it for ourselves. We can only really understand it by participation. This necessity provides an important reminder for nursing education: In order to learn this way of seeing, one must have an opportunity to experience it.

Goethe는 근본적으로 다른 과학 하는 방법을 제안 하였다 (Bortoft, 1986). Goethe에게 중요한 것은 이런 과정과, 이런 시각이었지 연구대상에 관한 사실적 내용들이 아니었다 (p. 8). Goethe의 접근 방법은 현상을 환원 시키는 것을 피하고 오히려 그들 스스로를 나타내는 관계들을 인지 함으로써 전체성을 발견하는 것이었다. 그가 과학에 기여한 중요한 공적은 대상을 바라보는 그의 방식으로, 이렇게 바라보는 방식은 어떤 객체처럼 파악할 수 있는 것이 아니다. 이것이 바로 "이 세계의 단일성"이다 (p. 9). 단일성은 시공 속에 위치를 정할 수 없다 (예컨대, 대조처럼, 사람이 하얀 책상 위에 있는 검은 그릇을 볼 수 있지만, 이들을 대조시키면 위치를 정할 수 없다). Goethe가 제시한 바라보는 방법을 이해하려면 우리 스스로 그것을 체험해야 한다. 우리는 오로지 참여를 통해서만 이것을 진정으로 이해할 수가 있다. 이런 불가피성은 간호 교육에 있어서 다시 생각해보아야 할 중요한 요점이다: 이렇게 바라보는 방법을 배우기 위해, 사람은 반드시 이를 체험할 기회를 가져야 한다.

One way to accomplish this is by involving students in the experience of pattern recognition. Endo (personal communication, 2006) pointed out that in her study with students who wanted to quit smoking, the students were involved in a more active role in the partnership process. They listened to the tape recording of each dialogue session with the faculty member and made a summary of their life pattern with notes about any added new awareness they experienced. The faculty/researcher did the same, and at the beginning of the next session they shared each other's perception of the evolving pattern. In this way, the students were learning to experience the evolving process, a learning that they could utilize in assisting patients.

이렇게 할 수 있는 방법은 학생들을 패턴인지 경험에 참여 시키는 것이다. Endo는 (개인적 의견교환임, 2006) 금연을 원했던 학생들과 수행했던 연구에서, 학생들이 동반자관계과정에서 보다 능동적인 역할로 참여하였음을 지적하였다. 그들은 교수와 함께 각각의 대화가 녹음된 것을 청취하였고 그들 삶의 패턴에 관해 그들이 체험하며 새로이 자각한 내용을 노트하며 요약하였다. 이 교수/연구자도 똑같이 하면서, 다음 모임 시작 때에 서로 진화해가는 패턴에 대한 각자의 인지내용을 나누었다. 이런 방법으로, 이 학생들은 진화해가는 과정을 체험하는 것을 배웠고, 이런 학습은 환자를 도와줄 때 유익하게 활용할 수 있는 것이다.

The unity of a phenomenon is experienced in the present rather than the past and is an event in which we learn to participate. It is not repeatable, a factor that has implications for research. Goethe's way of seeing is experienced uniquely in each participant situation. We must learn to ***receive the presence*** of the other person.

현상에 대한 단일성은 과거 보다는 현재 경험할 수 있고 참여를 하기 위해 배우는 하나의 사건이다. 이것은 반복할 수 없으며,, 연구해야 할 함축된 의미가 있는 요인이다. Goethe의 이 바라보는 방법은 각 참여자의 상황 속에서 독특한 경험으로 이루어진다. 우리는 반드시 다른 사람이 **같이 존재하고 있음을 받아들이는** 법을 배워야 한다.

A SENSE OF UNITY
단일성의 감각(단일감)

The world that we experience is not visible to the somatic senses. There is an extra, nonsensory, factor that transforms sensory experience. Bortoft (1986) illustrated the extra factor with the familiar drawing of a duck-rabbit (Fig. 4-3). What you see (a duck or a rabbit) is a function of an organizing factor of perception; it is not in the actual sensory input.

우리가 경험하는 세계는 몸의 감각으로는 보이지 않는다. 거기에는 감각적 경험을 변환 시키는 별도의, 비감각적인 요인들이 있다. Bortoft (1986)는 이 별도의 요인을 오리-토끼를 그린 알아보기 쉬운 그림을 가지고 상세하게 설명 하였다 (그림 4-3). 당신이 눈으로 보는 것 (오리 혹은 토끼)은 인식한 것을 어떻게 조직화 하느냐는 것이지; 실제 감각으로 느껴진 것은 아니다는 것이다.

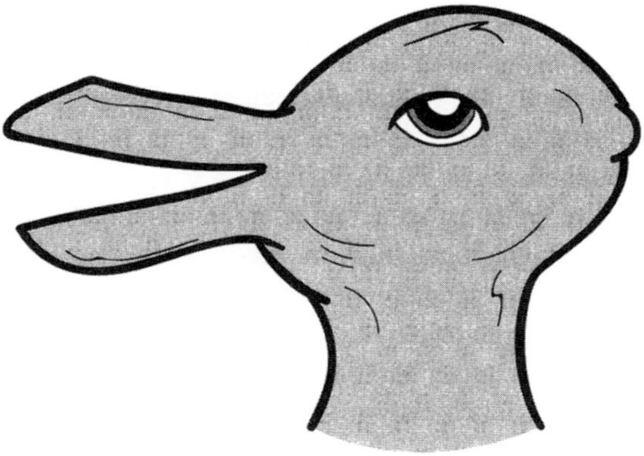

FIGURE 4-3. Duck/rabbit drawing.
그림 4-3. 오리/토끼의 그림

The wholeness that we see is the meaning, not the meaning of what is seen, but the meaning which is what is seen. What we are seeing is not in fact on the page, even though it appears to be there. The mind organizes experience by ***imposing*** an organizational framework. When we see a "chair," we have already attached meaning to what we see.

우리가 보는 이 전체성은 의미이며, 본 것에 대한 의미라기 보다는, 눈에 보여지는 것에 대한 의미다. 우리가 바라보는 것은 거기에 있는 것처럼 보인다 하더라도, 사실 그 페이지 위에 있는 것이 아니다. 사람의 마음은 조직화하려는 틀을 **가지고** 경험을 조직한다. 우리가 "의자"를 바라볼 때에, 우리는 이미 우리가 보는 것에게 의미를 부여한다.

Paradoxically: "But the unity which Goethe perceived in the … phenomenon is not a unity that is imposed by the mind. What Goethe saw was not an intellectual unification but the wholeness of the phenomenon itself. He came to see the wholeness of the phenomenon by … experiencing it, and this experience cannot be reduced to an intellectual construction … It is not reached by a process of intellectual thought, but by a change of consciousness …" (Bortoft, 1986, p. 27). The unity that is perceived in this way is the phenomenon - but not the phenomenon as it is immediately accessible to the senses. This unity is an experience of seeing the phenomenon in depth; there is no intellectual equivalent to this experience. The intuitive experience of seeing this unity is the theory for Goethe. The method is the theory. This also is true for nursing: the way of seeing the pattern of the whole is the theory of nursing.

역설적이긴 하나: "Goethe가 … 현상 속에서 … 인지했던 이 단일성은 마음에서 만들어진 단일성이 아니다. Goethe가 본 것은 지적 단

일화가 아니라 현상 그 자체의 전체성이다. 그는 … 그것을 체험함으로써… 현상의 전체성을 보았기에, 이 경험은 지적 구성(물)로 환원될 수가 없다… 그것은 지적 사고 과정이 아닌, 의식 변화로 도달할 수 있다…" (Bortoft, 1986, p. 27). 이런 방식으로 인지한 이 단일성은 현상 이지만 – 즉시 감각적으로 다가갈 수 있는 현상은 아니다. 이 단일성은 현상을 심도 있게 바라보는 경험이며; 이 경험에 필적하는 지적인 것은 전혀 없다. 이 단일성을 바라보는 직관적 경험이 Goethe의 이론이다. 이 방법이 바로 그 이론이다. 이 역시 간호학에서도 진리이고: 전체성의 패턴을 바라보는 방법이 바로 간호의 이론이다.

Goethe's sense of unity without unification is within the phenomenon itself, not an intellectual unity of unification. Unity without unification is the unity of the intuitive mind. "The unity 'lights up' in consciousness - it is insight … The phenomenon is only partially visible to the senses. The complete phenomenon is visible only when there is a coalescence of sensory outsight and noetic insight" (Bortoft, 1986, p. 29).

Goethe의 통일성 없는 단일성 감각은 현상 그 자체 속에 있는 것이지, 통일성에 대한 지적 단일성에 있지 않다. 통일성 없는 단일성은 직관적 마음에 대한 단일성이다. "이 단일성은 의식 속에서 '불이 밝혀지며' – 그것은 통찰이다 … 이 현상은 감각으로는 부분적으로 밖에 볼 수 없다 … 완전한 현상은 순수이성적 통찰과 외부 사물에 대한 감각적 지각의 융합이 있을 때만이 볼 수 있다" (Bortoft, 1986, p. 29).

Goethe's way of knowing is intuitive, the roots of which means "seeing into." It is the experience of seeing the phenomenon in depth. "This intensive depth which is seen intuitively in the holistic mode of consciousness is the wholeness of the phenomenon" (p. 35). The authentic unity of the phenomenon is literally a further dimension of the phenomenon itself. The intellectual mind misses this dimension. To repeat, if we intellectualize an experience before we have resonated with it, the field is broken; the resonance is damped. For instance, sometimes when we see familiar symptoms of a disease, we jump to a diagnostic conclusion and preclude receptivity to other data that would present a more complete picture. It assumes that we are all the same.

Goethe의 앎의 방식은 직관적이며, "들여다 보기"를 의미하는 것에 뿌리를 둔다. 이것은 현상을 깊게 바라보는 경험이다. "의식의 전체론적 모드 속에서 직관적으로 보여지는 이 심오한 깊이가 바로 그 현상의 전체성이다 (p. 35). 그 현상의 진정한 단일성은 문자 그대로 그 현상 자체의 더 나아간 차원이다. 지적 생각은 이 차원을 놓친다. 반복하자면, 만일 우리가 경험과 공명을 하기 이전에 그 경험을 지적으로 처리한다면, 이 장은 붕괴되며; 공명은 사라진다. 예를 들면, 종종 익숙한 질병증상을 볼 때, 우리는 곧바로 진단적 결론을 내려서 보다 완전한 그림을 볼 수 있는 다른 데이터를 받아드릴 수용성을 미리 차단시킨다. 이는 우리는 모두가 동일하다고 가정 하기 때문이다.

Bortoft (1996, p. 128) cautioned that "where our thinking usually begins, it is already too late. We have to go to the stage prior to our usual awareness …" We must engage in a participant mode of consciousness rather than an onlooker mode. When one comes to a choice point and conceives of an action, that ***is*** action.

Bortoft (1996, p. 128)는 "보통 생각을 하다 보면, 그것은 이미 너무 늦은 것이다. 우리의 일상적인 자각에 앞선 단계로 가야만 한다…" 며 주의를 주었다. 우리는 반드시 방관자 모드가 아닌 의식의 참여자 모드로 관계를 맺어야 한다. 사람이 선택의 지점에서 행동을 구상하면, 그것이 **바로** 행동이다.

To return to a previous illustration, seeing a chair is a way of seeing, but is not pure sensory perception, which takes away all conceptualization (Bortoft, 1996). Before seeing a chair, one must have a concept of a chair. Our experience is the coalescence of an organizing idea (a chair) with the sensory information. In the duck/rabbit figure (see Fig. 3), each picture is wholly the figure (not part of it), and yet no one picture exhausts the figure. Meaning is what we see. Our theoretical persuasion structures what we see. If we're looking for pathology, we see pathology; if we're looking for pattern, we see pattern.

앞의 실례로 돌아가서, 의자를 보는 것은 보는 방식이지만, 그것은 모든 개념화를 없애버리는 순수한 감각적 인지는 아니다 (Bortoft, 1996). 의자를 보기 전에 사람은 반드시 의자의 개념을 가져야 한다. 우리의 경험은 바로 이 감각적 정보를 가지고 조직화하는 아이디어의 융합이다. 오리/토끼의 그림 (그림 4-3) 속에서, 각각의 그림은 바로 전체적으로 그 그림이지만 (일부분이 아니다), 어느 하나가 그림 전체를 다 나타내어 보여주는 것은 아니다. 의미는 우리가 보는 그것이다. 우리의 이론적 설득이 우리가 보는 그것을 구성한다. 만일 우리가 병리를 찾으면, 병리를 보고, 패턴을 찾으면, 패턴을 보는 것이다.

What is lost in strict empiricism is the active role of the theory. This loss may be seen in the emphasis on scientific evidence-based practice; the evidence may be an instrumental relationship without a nursing theoretical base. Transformation in what we see is a function of our way of seeing, our theoretical perspective. The visual appearance remains the same, but the meaning is different. If the organizing idea changes, then what is seen changes. When I was exploring the nature of nursing practice of a group of case managers, I was alert to instances in their practice of pattern recognition and assistance to clients at choice points in their lives; what I saw was a function of my theory, the organizing idea of health as expanding consciousness (HEC). Had I been looking through the lens of another framework, say caring, that would have influenced what I saw (Newman, Lamb, and Michaels, 1991). The link between theory and what is seen makes an important difference in practice.

엄격한 경험주의가 상실한 것은 바로 이 이론의 능동적 역할이다. 이러한 상실은 과학적 근거중심 실무 속에서 볼 수 있는 것으로; 그 근거란 간호이론적 근거가 없는 도구적인 관계일 수도 있다. 우리가 바라보는 것에서 일어나는 변환은 우리가 바라보는 방법과, 우리의 이론적 관점에 대한 함수이다. 보기에는 같지만, 그 의미는 다르다. 만일 조직화하는 아이디어가 변하면 보여지는 것도 변한다. 내가 사례관리자들의 간호실무 본질을 탐색하고 있을 때, 나는 그들의 실무 속에서 패턴인지 사례와 대상자들의 삶의 선택지점에서 어떻게 돕는가에 주의를 기울였고; 내가 본 것은 내 이론의 기능, 즉 의식확장으로서의 건강 (HEC)을 어떻게 조직화하는가에 대한 아이디어였다. 내가, 예를 들어, 돌봄과 같은 다른 이론적 틀로 보았다면, 그것은 내가 보았던 것에 영향을 끼쳤을 것이다 (Newman, Lamb, and Michaels, 1991). 이론과 보여진 것을 연결시켜주는 고리는 실무에서 중요한 차이를 만들어낸다.

Goethe's way of seeing is imaginal rather than material. This requires a highly evolved individual and has implications for the education necessary for this capacity to develop. We need to develop the quality of seeing comprehensively rather than selectively. It is clear that a change in the way of seeing transforms what is seen without changing the content. "When things are seen in context, so that intrinsic connections are revealed, then the experience we have is that of ***understanding***," (Bortoft, 1996, p. 290) which is not the same as explaining, which replaces one thing with another. Explaining is reductionistic, analytical. The need is to see connections directly (wholeness) with nothing new added. Understanding reveals the phenomenon fully as itself. In this way, we experience both kinds of seeing together - seeing in different ways simultaneously. When we recognize a chair, we see the physical attributes (sensory input) and recognize them as fitting the category of a "chair" (imaginal seeing) at the same time.

Goethe의 바라보는 방법은 물질적이라기 보다는 상상적이다. 이는 고도로 진화된 개인을 필요로 하며 이런 능력을 키우기 위한 교육이 필요함을 뜻한다. 우리는 선택적으로가 아닌 포괄적으로 볼 수 있는 능력을 함양할 필요가 있다. 분명 보는 방법이 달라지면 그 내용을 변화시키지 않고 보여진 것을 변환 시킬 수 있다. "사물을 맥락 속에서 보면, 그 속에 묻힌 관계들이 드러나고, 바로 **통찰**을 경험하게 되는데" (Bortoft, 1996, p. 290), 이는, 어느 한 사물을 다른 것으로 대체해버리는 것을 설명하는 것과 같은 것이 아니다. 설명은 환원주의적이며, 분석적이다. 필요한 것은 아무 것도 새로 더하지 않고 연결관계들을 (전체성을) 직접 보는 것이다. 통찰은 현상 그 자체를 온전히 드러나게 한다. 이런 방식으로, 우리는 함께 바라보는 - 동시에 다른 방식으로 바라보는 - 두 종류의 경험을 하게 된다. 우리가 의자를 인식할 때에, 우리는 물리적 속성을 보며 (감각적 입력), 동시에 그것을 "의자"라는 범주에 맞는 것으로서 인식한다 (상상적인 바라보기).

Activities of analysis and synthesis are a step removed from the living present of the process to the dead past of the product. To avoid this pitfall, we need to shift from what is seen to the ***seeing*** quality itself. The key factor is the organizing idea, the theory. To illustrate, Bortoft (1996) suggested picturing a giraffe embedded in black and white blotches (Fig. 4-4). The markings on the page are the same; what is different is the ***seeing experience***. Contrary to empiricism, the giraffe is in the seeing, not on the page. The way of seeing and what is seen cannot be separated. This dynamic approach seeks to catch the process instead of starting from the finished product. As Bortoft suggested, seeing the giraffe is seeing "giraffely." In nursing, seeing the pattern is seeing "patternly." This is an important learning task for students of nursing.

분석과 종합 활동들은 그 과정의 살아있는 현재로부터 그 산출물의 죽은 과거까지를 제거한 단계이다. 이런 함정을 피하려면, 보여진 것으로부터 **바라보는** 성질 그 자체로 옮겨가야 한다. 조직화 하는 아이디어이자, 그 이론이 주 요인이다. 실례로, Bortoft (1996)는 흑백의 얼룩무늬 속에 들어있는 기린의 그림을 보는 방법을 제시하였다 (그림 4-4). 페이지 위에 표시는 같지만; 다른 것은 바로 **경험을 보는** 것이다. 경험주의와 달리, 이 기린은 보는 것 속에 있지, 페이지 위에 있는 것이 아니다. 이렇게 보는 방법과 보여진 것은 따로 분리될 수 없다. 이러한 역동적인 접근법은 완성된 성과물에서 시작하지 않고 그 과정을 잡으려 한다. Bortoft가 말한 것처럼, 기린을 보는 것은 "기린처럼" 보는 것이다. 간호에서, 패턴을 보는 것은 "패턴처럼" 보는 것이다. 이것이 간호학생에게는 중요한 학습과제이다.

Goethe's sense of unity is experienced as a way of seeing that includes differences, avoids reducing multiplicity to uniformity, and avoids fragmenting reality. "It allows the uniqueness of the particular to appear within the light of the unity of the whole" (Bortoft, 1996, p. 248). Wholeness is a higher dimension of the phenomenon and is not to be confused with seeing generally; it is the capacity to comprehend differences as a unity. This way of seeing allows the uniqueness of each pattern to emerge. The higher level is the experience of meaning (pattern); that is, when we see the connection rather than introducing one. Goethe (Bortoft, 1996) detested the "craving for generality" (p. 301), which he saw as the preoccupation of science. Seeing comprehensively is concrete and holistic, whereas generalization is abstract and analytical; these ways of seeing go in opposite directions.

Goethe의 단일성에 대한 감각(이해)는 차이를 인정하고, 다중성을 획일성으로 환원시키지 않으며, 현실을 파편화 시키지 않는 방법으로 경험할 수 있다. "그것은 그 특별한 것의 독자성이 그 전체의 단일성 속에 나타나도록 하는 것이다" (Bortoft, 1996, p. 248). 온전한 것이란 그 현상에 대한 보다 높은 차원이며, 일반적으로 바라보는 것과 혼동해서는 안된다; 이는 차이들을 단일성으로 깨닫는 바로 그 능력이다. 이렇게 바라보는 것은 각 패턴이 드러내는 독특성을 허용하는 방식이다. 보다 높은 이 수준이 바로 의미(패턴)에 대한 경험이며; 말하자면, 우리가 누구를 소개한다기 보다는 그 연결관계를 볼 때에 경험하는 것이다. Goethe는 (Bortoft, 1996) "일반성을 추구하려는 욕망"을 몹시 싫어하였는데 (p. 301), 그는 이것을 과학의 선입견으로서 보았기 때문이다. 포괄적으로 바라보는 것은 구체적이고 전체론적인 반면, 일반화는 추상적이고 분석적이다; 이 보는 방식들은 서로 반대 방향이다.

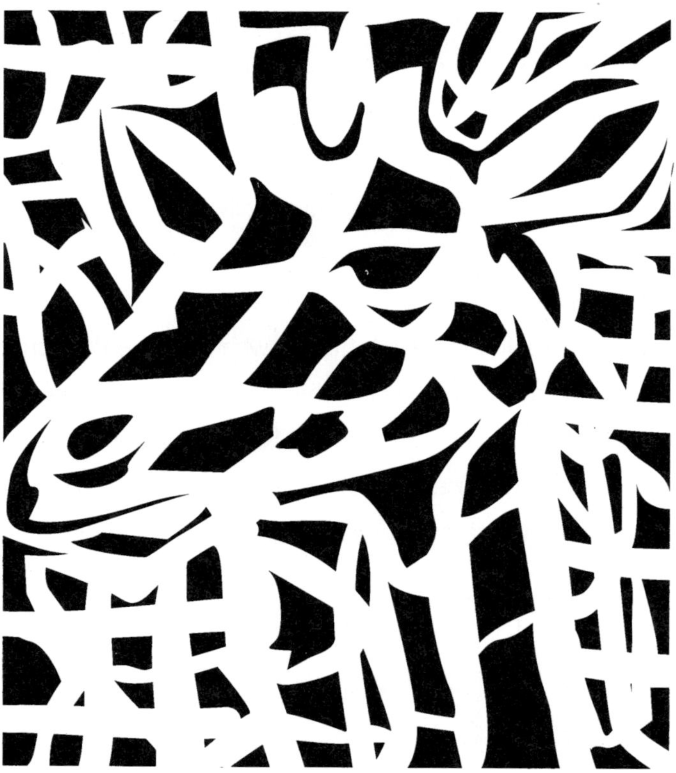

FIGURE 4-4. Giraffe embedded in black and white blotches.
그림 4-4. 흑백 얼룩 무늬 속에 들어있는 기린

These different ways of seeing explain the difference between general and universal (Bortoft, 1986, p. 49). The general is an abstraction based on many particulars. It is counterfeit for universal and is arrived at by the intellectual, analytical mind. The universal is the One (one which is many) and is experienced by the intuitive, holistic mind. In intellectual consciousness one moves from particulars to general - an abstraction. For the intuitive mind, there is reversal of perception: there is perception of the universal in the particular, which is a concrete manifestation of the universal. The particular becomes symbolic of the universal.

"So what is merely particular to the senses … is simultaneously universal to an intuitive way of seeing which is associated with a different mode of consciousness" (Bortoft, 1986, p. 43). Goethe saw the intuitive unity of a plant: that all forms are metamorphic variations of one form, reflecting the principle that the whole is reflected in the part. The leaf is "an instance worth a thousand, bearing all within itself" (Bortoft, 1986, p. 45).

바라보는 방법들의 차이는 일반적인 것과 보편적인 것 간의 차이를 설명해 준다 (Bortoft, 1986, p. 49). 일반적인 것은 수 많은 특별한 것들을 기반으로 한 추상화이다. 이것은 보편적인 것에 대한 모조품이며 지성적이고, 분석적인 마음으로 이르는 곳이다. 보편적인 것은 바로 (하나이면서 많은) 하나(One)이며 직관적이고 전체(론)적인 마음으로 경험하는 것이다. 지적 의식 속에서 사람은 - 특별한 것으로부터 일반적인 것으로 옮겨 가는 - 추상화를 한다. 직관적인 생각에서는, 인식의 뒤바뀜이 있는데: 특별한 것에서 보편적인 것을 인식하는 건데, 이 특별한 것은 보편적인 것이 구체적으로 나타난 것으로, 그 보편성을 상징하는 것이 된다. "그렇기 때문에 감각적으로 단지 특별한 것은 … 동시에, 의식의 다른 모드와 관련이 있어, 직관적으로 바라보면 보편적인 것이다" (Bortoft, 1986, p. 43). Goethe는 식물에서 직관적 단일성을 보았는데: 모든 형태는 한 형태의 변성적 변이로, 각 부분은 전체를 반영한다는 원리를 반영해준다. 잎사귀는 "그 자체 속에 모든 것을 가지고, 수 많은 값어치를 지닌 한 예"이다 (Bortoft, 1986, p. 45).

Nevertheless, generalization does occur, as in the synthesized pattern derived from patterns of individuals in most of the HEC studies, which yields a kind of unity in multiplicity in which difference is excluded (from the many to the one). This abstraction may be helpful as a prospective tool, as in Pharris' projection of the pattern of community from the pattern of individuals and in the development of models of practice. Nursing practitioners should be aware, though, of Bortoft's (1996) caution:

그럼에도 불구하고, 대부분의 HEC 연구에서 개개인의 패턴들로부터 패턴을 종합하는 것과 같은 일반화가 일어나는데, 이는 차이들을 배제하고 다중성에서 단일성을 (많은 것으로부터 하나로 가는) 산출하려는 것이다. 이 같은 추상화는, Pharris가 개개인의 패턴들로부터 공동체 패턴을 투사해내고 실무 모델을 개발한 것에서와 같이, 유망한 도구로서 도움이 될 수도 있다. 그렇다 하더라도, 간호 실무자들은 Bortoft (1996)의 경고를 유념해야 한다:

> We tend toward generalizing by abstraction whenever we begin with the finished product instead of with the process of coming-into-being. In this case we confront the finished product -the set of chairs- as an onlooker: there is a set of different objects, and what they have in common is that each one is a chair. So the process of generalization takes the form of finding unity in multiplicity, identity in diversity. The unity is abstracted from the multiplicity, drawn off it externally by standing back from the multiplicity as an onlooker to find what is common. In seeking for what is common in this way, all difference is excluded. Hence there can be no diversity within unity when unity is understood this way, and all that remains is uniformity (p. 249).
>
> 우리는 존재 - 속으로 - 들어가는 과정 대신 시작할 때마다 다 된 성과물을 추상화해서 일반화를 하려는 경향이 있다. 이 경우 우리는 방관자로서 완성된 성과물을 - 자리들의 집합 - 대하게 되는데: 거기에는 서로 다른 객체들의 집합이 존재하며, 공통적인 점은 그들 각각이 하나의 자리라는 것이다. 그러기에 이 일반화 과정은 다중성 속의 단일성, 다양성 속의 정체성을 찾는 형태를 취한다. 이 단일성은

다중성을 추상화 한 것으로, 방관자로서 공통적인 것을 발견하고자 다중성으로부터 뒤로 물러서서 그것을 외부로 빼낸 것이다. 이런 식으로 공통적인 것을 찾으며, 모든 차이점들이 배제된다. 따라서 단일성을 이런 식으로 이해하면 그 단일성 속에는 다양성이 전혀 있을 수 없으며, 단지 남아있는 것이라고는 균일성 밖에 없다 (p. 249).

Like many of us, Goethe had to emancipate himself from the idol of empiricism. He saw inductive generalization as lifeless. Lifeless observations contribute little to an understanding of the uniqueness of individuals in process. Goethe developed a way of looking for an instance indicative of the whole. Whereas intellectually we see many in the form of one, intuitively we see One (the universal) in the form of many. (I felt this kind of intuitive sense of the whole in regard to my mother's illness experience.) "Hence each of the many is the very same One" (Bortoft, 1986, p. 50) in a way that ***includes*** difference instead of eradicating it. It is important in nursing to concentrate on the One, the universality of each encounter, and at the same time to honor the diversity. We need to include this way of knowing in the nursing curriculum.

우리 모두처럼, Goethe도 그 자신을 경험주의의 우상으로부터 해방시켜야만 했다. 그는 귀납적 일반화를 생명이 없는 것으로 보았다. 생명이 없는 관찰은 과정 속 각 개인의 독자성을 이해 하는데 기여한 바가 거의 없다. Goethe는 전체성이라고 볼 수 있는 실례를 찾는 방법을 개발하였다. 하나의 형상 속에서 우리는 많은 것을 보기도 하지만, 우리는 하나를 (보편적인 것) 많은 형상 속에서 직관적으로 보기도 한다. (나는 우리 어머니 병환의 체험과 관련하여 이런 종류의 전체성의 직관적 감각을 느꼈다.) "그러므로 많은 것들 그 각각은…" 그것을 뿌리째 뽑아내는 대신 차이점들이 내포된 것을 본다면 "… 바로 동일한 하나이다” (Bortoft, 1986, p. 50). 이것은 간호에 있어서 바로 이 하나(the One) 곧, 각각 만나게 되는 보편성에 집중하기 위해, 그리고 동시에 그 다양성을 존중하기 위해 중요하다. 우리는 간호학 과목 속에 이와 같은 앎의 방법을 포함시켜야 할 필요가 있다.

The key to Goethe's way of seeing is the unity of wholeness:
Goethe의 바라보는 방법의 열쇠는 바로 전체에 대한 단일성이다:

> … failure to see how the many are One leads us to try to produce some kind of synthesis of the many, i. e., to make One from one. But the ”One” which we try to reach from the many can only be the counterfeit made by an external synthesis of many ones or the abstract uniformity of what many ones have in common. The One is the many - we could say it is ”hidden” in the many, hidden by our customary way of seeing” (Bortoft, 1996, p. 257).
>
> 많은 것들이 바로 하나라는 것을 보는데 실패하는 것은 … 그 하나(One)가 우리로 하여금 많은 것을 어떤 식으로든 종합해보도록 하는 것으로, 예컨대, 하나(one)에서 하나(One)를 만드는 것이다. 하지만, 많은 것으로부터 우리가 도달하고자 하는 이 “하나(One)”는 기껏해야 많은 하나(one)를 외적으로 종합하여 만든 가짜이거나 많은 하나(one)가 공통적으로 가진 획일성의 추상화한 것일 따름이다. 이 하나(One)는 바로 그 많은 것이며 – 우리는 이것이 그 많은 것들 속에 “숨겨져 있고”, 습관적으로 바라보는 방식에도 숨겨져 있다고 말할 수 있다 (Bortoft, 1996, p. 257).

A bamboo plant, for instance, appears to be many separate plants, but it propagates itself by producing new shoots underground. An entire forest is One plant (One in the form of many). The whole is present within its parts, but never coming into presence totally and finally in anyone part. When we seek to find what is common to the many, we achieve an abstraction, which moves "away from the authentic unity of living wholeness to the counterfeit unity of abstract uniformity" (Bortoft, 1996, p. 261).

대나무를 예로 보자면, 따로 떨어진 많은 나무들이 있는 것처럼 보이지만, 땅속 뿌리에서 새로운 싹을 틔우며 번식한 것이다. 대나무 전체 숲은 하나(One) (많은 형태를 가지고 있는 하나)의 식물이다. 그 전체성은 각 부분들 속에 있으면서도, 어느 한 부분도 총체적으로 최종적으로 따로 떼어져 떨어져나가는 일은 결코 없다. 다수 속에서 공통적인 것을 찾을 때에, 우리는 추상화를 하는데, 이때 "살아있는 전체성에 대한 진정한 단일성은 어디 가고 추상적인 획일성에 대한 가짜 단일성"만 남게 된다 (Bortoft, 1996, p. 261).

The many plants that are one (generalization, abstraction) and the One plant which is many (universal, holistic) are really different dimensions of the same phenomenon. Similarly a pattern may manifest itself in many forms. The method of "active looking" followed by exact sensorial imagination is the key. This promotes the holistic mode. Compared with observable parts, the pattern of the organism as a whole seems to be nebulous and unreal. It seems as if it belongs more to the mind of the beholder than to the organism itself. Nevertheless, Goethe was sure that the pattern of the organism was something real and not just a figment in the mind of the beholder. Actually, in a worldview in which there is no separation of observer and observed, the experience is co-created. It is intuitive knowledge gained through contemplation: the exercise of thinking inwardly as well as outwardly, the exercise of trying to see the visible aspect as a whole - experiencing the phenomenon intuitively as well as sensorially.

I am reminded of my original intuition that all manifestations of the person reflect the underlying pattern, that disease is a manifestation of the whole, and later, that the observable patterns of relating reflect physical patterns of exchange. It is not a matter of collecting data from many individuals to portray the whole but of intuiting the whole from the pattern of one. The experience of wholeness as a real quality is possible in the holistic, unitary mode of consciousness. In the beginning of our learning to grasp the whole, we may flip back and forth between the intellectual and the intuitive, between the sensorial and the meaning, but we can be assured that they are all dimensions of the whole.

이 많은 나무들이 실제는 하나이고 (일반화, 추상화), 하나(One)의 나무가 사실은 많은 것 (보편적, 전체론적)이라는 것은 실제 동일한 현상에 대한 서로 다른 차원이다. 마찬가지로, 패턴도 그 자체가 많은 형태로 나타날 수 있다. 바로 이 "능동적으로 보는" 방식과 뒤이어 정확한 감각적 상상을 하는 것이 열쇠이다. 이는 전체론적 모드를 촉진 시킨다. 관찰 가능한 부분들에 비해, 전체로서 이 조직에 대한 패턴은 성운처럼 애매모호하고 비현실적인 것처럼 보인다. 그것은 마치 조직 자체 보다는 그것을 바라보는 이의 마음속에 속한 것처럼 보인다. 그럼에도 불구하고, Goethe는 그 조직의 패턴은 실재하는 것이지 단지 보는 사람의 마음속에 있는 허구가 아님을 확신했다. 실제로, 관찰자나 피관찰자를 분리하지 않는 세계관속에서는 경험이 함께 창조된다. 그것은 관상을 통해 얻어지는 직관적 지식으로: 이는 내부는 물론 외부를 향하며 생각하는 연습이고, 보이는 국면을 전체로 보려 하는 연습으로 - 그 현상을 직관적이고 감각적으로 경험하는 것이다. 나는 나의 처음 직관을 회상하는데 이는 그 사람에게 나타나는 모든 것들은 기저패턴을 반영하는 것으로, 질병이란 그 전체성의 한 표현으로, 후에는, 관계를 맺는 것에 대한 관찰 가능한 패턴들은 변화에 대한 신체적인 패턴들에 반영된다는 것이다. 이는 수 많은 개인들로부터 전체성을 그려내기 위해 데이터를 수집하는 일이 아니라 하나의 패턴으로부터 전체성을 직관하는 것이다. 이 전체성에 대한 진정한 경험은 의식의 전체론적이고 단일한 모드 속에서 가능하다. 이 전체성을 파악하기를 배우려 할 때, 우리는 지적인 것과 직관적인 것 사이에서, 감각적인 것과 의미 사이에서 이리 저리 헤맬 수도 있지만, 그것들이 그 전체성의 모든 차원들이라는 것만은 확신할 수 있다.

Our ability to know things is integral with where we are in the evolving process. Expanding consciousness is integral to the evolution of all that there is, and we can know only from that perspective (Kremer, 1992). A practitioner in HEC testified to the importance of his own level of consciousness in resonating with the realm of consciousness of the nurse-client process:

사물을 아는 능력은 진화해가는 과정 속에 우리가 필히 있어야 하는데 있다. 의식확장은 거기 있는 모든 것의 진화에 필수적인 것이고, 우리는 이런 관점에서만이 알 수 있을 따름이다 (Kremer, 1992). HEC의 한 실무자는 간호사-대상자 과정에 대한 의식 영역에서 공명하는데는 자신의 의식 수준이 중요하다고 증언하였다:

> It was a personal and professional stretch to look at the whole, to deal with areas I hadn't dealt with before … As one grows professionally and personally, new options open up. I'm sharing my experience with the person, [just] as what they're going through is offered to me. I hear things and recognize things in people that I wouldn't have before, might have dealt with differently (Newman, Lamb, and Michaels, 1991, pp. 406-407).

내가 전에 다루어보지 않았던 분야를 다루어야 하는 것이어서 … 전체성을 본다는 것은 개인적으로나 전문적으로 발전이었습니다. 사람은 전문적으로 개인적으로 성장하면서, 새로운 선택을 하게 됩니다. 나는, [마치] 그들이 겪어온 것을 내게 준 것처럼, 내 경험을 그 사람과 나눕니다. 나는 사람들 속에서 사물들을 듣고 사물들을 인식하는데 이는 전에 가져보지 않은 것이고, 지금과는 달리 다루었을 것이기도 합니다.

Goethe saw knowledge of a phenomenon as being intimately related to the phenomenon itself. For him the state of being known was understood as a further stage of the phenomenon itself. Consequently the knower is not an onlooker but a participant in nature's processes, which act to reveal the unfolding pattern. Goethe remarked that the aim of science should be that "through the contemplation of an ever creating nature, we … make ourselves worthy of spiritual participation in her production" (Bortoft, 1986, p. 66). He saw "being known" as a higher stage of the phenomenon, which is not complete without it. The significance of intuitive knowledge is manifest in this process in which the phenomenon itself comes into presence: "The act of knowing is an evolutionary development of the phenomenon …" (Bortoft, 1986, p. 66). In this way, the nurse-patient mutual process becomes the instrument by which nurses and patients move to a higher stage of themselves. A person's potential is recognized as others come to know it and become part of it.

Goethe는 현상에 대한 지식을 현상 그 자체에 친밀하게 관련된 존재로 보았다. 그에게서 알려진 존재 상태란 현상 그 자체의 더 나아간 단계로 이해하는 것이다. 따라서 안다는 사람은 방관자가 아니라 과정의 본질 속에 참여하는 자로서 펼쳐지는 패턴을 드러내도록 행동하는 자이다. Goethe는 과학의 목표가 "항상 창조하는 자연을 관조하면서,

우리는 … 우리 스스로를 자연의 생산에 영적으로 참여할 가치가 있게 만드는 ...” 것이어야 한다 하였다 (Bortoft, 1986, p. 66). 그는 “알려진 존재”란 그 현상에 대해 보다 높은 단계로 보고 그것이 없이는 완성되지 않는 것으로 보았다. 이 직관적 지식에 대한 중요성은 현상 그 자체가 실재 속으로 들어오는 그 과정 속에서 분명히 나타난다: “알아 가는 행동이 그 현상에 대한 진화적인 발전인 것이다 … (Bortoft, 1986, p. 66). 이런 식으로, 간호사-환자 상호 과정은, 간호사와 환자들이 그들 스스로 보다 높은 단계를 향해 나가기 위한, 도구가 된다. 사람의 잠재력은 다른 사람이 그것을 알게 되면서 인식하게 되고 그 일부가 되는 것이다.

Chapter 05

Being Fully Present
온전하게 함께 있어주기

Being intensely engaged in relationship with another is one of the greatest joys of being human. It is, perhaps, the most vital manifestation of consciousness ... This approach to consciousness calls for a shift of perspective-from looking at the world as a collection of objects, or even as a collection of subjects, to a view which sees relationship as fundamental.

다른 사람과의 관계에 집중적으로 몰두할 수 있는 것은 사람으로서 존재하는 가장 커다란 기쁨 중 하나로, 이는 아마도 의식이 가장 생생하게 나타나는 것일 것이다 ... 의식에 대한 이러한 접근은 - 세상을 객체들의 집합이라거나 혹은 심지어 주체들의 집합으로 바라보는 것으로부터, 관계를 근본적인 것으로 바라보는 관점의 이동을 필요로 한다.

Christian de Quincey, 2005

Viewing relationship as fundamental to the study of consciousness emphasizes its importance in the development of nursing knowledge. The relationship between the nurse and the client has been referred to as "the essence of nursing" (The American Nurse, Sept-Oct 1998). For the discipline, the emphasis on relationship means that knowledge development focuses on process as content.

의식 연구에서 관계를 근본적인 것으로서 간주하는 것은 간호지식 발전에 그것이 중요함을 강조하는 것이다. 간호사와 대상자와의 관계를 "간호학의 핵심"이라 일컬어 왔다 (The American Nurse, Sept-Oct

1998). 그 학문에서, 관계를 강조한다는 것은 지식개발을 할 때 내용으로서 과정에 초점을 두고 있음을 의미한다.

The essence of the process is in being fully present in the transformation of ourselves and others as we search for meaning in the lives of persons who have come to critical junctures in their lives. Many persons with coronary heart disease, for instance, are faced with the aloneness of their previous aggressive lifestyle and the need to develop more meaningful relationships (Newman & Moch, 1991). The diagnosis of cancer brings with it an important turning point (LeShan, 1989) and highlights the need for attention to quality of life and relationships (Barron, 2005; Endo, 1998; Kiser-Larson, 2002; Moch, 1990; Newman, 1995a). Persons living with the AIDS virus are confronted with the need to find balance in their interaction with the environment and in the nature of their relationships (Lamendola & Newman, 1994). Persons with dementia are particularly sensitive to the presence of others in their environment but often are unable to express their sense of relatedness or may express this relatedness in an unfamiliar way (Ruka, 2005).

이 과정의 핵심은, 우리 자신과 삶 속에서 결정적인 전기를 맞은 다른 사람들의 삶 속에서 의미를 찾으면서 변환이 일어날 때에, 온전히 함께 있어주는 데 있다. 예컨대, 관상동맥질환을 앓고 있는 많은 사람들은 예전에 자신들의 공격적인 생활양식에서 오는 외로움과 보다 의미 있고 중요한 관계를 만들어가고자 하는 필요에 직면하고 있었다 (Newman & Moch, 1991). 암 진단은 그것으로 하나의 중요한 전환점이 되고 (LeShan, 1989) 삶의 질과 관계에 더 관심을 두어야 할 필요가 커진다 (Barron, 2005; Endo, 1998; Kiser-Larson, 2002; Moch, 1990; Newman, 1995a). AIDS 바이러스와 함께 살아가는 사람들은 주변 환경과의 상호작용의 균형과 관계의 본질에 균형을 맞춰야 할 필요에 맞닥뜨리게 된다 (Lamendola & Newman, 1994). 치매에 걸린 사람들은 그들 환경에 다른 사람들이 존재하는 것에 특히 민감하지만 종종 관계를 맺고 있다는 감각을 표현하지 못하거나 그 관계를 이상한 방식으로 표현할 수도 있다 (Ruka, 2005).

Whereas the task of medicine is to counteract the disease process, the mission of nursing is to help the client find meaning in the evolving process. The nature of nursing practice is the caring, pattern-recognizing relationship between nurse and client - a relationship that is a transforming presence.

의학의 임무는 질병 과정에 대항하는 것이지만, 간호의 사명은 진화해가는 과정 속에서 의미를 찾도록 대상자를 돕는 것이다. 간호 실무의 본질은 돌봄이며, 간호사와 대상자 간의 상호관계에 대한 패턴인지이며 - 그 관계란 변환을 가져오는 함께 있어줌이다.

Rogers (1970) identified mutual process as an essential dimension of her revolutionary ideas about unitary nature. She set the stage for the development of nursing knowledge on the basis of relationship, replacing the notion of separate parts interacting with that of dynamic, simultaneous, changing relations. Relating with another occurs as trust is established and authenticity recognized. The ability of the nurse and patient to relate and connect with the other in a meaningful way occurs in dialogue. Meaning unfolds within the dialogical process of nurse and patient. As insight occurs, action potential is apparent.

Rogers (1970)는 상호과정이란 단일한 본질에 관한 자신의 혁명적인 아이디어의 핵심적인 차원임을 확인하였다. 그녀는 관계에 기초하여 간호지식 개발단계를 수립하였는데, 이는 서로 분리된 부분들에 대한 개념을 역동적이고, 동시적이며, 변화가 일어나는 관계들로 바꿔놓는 것이었다. 다른 사람과 관계를 맺는 것은 신뢰가 쌓이고 진정성이 인식될 때 생긴다. 간호사와 환자가 의미 있는 방식으로 타인과 관계를 맺고 서로 연결 짓는 능력은 대화 속에서 일어난다. 간호사와 환자간 대화과정에서 의미가 펼쳐진다. 통찰이 생기듯, 행동 잠재력도 분명해진다.

Spradlin and Porterfield (1984) were adamant regarding the importance of relationship. In their study of patterns and relationships, rather than actions of entities: "One cannot separate individual consciousness from the web of an event … The self is, then, the area of a pulsating circle … [and] has no meaning without reference points in a relationship. There is no self without relationship" (pp. 232, 234). Bateson (1979) emphasized relationship thinking and, consistent with his focus on the pattern that connects, suggested that relationship be used as a basis for all definition. Capra (1982) added that Bateson believed that anything should be defined not only by what it is, but by its relations to others.

Spradlin과 Porterfield (1984)는 관계의 중요성에 대해 매우 확고했다. 실체에 대한 행동보다는, 패턴과 관계에 대한 그들의 연구에서: "사람은 사건의 그물망으로부터 개인의식을 분리할 수 없기에 … 자아는, 그렇게 되면, 맥동하는 원의 영역이고 … [그리고] 하나의 관계 속에서 준거 점도 없으면 의미도 없어진다. 관계가 없으면 자아도 없다" 하였다 (pp. 232, 234). Bateson (1979)은 관계적 사고를 강조 하였고, 연결을 맺는 패턴에 두었던 그의 초점과 일관성이 있게, 관계가 모든 정의를 내리는 근거로 사용될 수 있음을 제안하였다. Capra (1982)는,

Bateson이 무엇이든지 그것이 존재하는 것으로뿐만 아니라 다른 것과 맺은 관계에 따라 정의해야 할 것으로 믿었다고, 덧붙였다.

According to De Quincey (1998), Buber regarded Feuerbach's insight -that is, the essence of human being as ***relationship*** - as comparable to the Copernican revolution. De Quincey further claimed that the essence of the human being is found in community, in the unity of person and person. He suggested that a crucial aspect of the "new" paradigm may be the awareness of our deep intersubjective nature and concluded that the ideal of intersubjective knowledge is relationship: "There is something about the nature of consciousness … that requires the ***presence*** of the 'other' as another subject which can acknowledge my being. (When I experience myself being experienced by you, my experience of myself -and you- is profoundly enriched, even, in some encounters, 'transformed')" (p. 46). Even at the subatomic level, the atom exists as a ***set of relationships***. The in-betweenness of presence is seen as a mysterious force that represents a fundamental reality of mutuality.

De Quincey (1998)에 따르면, Buber는 Feuerbach의 통찰 - 즉, 인간의 핵심을 **관계**로 본 - 을 코페르니쿠스적 혁명에 필적하는 것으로 간주하였다. De Quincey는 더 나아가 인간의 이 핵심은 공동체와, 사람과 사람의 단일성 속에서 찾을 수 있다 하였다. 그는 "새로운" 패러다임의 결정적으로 중요한 국면은 우리들의 깊은 간주관적 본성에 대한 자각일 수 있다면서 간주관적인 지식의 이상은 관계라는 결론을 내렸다: "의식의 본성에 대해 뭔가 있는데 … 즉 나의 존재를 인정할 수 있는 또 다른 주제로서 '타자'의 **실재**가 필요하다는 것이다. (내가 당신이 경험하는 나 자신을 인식할 때에, 나 자신 -그리고 당신- 에 관한 내 경험은 아주 풍부해지고, 게다가, 어떤 만남에서는 '변환이 이루어지기도 한다)" (p. 46). 아원자 수준에서 조차도 원자는 **일련의 관계들**로 존재한다. 이 실재 (함께 있어줌)의 양자 관계가 상호성의 근본적 실상을 나타내는 신비한 힘처럼 보인다.

PRESENCE
실재: 함께 있어주기

> … authentic presence between patient and nurse … [is] a transformation of both. Presence is a matter of consciousness and is reflected in the holistic beings that are both nurses and patients.
>
> **… 간호사와 환자 간의 진정한 실재는 … 양자의 변환이다. 함께 있어준다는 것은 의식의 문제이며 간호사와 환자 두 전체론적 존재 속에 반영된다.**
>
> Susan K. Chase, 2001

Being fully present is essential to a transforming relationship. The concept of presence evokes a variety of meaning. It has been described as genuine dialogue, commitment, full engagement and openness, the core element of nursing activity, free-flowing attentiveness, transcendent togetherness, and transcendent oneness (Smith, 2001). Smith suggested that when the nurse considers the patient a "mystery" to be engaged in rather than a "problem" to be solved, the relationship is characterized by presence. Presence is enhanced by the nurse's openness and sensitivity to the other.

온전하고 충실하게 함께 있어주는 것은 변환이 일어나는 관계에 있어 필수적이다. 이 실재의 개념은 다양한 의미를 갖는다. 즉 진심에서 우러난 대화, 헌신, 온전한 몰입과 개방, 간호 활동의 핵심 요소, 자유로이 흐르는 주의력, 초월적인 연대의식 그리고 초월적인 하나 됨으로 기술해왔다 (Smith, 2001). Smith는 간호사가 환자를 해결해야 할 "문제"가 아닌 관계를 맺어야 할 "신비로운" 대상으로서 간주할 때, 그 관계는 함께 실재하는 특징을 갖게 된다. 함께 있어주는 것은 간호사가 개방적이고 다른 사람에 대해 민감할 때 풍부해진다.

Doona, Chase, and Haggerty (1999) summed up their findings regarding presence as demonstrating the uniqueness of both the client and the nurse, connectedness with the client's experience, sensing of the present moment, going beyond scientific data, ***knowing*** what will work and when to act, and the sine qua non: ***being with*** the client. Miller and Douglas (1998) agreed that presence involves putting everything else aside and focusing completely on the client; that is, being with the individual with all aspects of oneself. They saw it as an invitation "to see, to share, to touch, and to hear the vulnerability and suffering of another" (p. 29).

Doona, Chase, 그리고 Haggerty (1999)는, 대상자와 간호사 양자의 독자성, 대상자의 경험과 연결관계 맺음, 현재의 순간을 감지함, 과학적 데이터를 넘어섬, 무엇이 작동할 지와 언제 행동할 지를 **앎**, 그리고 필수불가결한 요소로: 대상자와 **함께 있어줌**에 관한 그들의 연구결과를 요약 하였다. Miller와 Douglas (1998)도 실재가 다른 모든 것들을 제치고, 대상자에게만 완전하게 초점을 두는 것임을; 다시 말해서, 그 자신의 모든 국면을 그 개인과 함께 있어준다는 점에 동의 하였다. 그들은 이것이 "보고, 나누고, 만지고, 그리고 다른 사람의 연약함과 고통을 듣기 위한" 초대로 보았다 (p. 29).

Melnechenko (2003) described Rosemarie Parse's concept of true presence as a way of being that values the other's dignity and freedom to choose and is more than caring or active listening. Melnechenko concluded that "true presence creates the opportunity for nurses to go where the patient is in life, to learn about the experience of health as it is defined and lived, and to work with patients as they choose the meaning of the situation" (p. 23). This intent is consistent with that of nurses practicing within the context of health as expanding consciousness.

Melnechenko (2003)는 Rosemarie Parse가 말한 진정한 실재란 다른 사람의 존엄성과 선택의 자유에 가치를 두고 돌보거나 능동적인 경청 이상으로 존재하는 방식이라 하였다. Melnechenko는 "진정한 실재(진정으로 함께 있어준다는 것)는 간호사가 환자의 삶이 있는 그곳에 가서, 정해져 살아온 그대로의 건강 경험에 관해 배우고, 환자가 처한 상황의 의미를 선택하도록 함께 일할 수 있는 기회를 만드는" 것으로 결론지었다 (p. 23). 이런 의도는 의식확장으로서의 건강의 맥락에서 실무 하는 간호사의 그것과 일치한다.

As previously noted, consciousness pervades all things (Bentov, 1977; De Quincey, 2005; Gilbert, 2006; Muses, 1978). According to De Quincey, the way of knowing all levels of consciousness is by "a form of non-sensory, non-linguistic connection through ***presence*** and ***meaning***, rather than through mechanism or exchange of energy" (p. 2, emphasis added). Thus any comprehensive investigation of consciousness must include an ***engaged presence*** of being-in-relationship (p. 27). There is also a sense of purposefulness in this type of relationship.

전에 언급한 것처럼, 의식은 모든 것에 충만하다 (Bentov, 1977; De Quincey, 2005; Gilbert, 2006; Muses, 1978). De Quincey에 따르면, 모든 수준의 의식을 아는 방법은 "메커니즘 또는 에너지의 교환을 통한 것이라기 보다는 **함께 있음**과 **의미**를 통한 비-감각적, 비-언어적 연결 형식"에 의한 것이다 (p. 2, 강조부분 추가됨). 따라서 어떤 것이든 의식에 관한 포괄적인 조사 시에는 필히 관계-맺는-존재로서 **맺어져 함께 있는 것**을 포함해야 한다 (p. 27). 이런 류의 관계에는 목적성에 대한 감각 (목적의식)도 물론 있다.

Presence is a nonsensory prehension of the being of the "other" - the felt enfolding of the "other's" being into a unity that transcends the dichotomy of separate subject and object (De Quincey, 2005, p. 175). As an epistemology of presence, process-oriented intersubjectivity focuses on a deep exploration of relationship. The emphasis is on engagement rather than measurement, on meaning rather than mechanism.

함께 있음이란 "타자"의 존재에 대한 일종의 비감각적 이해이며 - "타자의" 존재가 단일한 것으로 드러나는 것을 느끼는 것은 주체와 객체를 나누는 이분법을 초월하는 것이다 (De Quincey, 2005, p. 175). 실재에 대한 인식론에서와 같이, 과정-지향의 간주관성은 관계에 대한 깊은 탐색에 초점을 둔다. 이는 측정 보다는 맞물려 맺어짐에, 메커니즘 보다는 의미를 강조하는 것이다.

Engaged presence includes and transcends reason and somatic feeling. Words and ideas facilitate instrumental knowing but separate us from intuitive knowing (De Quincey, 2005). Our educational background orients us to the "truth" of propositions but blocks the wisdom of experiential, intuitive knowing. In contrast, recall the maxim of Jose Arguelles, that we should "stand in the center" of our truth. That truth does not exist just for ourselves as individuals but is the essence of our relationships with all things at all times. ***It is essential to being fully present.*** "Truth" is not just the gathering of facts; it is a relationship between the knowing subject and the rest of the unfolding universe (De Quincey, 2005). It involves a vulnerability in the openness needed to find truth.

서로 맺어진 실재는 이성과 신체적 느낌을 포함하고 초월 한다. 말과 아이디어는 도구적 이해를 촉진시키나 우리를 직관적 앎으로부터 분리 시킨다 (De Quincey, 2005). 우리의 교육적 배경은 우리로 하여금 명제들의 "진리"로 이끌긴 하지만 경험적인 지혜와 직관적인 앎을 막는다. 이와 대조적으로, Jose Arguelles의 격언을 상기해보면, 우리는 진리의 "중심에 서야" 한다. 이 진리란 개개인으로서 우리는 단지 우리들 자신만을 위해 존재한다기 보다는 언제나 모든 것과 관계를 맺은 것이 핵심이라는 것이다. **그것은 온전히 함께 있는데 필수적인 것이다.** "진리"란 사실들을 모아놓은 것만은 아니며; 알고 있는 주체와 나머지 펼쳐 드러내는 우주와의 관계인 것이다 (De Quincey, 2005). 그것은 진리를 찾는 데 필요한 개방에 취약하다는 점도 포함한다.

So the world is made of processes, of events, rather than entities (things), and the connections are through meaning (pattern) not located in space. The action of our practice, then, is a letting go and becoming one with the resonance of the universe. De Quincey emphasizes that consciousness does not work like a machine. He makes the case "that when two or more sentient beings engage each other's presence, they know and experience each other mutually through ***direct, unmediated,***

subject-to-subject communion …" (De Quincey, 2005, p. 92, emphasis added).

그러므로 세상은 실체 (사물)이라기 보다는 과정들로, 사건들로 이루어져 있으며, 연결된 관계는 의미 (패턴)을 통해 있는 것이지 우주 속의 어느 장소에 위치하는 것이 아니다. 우리의 실무 활동은, 그렇다면 모든 것을 떠나 보내고 우주의 공명과 함께 하나가 되는 것이다. De Quincey는 의식은 기계처럼 작동하지 않는다고 강조 하였다. 그는 "둘 혹은 그 이상의 지각을 가진 존재가 각각 타자의 실재와 함께 있으면, 그들 서로간에 **직접적이고, 중재되지 않는, 주체-대-주체의 교섭**을 통해 각각 서로를 알고 경험한다…"는 사례를 제시한다 (De Quincey, 2005, p. 92, 강조부분 추가됨).

There is a kind of knowing beyond intuition that is experiential, a kind of "no-knowledge" that transcends all ideas. One must put aside the objects of rational thought and rely on one's awareness of the ineffable. "No-knowledge is a form of knowing where the knower merges with, or participates with, what is known" (De Quincey, 2005, p. 146). This seems to be what is happening when one feels as ONE with another person. From De Quincey: No-knowledge implies "that knowing and being can blend into a single activity: tuning into the consciousness of the object, literally becoming it by experiencing its experience" (p. 150). (Recall Capasso's sensitivity to her client's anguish in Chapter 4.)

직관을 넘어 하나의 앎의 유형이 존재하는데 이는 경험적인 것으로, 일종에 모든 아이디어를 초월하는 "비-지식"이다. 사람은 반드시 합리적인 사고의 객체들을 옆으로 제껴 놓고 말로 나타낼 수 없는 것에 대해서는 스스로의 자각에 의존해야 한다. "비-지식이란, 알게 된 사람이 알려진 그것과 병합되거나 혹은 함께 참여하는, 앎의 형태다" (De Quincey, 2005, p. 146). 이것은 사람이 다른 사람과 하나(ONE)인 것처럼 느낄 때 일어나는 것처럼 보인다. De Quincey에 따르면: 비-지식이란 "앎과 존재함이 하나의 활동으로 섞일 수 있어서: 객체의 의식 속으로 들어가 조율하고, 그 경험을 겪으면서 사실상 그것이 되어가는 것" 이다.

In the nurse-patient relationship the focus should be on the connection between the two. We are drawn to look at the nurse or patient because they are concrete entities, and we tend to keep them separate by standing outside and viewing. We need to view the relationship from within and recognize the shared consciousness that occurs. As the nurse is fully present with the patient, the meeting forms a new rhythmic pattern of the combined fields. The nurse "hangs in there" and waits for insight to occur. When it does, the nurse can move away and allow the patient to center in the resonating process without the physical presence of the nurse. The pattern of their transformation persists even though they have moved apart.

간호사-환자 관계 속에서 초점은 이 둘 사이의 연결 관계에 두어야 한다. 우리는 간호사나 환자가 구체적인 실체들로 보고 있기 때문에, 그들을 따로 떼어서 그들 밖에 서서 바라보려는 경향이 있다. 우리는 관계를 그 속으로부터 보고 의식 공유가 일어나는 것을 인식할 필요가 있다. 간호사가 온전하고 충실하게 환자와 함께 있음에 따라, 이 만남은 결합된 장의 새로운 율동적 패턴을 형성한다. 이 간호사는 "거기에서 견디고 있으며" 통찰이 생기기를 기다린다. 그렇게 할 때, 간호사는 떠날 수 있고 간호사가 실제 물리적으로 없어도 환자 스스로 공명과정의 중심으로 들어갈 수 있게 된다. 그들의 변환패턴은 그들이 헤어져도 지속되는 것이다.

No-knowledge brings us to nonaction (in contrast to actions aimed at providing a solution to a problem or treating a malady). This means action not as a means to an end, but as its own reward. It is spontaneous and lets things be. Many people make the present moment into a means to an end, but we never experience the future or the past - only the present moment (Donoso, 2003). Reality is in the present. When one looks to the future, one moves away from the present experience. Being fully present in the experience of the present is the crux of unity consciousness and is essential to nursing practice/research. Even though a nurse may apply knowledge from another discipline to alleviate a problem, the overall perspective is one of past-present-future being fully present in the moment.

비-지식은 (문제 해법의 제공 혹은 질병 치료를 겨냥하는 행동들과는 대조적인) 비행동을 가져온다. 이는 행동이란 최후 수단이 아니라, 그 스스로의 보상임을 의미한다. 그것은 자발적이며 사물을 있는 그대로 두는 것이다. 많은 사람들이 현재의 순간을 끝까지 수단으로 만들지만, 우리는 결코 미래나 과거를 체험하지 못하며 - 현 순간만을 체험한다 (Donoso, 2003). 현실은 지금 존재한다. 사람이 미래를 바라볼라치면 지금의 체험으로부터 멀리 떠나는 것이다. 지금의 체험 속에 온전하고 충실하게 실재하는 것은 단일 의식의 가장 중요한 점이자 간호학의 실무/연구에 필수불가결한 것이다. 간호사는 문제를 완화시키기 위해 다른 학문분야의 지식을 응용할 수 있다 하더라도, 이 전반적인 시각은 그 순간 과거-현재-미래의 온전하고 충실하게 실재하는 하나인 것이다.

Donoso (2003) cites Eckhart Tolle as encouraging a walk in nature with a mind that has become quiet - simply alert presence- pointing to consciousness that is nonconceptual. This relaxed alertness makes it possible for the true presence of being with another to occur. The present -this moment now- is the source of all reality. My experience recently with a woman who has a form of dementia emphasized that for her there is no past or future, only the present. Caregivers need to be aware of the need to be fully present in the present.

Donoso (2003)는 Eckhart Tolle를 인용하면서, 침묵하면서 걷도록 하는 것 - 그저 정신을 차리고 함께 있어 주는 - 의식으로 향하도록 하는 것이 비 개념적이라 하였다. 이 느긋한 경계심이 다른 사람과 진정으로 함께 있어줄 수 있게 한다. 이 현재가 -바로 지금 이 순간이- 모든 현실의 근원이다. 치매기가 있던 여성과 있었던 나의 최근 경험 역시 그녀에겐 과거나 미래가 전혀 없고 오직 현재만이 있음을 강력히 시사하고 있다. 돌봄제공자는 현재 지금 이순간에 온전하고 충실하게 현존해야 할 필요성에 주의를 기울일 필요가 있다.

What is involved in transforming presence is becoming ***one with the client.*** This involves letting go of external time and the constraints it imposes on nursing tasks. One must let go and be fully present in the moment. Previously I have stated that consciousness is the informational capacity of the system, and we have sought to identify the evolving pattern of that information. Uncovering patterns has been helpful in understanding the client's situation and in helping the client to gain insights regarding his or her action potential. But becoming one with the client goes beyond pattern identification and is evidence of the unitary transformation taking place.

변환이 일어나도록 함께 있다는 것은 **대상자와 하나**가 되어가는 것이다. 이는 외부 시간과 간호사가 해야 할 과제로 인한 제약도 떨쳐버리는 것이다. 누구나 반드시 그 순간 속으로 가서 온전하고 충실하게 실재해야 하는 것이다. 예전에 나는 의식이 시스템의 정보능력으로, 이 정보의 진화하는 패턴을 확인하고자 시도했었노라 했다. 패턴을 드러내어 밝히는 것은 대상자가 처한 상황을 이해하고, 대상자로 하여금 그(녀) 자신의 행동 잠재력에 관한 통찰을 얻도록 도와준다. 그렇지만 대상자와 하나가 되는 것은 패턴확인을 너머서는 것이며 바로 이 단일한 변환이 일어나고 있다는 증거다.

Falkenstern (2003) described this feeling of oneness with clients as one of timelessness. In her study of the process of the nurse-client relationship with families who had a child with special health-care needs, she deliberately set aside all other commitments and totally focused on the family and their concerns. As she was able to relax into the process of relating to clients, she and the family-client connected rhythmically and timelessly, allowing insights to arise. She recalled, "One does not practice nursing ***using*** this theory [health as expanding consciousness]. One embodies the theory; the theory becomes a 'way of being' in presencing with the client" (p. 213). She concluded that this experience of oneness and transformation is crucial to the nurse-client relationship in the exploration of potential change. The nurse-client dialogue gives the family an opportunity to tap into the implicate order.

Falkenstern (2003)은 대상자와 하나된다는 이 느낌은 일종의 초시간적인 것이라 하였다. 특수 건강관리욕구가 있는 어린이 가족과의 간호사-대상자관계 과정연구에서, 그녀는 신중하게 다른 해야 할 모든 것을 제쳐 두고 전적으로 그 가족과 그들의 관심사에 초점을 집중하였다. 대상자들과 관계를 맺는 과정 속으로 느긋하게 들어갈 수 있었기 때문에, 그녀와 그 가족-대상자는 리듬 있고 무한히 연결되면서, 통찰이 일어났다. 그녀는 다음과 같이 회상 하였다. "사람이 이 이론 [의식확장으로서의 건강]을 **사용하여** 간호를 하지 않아요. 사람이 이 이론을 구체적으로 구현하기에; 이 이론은 환자와 함께 있으면서 '존재의 방식'이 되어 버리는 것이지요" (p. 213). 그녀는 잠재적 변화를 탐색하는 데 이 하나됨과 변환의 체험이 간호사-대상자 관계에 결정적으로 중요하다는 결론을 내렸다. 이 간호사-대상자 대화는 그 가족에게 내재 질서와 접촉할 수 있는 기회를 준다.

In this paradigm of interconnectedness in which relationship comes first, each of us is a center of the vast network surrounding us, a node in the complex web of life. In this way, each of us is the center of convergence of the resonant field (Refer again to Figure 4-2). One person can know another by engaging her or his presence. Participating in storytelling is a way to evoke meaning because it engages both the storyteller and the listener in shared, common experiences. It is possible to come to know another without words - someone, perhaps, who cannot speak:" … one can reach all creatures by a direct connection, consciousness to consciousness, without having to reach the person or creature through his or its body and by means of the senses" (Khan, 1978, p. 12). Pharris (personal communication) shared, "I was keenly aware that I can come to know another without words-that I can resonate with and come to know someone who cannot speak. I need to start with my intention to begin with what is important to the person. If someone can speak, then storytelling centered on what is meaningful is helpful. Somehow that beginning piece of honoring what is important to the person, rather than coming in with a preconceived notion of what is going to happen or be done needs to be emphasized."

관계를 가장 우선시 하는 이 상호연결성의 패러다임 속에서, 우리 각각은 우리를 둘러싼 광대한 연결망의 중심이자, 복잡한 생명 그물망 속의 한 마디다. 이 방식으로, 우리 각각은 공명하는 장이 수렴하는 중심인 것이다 (그림 4-2 다시 참조). 한 사람은 그(녀)의 실재와 함께 맺어짐으로 다른 사람을 알 수 있다. 이야기에 함께 참여하는 것은 의미를 이끌어 내는 방법인데 이는 화자와 듣는 이가 함께 공통의 체험 속에 있기 때문이다. 다른 사람을 말없이 이해하는 것도 가능하며 - 아마 말을 할 수 없는 사람도 있겠다: "… 사람은 모든 피조물과 직접적인 연결로, 의식 대 의식으로, 그(것)의 몸과 감각들로 사람이나 피조물에게 다가가는 일 없이도, 도달할 수 있다" (Khan, 1978, p. 12). Pharris는 "나는 말 없이도 타인을 알 수 있다는-즉 내가 말을 하지 못하는 사람과도 공명하여 알게 된다는-점에 예의 주시하고 있었지요. 나는 의도적으로 그 사람에게 중요한 것부터 시작할 필요가 있었어요. 만일 누군가가 말을 할 수 있다면, 이야기를 의미 있는 것에 중심을 두면 도움이 되지요. 어쩌면 무엇이 일어난다거나 완수해야 한다는 것에 대한 선입견을 가지고 하는 것보다는, 그 사람에게 중요한 것을 존중하는 식으로 시작하는 것을 강조할 필요가 있더군요" 라 이야기 하였다 (개인적 의견 교환).

Expansion of consciousness is seen as deepening of meaning: Endo (1998), based on her experience of caring for persons with cancer, asserted that expanding consciousness is the accumulation of meaning and that any striving at any stage is an important learning opportunity to develop a higher level of consciousness. Practicing nurses learned "that meaning in nursing situations was not ***out there***, but was created in the client-nurse relationship as it was unfolding" (Endo, Suzuki, and Ohmasa, 2005, p. 114). This experience reinforced Endo's earlier assertion of this process as a meaning-making-transformative process.

의식의 확장은 의미의 심화처럼 보인다: Endo (1998)는 암 환자를 돌보던 자신의 경험에서 의식확장이란 바로 의미의 축적이며 어느 단계에서 어떤 노력도 보다 높은 의식수준으로 가기 위한 학습기회라 주장 하였다. 실무 간호사들은 "간호 상황 속에서 의미가 **밖에** 존재하는 것이 아니라, 간호사-대상자 관계 속에서 그것이 드러남에 따라 창조되었음을" 배웠다 (Endo, Suzuki, and Ohmasa, 2005, p. 114). 이 경험은 Endo가 예전에 이 과정을 의미를-만들어가는-변환적 과정이라고 한 주장을 재강조한 셈이다.

De Quincey (2005) refers to sequential events as the passing on of meaning. The body is an information processor, but more than that, a meaning processor. According to De Quincey, the feeling body is:

De Quincey (2005)는 일련의 사건들을 의미가 지나가는 것으로서 언급한다. 몸은 정보 처리기이고, 그리고 더 나아가, 의미의 처리기이다. De Quincey에 따르면, 느끼는 몸은:

- Constantly exchanging information and meaning with the environment.
- Sensitive to messages from the environment.
- A discourse of meaning in dialogue with the world (p. 159).
- 꾸준하게 주변 환경과 정보와 의미를 교환하며,
- 환경으로부터의 메시지에 민감하고,
- 세상과의 대화 속에서 의미에 대해 담론을 한다.

This process has been called emotional resonance, which connects all sentient beings (Kohanov, 2003).

이 과정을 정서적 공명이라 불리는데, 이는 모든 지각 있는 존재를 연결시킨다 (Kohanov, 2003).

The transforming presence that is nursing practice and research has been viewed as a partnership (Jonsdottir, Litchfield, and Pharris, 2003): "The nurse's presence is a fully open caring attentiveness to whatever emerges in the nurse-client relationship … Possibilities for action surface through this unfolding dialogue between nurse and client. They are not solicited or prearranged by the nurse, but emerge as each person uniquely contributes to the dialogue" (pp. 54-55). The partnership ends when the projected actions are explicated retrospectively, indicating how each will move on. Pharris related an example from her practice in which she, as a nurse who was experienced and knowledgeable about recovery from sexual abuse, approached with unconditional acceptance a client who had been sexually abused and assisted her in focusing on the meaning of the experience:

변환을 가져오는 이 함께 있어줌은 곧 간호 실무와 연구를 동반자관계로 본다 (Jonsdottir, Litchfield, and Pharris, 2003): "간호사가 함께 있어준다는 것은 간호사-대상자 관계 속에서 무엇이 일어나든 온전하게 열어 놓고 돌봄에 주의를 기울이는 것이다 … 행동 가능성은 이 간호사와 환자 사이에 펼쳐지는 대화를 통해 표면으로 떠오른다. 그것은 간호사가 간청하거나 예정했던 것이라기 보다, 각자가 대화에 독특하게 기여 함으로서 드러나는 것이다" (p. 54-55). 이 동반자 관계는 앞으로 행동을 회상하여 해석될 때, 즉 각자 어떻게 움직여 갈 것인가가 분명해질 때 끝이 난다. Pharris는 성적 학대로부터의 회복에 관한 경험과 식견이 풍부한 간호사로서, 성적 학대를 받았던 환자를 무조건 수용하면서 그녀 경험의 의미에 초점을 두도록 도와주었던 실무 사례를 들어 설명하였다:

" … I was able to offer her a variety of supportive referrals to choose from. However, what she expressed as being most important was having someone to talk with who obviously cared and who had no ulterior motives or prescribed expectations of what she should do. I concentrated on listening to her and to fully attending to what she presented as meaningful to her" (p. 58).

" … 나는 그녀가 선택할 수 있는 여러 도움될 만한 참고인들을 제공할 수 있었어요. 허나, 그녀의 표현에 따르면 그녀가 가장 중요하다고 여긴 것은, 확실하게 돌보아 주며, 숨겨진 저의나 그녀가 무엇을 어떻게 해야 한다는 것과 같은 처방적 예상을 전혀 가지지 않고, 단지 이야기를 나눌 사람이었지요. 나는 그녀 얘기를 경청하는데 집중하고 그녀가 의미있다고 표현하는 그것에 온전히 주의를 기울였어요" (p. 58).

The partnership lasted several months. At termination, the client had gained insight about the experience, recognition of her strengths, and how she had been isolated from the community around her. She had begun making changes to connect with her community. This example illustrates the availability of the nurse with information that can be shared to advance the moment.
이 협력 관계는 수 개월 동안 지속 되었다. 마지막에, 이 대상자는 그 경험과, 그녀 강점의 인지, 그리고 자신이 주위 공동체로부터 어떻게 고립 되어 있었는지에 관한 통찰을 얻었다. 그녀는 공동체와 다시 연결관계를 맺기 위한 변화를 만들어내기 시작 하였다. 이 사례는 그 순간을 진전시키기 위해 함께 나눌 수 있는 정보를 가진 간호사가 얼마나 유용한지를 말해준다.

Litchfield, too, shared a summary of her partnership with a young mother with five small children, one of whom had experienced multiple, chronic medical diagnoses with repeated exacerbations. It was clear that the episodic care by traditional medical care facilities was unable to address the totality of the situation. Through her interaction with the family over a period of seven visits, they were able to grasp the meaning of the overall pattern of the family's relationships and to gain insight regarding actions to be taken, with the mother seeing her way clear to take charge of her everyday activities with increased vitality. Litchfield learned a year later that the mother's intended actions had been pursued and that "the predicament that had been so devastating and immobilizing had become a fleeting moment in life's trajectory" (p. 59). She concluded that the significance of the partnership continued to unfold over time.

Litchfield 역시 다섯 명의 어린이를 둔, 그들 중 계속해서 여러 악화되는 만성 질병 진단을 받은 아이가 있는, 젊은 어머니와 함께 한 동반자관계 경험을 나누었다. 전통적인 의료 시설에서 사건이 생길 때마다 하는 치료로는 총체적 상황을 다룰 수 없음은 분명하다. 일곱 차례를 방문하는 동안 가족과 맺은 상호작용을 통해, 그들은 가족의 상호관계에 대한 전반적인 패턴의 의미를 파악하게 되었고 어머니가 보다 활기차게 그녀의 일상적인 일을 떠 맡을 수 있는 길을 분명하게 보게 됨으로써, 해야 할 행동이 무엇인가에 대한 통찰도 얻을 수 있었다. Litchfield는 일년 후에 그 어머니가 의도했던 행동들을 하고 있고 "그렇게도 작렬하게 사람을 묶어놓았던 곤경이 삶의 궤적 속에서 날아가 버린 순간이 되어버렸음을" 배웠다 (p. 59). 그녀는 동반자관계의 중요성은 시간이 지나면서 계속 드러나게 된다는 결론을 내렸다.

Jonsdottir described an engagement with a couple facing challenges related to the wife's breathing difficulties. The interpersonal conflicts among family members were so intense and the problems so extensive that the nurse doubted her ability to make a difference, but she was committed to staying with the client with the intent to understand the flow of the dialogue and clarify as needed. By the fourth visit a major change had occurred in the interpersonal relationship of the couple and in their relationships with their children. They had made plans to stop smoking and demonstrated a willingness to incorporate the disease condition in their way of life. It became apparent that ***knowing*** what to do (as a nurse) was transcended by ***being fully present***. The process opened the family to the experience. As they became aware of what was happening, they were able to choose. This does not negate the specialized knowledge that the nurse brings to the partnership but illustrates its secondary nature to the unitary, transformative presence of the implicate order." … it is when actions bring coherence to the whole of patients' lives that the transformative nature of changes is revealed …" (Jonsdottir, Litchfield, and Pharris, 2004, p. 4).

Jonsdottir는 부인의 호흡 곤란에 직면했던 한 부부와 함께 했던 것을 밝혔다. 식구들 간에 상호작용 갈등이 아주 심했고 문제들도 너무 광범위해서 간호사는 무슨 차이를 낼 수 있을지 자신의 능력에 회의를 가졌지만, 대화의 흐름을 이해하고 필요한 것을 분명하게 밝혀보려는 의도를 가지고 그 대상자와 함께 하기로 결심하였다. 네 번째 방문 시에 부부 사이와 이들과 자녀들 간에 중요한 변화가 일어났다. 그들은 금연 계획을 세웠고 그들 삶 속에서 그 질병 여건을 통합하려는 의지를 보여 주었다. **온전하고 충실하게 함께 있어줌**이 (간호사로서) 해야 할 무엇을 **아는 것**을 초월 했음이 분명해졌다. 이 과정은 이 가족에게는 경험으로 향한 문을 열었다. 일어났던 일들에 대해 자각하게 되면서, 그들은 선택을 할 수 있었다. 이는 동반자관계를 맺은 간호사의 전문 지식을 무시한다기 보다는, 내재질서의 단일하고, 변환적인 실재에 대해서 보면 이차적인 본성임을 나타내는 것이다. "… 행동이 환자들의 전체적인 삶과 부합될 때 변화에 대한 변환적인 본성이 드러난다…" (Jonsdottir, Litchfield, and Pharris, 2004, p. 4).

TRANSCENDING RELATIONSHIP
초월이 일어나는 관계

Nurses who thrive in relationship with clients in hospice and other situations of terminal care reveal the ***sacredness of the ordinary*** and the ***timelessness of the present*** in their work (Lamendola, 1998). Rather than being "burned out" by the strenuous demands of this work, these nurses related how they were nourished and rewarded by their relationships with the patients. A complete elaboration of Lamendola's research was cut short by his untimely death, but his beginning summary gives a glimpse of the essence of his findings:
호스피스와 다른 말기환자 간호 상황에서 대상자들과의 관계를 키워가는 간호사들은 그들 직무 속에서 **평범함의 신성함**과 **현재의 초시간성**을 드러낸다 (Lamendola, 1998). 이 간호사들은 일에서 오는 힘든 요구로 "소진하기" 보다는, 환자들과의 관계 속에서 보상을 얻고 성장을 할 수 있는 관계를 만들었다. Lamendola의 연구는 그의 때아닌 죽음으로 인해 끊겼지만, 그가 요약한 서두는 그의 연구 결과의 진수를 어렴풋이 볼 수 있게 해준다:

> The nurse participates with the client in interpenetrating energy fields and expanding consciousness. Both are changed in the relational nature

of nursing. The nurse helps through his or her being that goes beyond the doing of tasks that need to be accomplished.
간호사는 환자와 함께 상호 침투가 일어나는 에너지의 장과 의식확장에 참여한다. 양자는 간호의 관계적 본성 속에서 변화한다. 간호사는 달성해야 할 필요가 있는 과제를 너머 그(녀)가 존재함으로 돕게 된다.

This research began by exploring the possibility that pattern would become apparent for nurses who enjoyed and thrived in their hospice or HIV/AIDS work. What emerged during data analysis was a portrayal of the dimensions of the nursing relationship, dimensions that help to illuminate the theory of nursing based on a concept of health as expanding consciousness. These dimensions are identified as: relatedness, presence, timelessness, ordinariness, and sacredness.

이 연구는 호스피스나 HIV/AIDS 관련 직무를 즐기며 발전시켰던 간호사들에게 분명하게 나타날 수 있는 패턴 가능성을 탐색하면서 시작 되었다. 데이터 분석에서 드러난 것은 의식확장으로서의 건강 이론 개념에 바탕을 둔 간호 이론을 밝히는 데 도움이 되는 차원들과, 간호관계에 대한 그 차원들을 그려내는 것이었다. 이러한 차원들은: 관계 맺음, 함께 있어줌/실재, 초시간성, 평범함, 신성함과 같은 것들이었다.

Relatedness. Partnership was expressed by the nurses as mutuality and interconnectedness in the nurse-client relationships. The relational nature of nursing practice was very apparent in each nurse's story.

관계 맺음. 동반자관계란 간호사가 표현한 것으로 간호사－대상자 관계 속에서의 상호성과 상호연결성임. 간호실무의 이 관계적 본성은 개개 간호사의 이야기 속에 아주 분명히 드러남.

Presence. Presence was seen as a "feeling with the other" through listening and physical touch. There was an ease and comfort with the rhythm of their clients in their dying. Presence was also seen as expressions of compassion: being with others in their suffering.

함께 있어줌/실재. 함께 있어주는 것은 경청과 신체적 접촉을 통해 "다른 사람과 함께 느끼는" 것으로 봄. 임종 시에는 대상자들의 리듬에 맞는 편안함과 위로가 있음. 실재는 또한 동정심의 표현으로: 타인의 고통에 함께 하는 것으로 봄.

Timelessness. Closely tied to presence was a timelessness when the nurse was with a client. The nurse's being in the temporal present and being in the moment with each client was evident, as if there were no distractions-only a sense of being.

초시간성. 함께 있어주는 것에 밀착되는 것이 초시간성인데 이 때는 간호사가 대상자와 함께 있을 때임. 간호사가 지금 현재 존재함과 개개 대상자와 그 순간 존재함이 마치 아무런 혼란도 없이-다만 존재감만이 있는 것처럼 분명해짐.

Ordinariness. The work had a quality of ordinariness to it: Routine and mundane activities repeated over and over again. Yet there was a paradoxical experience of extraordinariness that arose from these routine activities.

평범함. 그 일 자체는 평범함: 판에 박히고 세속적인 활동들이 계속 해서 반복됨. 하지만 이런 판에 박힌 활동들로부터 일어난 비범함의 역설적인 경험도 있었음.

Sacredness. In the midst of the ordinariness, the nurses expressed a sacredness about the work. They saw their work as a privilege and a calling, as an expression of love (Lamendola, 1998, pp. 64-65).

신성함. 평범함의 한 중심에, 간호사들은 그 작업의 신성함을 표현함. 그들은 자신들의 일을 특권이자 소명으로, 사랑의 한 표현으로서 봄 (Lamendola, 1998, pp. 64-65).

Previously Lamendola stated that burnout occurs when the value structure of the caregiver leads to expectations that cannot be met. This view helps to explain why nurses who have let go of a concept of health that means absence of disease are able to find meaning and reward in the process of dying. The situation offers an opportunity to contemplate the meaning of living and dying and makes it possible to transcend the physical limitations of the body and experience the boundarylessness and timelessness of the human spirit.

Lamendola는 예전에 소진은 돌봄 제공자의 가치구조 상 기대를 충족시킬 수 없다 할 때 생긴다고 하였다. 이 관점은, 질병 없음이 건강이라는 개념에서 떠난 간호사들이 왜 임종과정에서 의미와 보상을 찾을 수 있는지를 설명하는데 도움이 된다. 이런 상황은 삶과 죽음의 의미를 관조할 수 있는 기회가 되며 몸의 물리적 한계를 초월하게 하고 인간 영혼의 무한성과 초시간성을 경험할 수 있게 한다.

The centrality of mutual process to the theory of HEC requires a method of study that captures the nature of the relationship. The research allows the process to unfold in a natural way.

HEC의 이론에 대한 상호과정의 중심성은 이런 관계의 본질을 포착할 수 있는 연구 방법을 필요로 한다. 이 연구는 자연스러운 방법으로 그 과정을 드러내도록 허용해 준다.

Chapter 06

Beyond Method
방법 너머에 있는 것

... it is we ourselves ... who in our own bodies are the best and most sophisticated technology there is - we are the path beyond technology.

... 우리 자신은 ... 우리 몸 속에 있는 자이며 가장 좋고 가장 정교한 기술 그 자체이다 - 우리야말로 기술 너머에 있는 바로 그 통로인 것이다.

Jose Arguelles, 1987

Bortoft (1996) reminded us that the true order of the world is found by going beyond the senses, and even sometimes by going against the established relationships. The data of DIY early study of time perception across the life span ran counter to the established changes in physiology regarding aging,[1] but when viewed from the standpoint of HEC, they could be seen as having new meaning (Newman, 1987). The theory does not simply rearrange parts but reveals a new meaning, which cannot be derived from the old perspective. From Bortoft: "When we recognize this transformation of the facts, we discover for ourselves the primacy of meaning …" (p. 160). We are seeing differently instead of seeing different things. In viewing a patient's situation, we see differently because of the difference in our concept of health.

[1] Physiology would predict a slowing down of the biological clock with aging (diminishing perceived time per clock unit); the data indicated an expanded present (increased perceived time per clock unit).

Bortoft (1996)는, 세상의 진정한 질서는 감각 너머로 갈 때에, 그리고 때로는 기존의 관계들에 대항할 때 찾을 수 있음을, 우리에게 일깨워 주었다. 전체 생애 기간 중 시간 인식에 대한 DIY 초기 연구 데이터는 생리학에서 노화와 관련된 기존의 변화에 위배되지만,[1] HEC의 관점에서 보면, 이들은 새로운 의미가 있는 것으로 볼 수 있다 (Newman, 1987). 이 이론은 부분들을 단지 재정리하는 게 아니라, 낡은 시각에서 유추해낼 수 없는 새로운 의미를 드러낸다. Bortoft는 이렇게 이야기한다: "이런 사실들의 변환을 인식하면, 우리는 우리 자신이 의미의 가장 원초적인 것임을 발견하게 된다 … (p. 160). 우리는 다른 것들을 보는 게 아니고 달리 보는 것이다. 환자가 처한 상황을 바라보는 것도, 우리가 가진 건강개념의 차이 때문에 다르게 보는 것이다.

The life sciences deal with three kinds of knowledge: the biological (sensory), the mind (symbolic), and the subtle (trans-symbolic). Knowledge of the subtle is direct and cannot be mediated by symbols (words). It grasps reality as a whole: " … the subtle level can never be entirely understood through the concepts, logic, and thought of the mental level. To reach such understanding requires direct access, insight, or transcendence to the subtle level" (Friedman, 1990, p. 106). But recognizing the value of each, Lindbergh (1972) viewed sensory and extrasensory information as different faces of each other. For example, refer again to Capasso's story of her patient who experienced emotional release in tears and physical relief in the loss of fluid in her leg.

---

1 생리학에서는 노화와 함께 생물학적 시계가 느려지는 것을 예측할 수 있으며 (매 시계시간 단위당 인식 시간이 줄어드는); 이 데이터는 현재가 확장되었음을 나타낸다 (매 시계시간 단위당 인식 시간이 늘어나는).

생명 과학은 세 가지: 생물학적 (감각적), 마음의 (상징적), 그리고 미묘한 (초-상징적) 지식을 다룬다. 미묘함의 지식은 직접 상징 (말)을 통해 전달할 수 없다. 그것은 현실을 전체로서 파악하는 것으로: "… 그 미묘한 차원은 개념, 논리, 그리고 정신적 수준의 생각을 통해 결코 완전하게 이해될 수 없다. 그러한 이해를 하려면 직접 다가가는 것과, 통찰, 또는 그 미묘한 수준으로의 초월을 필요로 한다" (Friedman, 1990, p. 106). 허나 이 각각의 가치를 인식하는 것에 대해, Lindbergh (1972) 는 감각적이고 초감각적 정보를 각각 서로 다른 면으로서 보았다. 예를 들면, 눈물 속에서 정서적인 해방과 다리에 체액이 빠지면서 신체적 안정을 경험한 Capasso의 환자 이야기를 다시 참조해 볼 수 있다.

Being able to see pattern is crucial to the nursing process. We usually think of numbers as quantitative, but the essence of number is qualitative, and the relationship between two numbers (a fraction) is the beginning of pattern (Muses, 1972, p. 111). On the other hand, the volume of a container (a quantitative indicator) says nothing about the quality of its contents and does not reflect pattern. Muses (p. 325) declared that "The science of quantity and the science of wholeness are incommensurable." He maintained that both are true -in that they reveal different aspects of nature- but incommensurable and, therefore, cannot be in competition with one another. The problem-solving approach in traditional nursing research is primarily quantitative, whereas the emphasis on evolving pattern is a qualitative reflection of wholeness.

패턴을 볼 수 있다는 것은 간호 과정에서 결정적으로 중요하다. 우리는 대개 숫자를 양적인 것으로 생각하지만, 수의 본질은 질적인 것이며, 두 수간의 관계 (분수)가 바로 패턴의 시작이다 (Muses, 1972, p. 111). 한편, 그릇의 체적은 (양적 지표) 그 내용물의 특질에 관해 아무런 말이 없으며 패턴도 반영하지 않는다. Muses (p. 325)는 "수량에 대한 과학과 전체성에 대한 과학은 같은 기준으로 가름할 수 없다" 했다. 그는 양자 모두 진실이며 -자연의 서로 다른 측면을 드러내기에- 서로 같은 기준으로 가름할 수는 없고, 그러기에, 서로 경쟁할 수가 없다 하였다. 전통적인 간호연구에서 문제해결방법은 일차적으로 양적인 것임에 비해, 진화해가는 패턴에 주안점을 두는 것은 전체성에 대한 질적인 반영이다.

A shift of axis in a geometrical figure (Fig. 6-1) is a helpful analogy to understanding situations in which clients are confronted with what seems like an immutable pattern. Sometimes all that is needed is a shift in the angle of viewing (like from "smoking is bad for you" to "what is important to you"). In one instance, a mother felt rejected and caged in by her adult children's choice of life style, which was contrary to her teachings. A shift in her own rigidly held values could have broadened her perspective and opened the way for mutual respect and caring.

기하학적 도형 속에서 축을 이동시키는 것은 (그림 6-1) 불변의 패턴처럼 보이는 것에 직면한 대상자들이 처한 상황을 이해하는 데 도움이 되는 비유다. 때에 따라서는 바라보는 각도를 이동시키기만 하면 된다 (마치 "흡연은 해로운 것입니다" 로부터 "당신에게 중요한 것은" 으로 이동 하듯이). 한 예로, 자신의 가르침에 반하는 생활 스타일을 가진 장성한 자녀들에게 버림받고 구속된 듯한 느낌을 가진 어머니가 있다. 그녀 자신이 꿋꿋하게 지니고 있던 가치관을 이동시켰다면 자신의 시각도 넓어지고 자녀와 서로 존중하고 돌볼 수 있는 길도 열렸을 것이다.

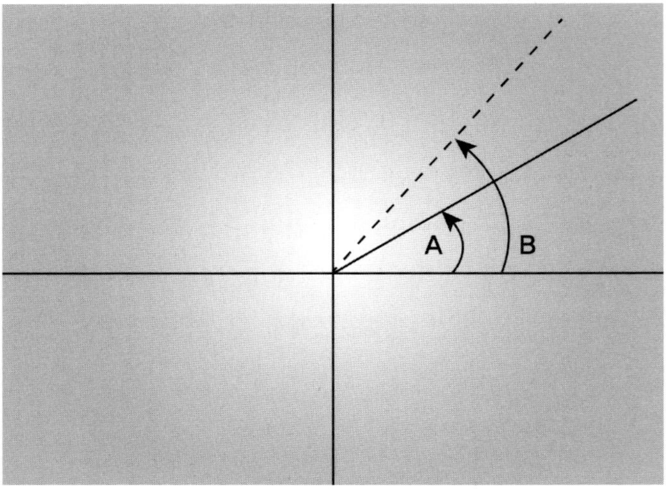

FIGURE 6-1. A shift in the angle of viewing from A to B changes the perspectives.

그림 6-1. 새로운 시각을 가지기 위해 A에서 B로 바라보는 각도를 바꾸기

Empiricism yields a naive accumulation of facts. Rogers (1970) rejected an inductive approach of simply gathering facts and insisted that theory came first. In the paradigm shift epitomized by Copernicus' revelation that the earth orbited the sun, by the time observational evidence confirmed his idea, the data were almost superfluous. Copernicus did not come up with new elements but a new perspective, a new organizing idea that revealed a new pattern of relationships and a new meaning. That's what happens when a nurse resonates with a patient's experience from the standpoint of health as expanding consciousness (HEC). The whole person, not the disease, is the focus of attention and the understanding is different. Here is how a young nurse described her first encounter with HEC:

경험주의는 기껏해야 사실을 순진하게 축적해놓은 것에 지나지 않는다. Rogers (1970)는 단지 사실들만을 수집하는 귀납적 접근방법을

거부하고 이론이 먼저라고 주장 하였다. 코페르니쿠스가 지구가 태양 주위 궤도를 돈다고 밝힌 것과 같은 패러다임의 이동은, 그 당시 관측 증거로 그의 생각이 옳았음을 확증한 것이지, 데이터는 거의 불필요 했다. 코페르니쿠스는, 새로운 요소가 아니라 새로운 시각, 곧 관계에 대한 새로운 패턴과 새로운 의미를 드러낸 새롭게 만든 아이디어로 접근한 것이다. 이런 일은 간호사가 의식확장으로서의 건강 (HEC)의 관점에서 환자의 체험과 공명을 할 때 일어난다. 질병이 아닌, 온전한 사람이 바로 관심의 초점이며 이해한다는 것은 다른 문제이다. 여기 한 젊은 간호사가 HEC과 어떻게 처음 접하게 되었는지 기술하고 있다:

> My first experience with health as expanding consciousness (HEC) began with a research project involving Hmong women with diabetes. The Hmong were U. S. allies during the Vietnam War and fled to the U. S. as refugees in 1975. I am one of these refugees myself. I can speak, read, and write Hmong. These skills had made it easy for me to do health education with the Hmong in the past: I would basically take on a prescriptive role, telling the people what they should do to regain or maintain health. My view of health was that it was something good, not to be lost, but, if one does lose it, then one must do something to get it back. Illness was always bad and was to be avoided. This mindset made it easy for me to label diabetic Hmongs who experience complications as noncompliant. This label somehow relieved me of further responsibility to these patients. However, after I had immersed myself in HEC …, I quickly discarded this mindset. I began to wonder if there was something in the Hmong women's lives that would teach me to be a better nurse instead of just someone who is quick to apply the label noncompliant. Thus began my journey with practicing nursing with HEC. I interviewed two Hmong women with diabetes. I asked

the women, "What is the most important person or event in your life?" In the process of answering this simple question, one Hmong woman underwent a transformation, which made me feel the awesome power of HEC. This feel for the force of HEC made me undergo a transformation: I became a firm believer in its power to heal, not in the traditional sense of making illness absent, but in the sense of making life have meaning for the patient and the nurse even in the face of what we traditionally define as illness.

의식확장으로서의 건강 (HEC)에 관한 나의 첫 경험은 당뇨병이 있는 몽족 (Hmong; 북베트남 및 남중국 지역에 거주하는 종족) 여성에 관한 연구 프로젝트에서 시작 되었다. 이 몽족은 베트남 전쟁 중에 미국의 동맹이었고 이 여성은 1975년에 미국으로 이주한 난민이었다. 나 자신 역시 이런 난민 중 한 사람이었다. 나는 몽족 말을 하고, 읽고 쓸 수 있었다. 이런 기술이 있었기에 난 과거 몽족에게 건강교육을 쉽게 시킬 수 있었다: 나는 기본적으로 처방도 해야 하는 입장으로, 그들에게 건강을 유지하고 회복하기 위해 어떻게 해야 할 지 얘기 해주었다. 나는 건강은 잃으면 안 되는 좋은 것이며, 사람이 건강을 잃으면 그것을 되찾기 위해 반드시 무엇이든 해야만 한다는 관점을 가지고 있었다. 질병은 언제나 좋지 않은 것으로 피해야만 하는 것이었다. 이런 마음가짐은 나로 하여금 내 말을 따르지 않아 합병증을 겪고 있는 몽족 당뇨 환자를 쉽게 낙인 찍게 만들었다. 이렇게 낙인을 붙이면 이들 환자들에 대한 책임감을 다소 경감 시켜주었다. 그러나, 나 스스로가 HEC에 빠져든 후에 ..., 나는 재빨리 이런 마음가짐을 버렸다. 내가 만일 이 몽족 여성이 내 말을 고분고분 따르지 않는다는 낙인을 쉽게 붙일 수 있는 사람이 아니고, 오히려 그녀의 삶 속에 내가 보다 나은 간호사가 될 수 있도록 가르쳐 줄 무언가가 있다면 어찌 될 것인지 생각했다. 이에 따라, HEC와 함께 간호 실무의 길을 걸어가는 나의 여정이 시작 되었다. 나는 당뇨병을 앓고 있는 두 몽족 여성을 인터뷰 하였다. 나는 그들에게 "살아 오면서 당신들에게 가장 중요했던 사람이나 사건이 무엇인가요?" 라고 물어 보았다. 이 단순한 질문에 대답 하는 과정에서, 한 몽족 여성은, 나에게 HEC의 이 놀라운 힘을 느끼게 하는, 변환을 경험하였다. 이 HEC의 위력에 대한 느낌은 나도 변환을 겪게 만들어 주었는데: 질환을 없이 하는 전통적인 측면에서가 아니라, 우리가 전통적으로 질환이라고 본 것이 목전에 있음에도 불구하고 환자와 간호사의 삶이 의미를 갖도록 만들어가는 측면에서 그 치유력에 대해 확고한 신봉자가 되었다.

I shall call this woman Maisee (pseudonym). Maisee kept telling me in the first interview that she wanted to kill herself because there was nothing to live for. In the second interview, she made a 360-degree turnaround, saying she wanted to live after all. She acknowledged that she needed to care for herself and tell health-care providers what she needed. She said she wanted to live to see her children grow up. In describing this transformation, she used the word "pli" (Hmong word implying metamorphosis), likening it to a caterpillar changing into a butterfly. I asked her if she felt my presence had somehow contributed to this metamorphosis. Her reply was, "Yes." This astounding experience is what led me to truly know in my heart, soul, and mind that I had discarded my old mindset for something that is true. Although no scientific tool I know of can measure this truth, this woman and I had experienced an expansion of consciousness (Avonne Yang, personal communication).

이 여성을 Maisee (익명)라 부르기로 한다. Maisee는 첫 인터뷰에서 살아야 할 아무런 이유가 없어서 스스로 죽고자 했다는 말을 계속하곤 하였다. 두 번째 인터뷰에서, 그녀는 360도 자세를 바꾸었고, 결국 그녀는 살고 싶다는 말을 하였다. 그녀는 자신을 보살펴야 할 필요가 있음을 인정 하였고 의료인들에게 그녀가 무엇을 필요로 하고 있는지 말하였다. 그녀는 자녀들이 성장하는 것을 보기 위해 살고자 한다고 하였다. 이런 변환을 설명 하면서 그녀는 "pli (몽족 말로 탈바꿈이란 의미)"라는 말로, 마치 나방으로 탈바꿈하는 번데기에 비유하였다. 나는 그녀에게 내 자신이 그녀와 함께 있어준 것이 그런 탈바꿈에 어떤 영향을 주었다고 느끼는지 물었다. 그녀의 대답은 "그래요" 였다. 이 놀라운 경험은 나로 하여금 진실한 것에 대한 나의 과거 마음가짐을 내버렸음을 나의 심장과, 영혼, 그리고 마음속에 진정으로 알게 해주었다. 내가 알기로는 그 어떤 과학적인 도구로도 이 진실을 측정할 수는 없겠지만, 이 여성과 나는 의식확장을 경험 하였다 (Avonne Yang, 개인적 의견 교환 중에서).

Focus on the whole person reveals the evolving pattern. Here is a synthesis of what a number of HEC scholars had to say about participation in patterning:

사람에게 온전히 초점을 맞추면 진화해가는 패턴이 드러난다. 여기에 수 많은 HEC 학자들이 패턴 형성과정에 참여한 것에 관해 이야기 해야만 했던 내용을 종합한 것이 있다:

Patterning is a process of recognizing and creating meaning in life. It is enduring and evolving. It is a reflection of one's relationships with the significant people in one's life and how those relationships change over time. There is a kind of order inherent in pattern that makes it recognizable but in some sense ineffable. In engaging in the evolving process with clients, we are integral to the process and cannot step outside the process. When we do take the step of describing the evolving pattern in words and diagram, the pattern may appear fixed even though we know it is a living, evolving phenomenon. The words and diagram become metaphors for the pattern - our limited way of conveying the dynamic process. The labeling of pattern with words may mask the specificity of the pattern (as happens in stereotyping). We need to attend to the exactness of the shapes and connections of the relatedness. The dialogue between the nurse and client is a meaning-making, transforming process. [Excerpted from an online dialogue of HEC scholars]

패턴형성과정은 삶 속의 의미를 인지하고 창조하는 과정이다. 그것은 지속성이 있으며 진화해가는 것이다. 그것은 한 사람의 삶 속에서 중요했던 사람들과의 관계와 그 관계들이 어떻게 시간이 지남에 따라 변했는지를 반영하는 것이다. 패턴을 인지할 수 있게 해주는 일종의 질서가 본래 패턴 안에 존재하지만 이는 어떤 면에서 말로 형언할 수는 없다. 대상자와 같이 진화해가는 과정에 함께 할 때, 우리는 이 과정에서 가장 필수적인 것이며 이 과정 밖으로 빠져나갈 수는 없다. 진화해가는 패턴을 말과 도형으로 그리는 단계에 이르면, 우리가 그 패턴이 살아있고 진화해가는 것임을 알고 있어도 고착된 것처럼 나타날 수가 있다. 말이나 도형은 패턴의 은유가 되어 버리기에 - 그 역동적인 과정을 전달하기에는 제한적인 방법이다. 이렇게 패턴을 언어로 라벨을 붙이면 패턴 자체의 특이성을 가릴 수도 있다 (고정관념화가 되는 것처럼). 이 관계 맺음에 대한 정확한 생김새와 연결상태에 주의를 기울일 필요가 있다. 간호사와 대상자 사이의 대화는 의미를-만들어가는, 변환을 일으키는 과정이다. [HEC 학자들과 온라인 대화 중에서 요약한 내용]

The concept of health from the standpoint of HEC has been characterized as dialectic (Litchfield, 1999). It is continuously changing as the client's concept of health interpenetrates with the researcher-practitioner's theoretical perspective. This change is illustrated in Litchfield's relationship with a family in which disease was a major focus; both the mother and the son experienced epileptic seizures that disrupted their lives:

HEC 관점에서 건강 개념은 변증법적인 것으로 특징 지워진다 (Litchfield, 1999). 이것은 대상자의 건강 개념이 연구자-실무자의 이론적 시각과 상호 섞여 스며드는 것처럼 꾸준하게 변화한다. 이런 변화는 Litchfield가, 어머니와 아들 두 사람 모두의 삶을 와해 시킨 간질성 발작을 경험했던, 그 질병이 주 초점이었던 가족과 맺은 관계 속에 잘 설명되어 있다:

Their concept of health centered on a medical perspective of the causation and treatment of epilepsy, in which the father perceived that he had no part. As the nurse-client dialogue about their health circumstances unfolded, the father began to grasp the rhythmic dissonance of the patterns of a stay-at-home mother, a hyperactive son, and the fast-paced father, who was accustomed to the activity of his work world. He saw the role he could play in offering opportunities that would allow the mother the time and space to exercise her own rhythmic (transforming) pattern while providing new father-son opportunities to exercise their own patterns. A new pattern of family relating evolved, one that incorporated the medical meaning of epilepsy within a family-oriented concept of health. This insight was accomplished by the caring dialectic and pattern recognition that took place in the nurse-client dialogue … [which] contained statements of the nurse-researcher merged with statements from the family reflecting their emerging enlightenment

그들의 건강 개념은 간질성 발작의 원인과 치료에 대한 의학적 관점에 집중되어 있었고, 이 때문에 아버지는 그가 간여할 부분은 하나도 없다고 생각했다. 그들의 건강 여건에 대한 간호사 – 대상자 간 대화가 진행되면서, 아버지는 집에-있는 어머니, 발작증세를 보이는 아들, 그리고 자신의 작업환경에서 밴 급한 성미를 가진 아버지의 패턴들 간에 리듬 있는 불협화음을 파악하기 시작 하였다. 그는, 새롭게 아버지-아들의 패턴을 연습할 수 있는 기회를 주는 한편, 어머니에게는 그녀 자신만의 율동적인 (변환을 일으키는) 패턴을 연습할 수 있는 시공간을 제공을 할 수 있는, 역할을 할 수 있으리라고 보았다. 가족간 관계를 맺는 새로운 패턴이 전개되었고, 가족 – 지향적 건강개념 속에 간질에 관한 의학적 의미를 통합한 것이었다. 이 통찰은 간호사 – 대상자 대화에서 일어난 돌봄에 대한 변증법적 논리와 패턴인지에서 일어 났는데 … 이는 그들의 깨달음이 드러나는 것을 반영하는 가족의 진술에 간호사 – 연구자의 진술이 함께 합해진 것이었다 (Litchfield, as reported by Newman, 2002, p. 5).

Nursing researchers no longer need to apologize for not adhering to the dictates of conventional science. Interest-free knowledge is logically impossible, and we are free to substitute explicit interest for implicit ones (Reinharz, 1983). Transformation is inherent in the theory of health as expanding consciousness (HEC). New views and insights emerge in the nurse-client dialogue. The new vision reveals a new pattern of relationships and new meaning. Insight is internal transformation, a form of action, and is a way to conceptualize the outcome of HEC praxis.

간호연구자들은 전통적 과학의 명령에 따르지 않음을 더 이상 사과할 필요가 없다. 관심-없는 지식은 논리적으로 불가능하며, 우리는 명시적인 관심을 묵시적인 것으로 자유로이 대체할 수 있다 (Reinharz, 1983). 변환은 의식확장으로서의 건강 (HEC) 이론 속에 본래 들어있는 것이다. 간호사-대상자 간 대화 속에서 새로운 관점과 통찰은 떠오른다. 이 새로운 비전은 새로운 관계패턴과 새로운 의미를 드러낸다. 통찰은 내적 변환이며, 행동의 형태이자, HEC 프랙시스의 성과물을 개념화 하기 위한 방법이다.

Nursing research focuses on the relational ***process***, not simply the results of the process. We are active participants, not onlookers. Ordinary thinking is already too late to capture the resonance of the process. The role of the practitioner/researcher is reconceptualized from that of a privileged manipulator and translator of expert knowledge to that of a coparticipant who works with client/participants as they seek understanding of their situations. The transformative nature of dialogue is active in this process. According to Bohm (1992), thoughts cannot comprehend the implicate order; they inevitably distort reality. Only the process of thinking, experienced moment-to-moment, can participate in knowing the unknown. The process is ***experienced***, not conceptualized. Thinking about reality never gets us there; our thinking is reality.

간호연구는 관계적 **과정**에 초점을 맞추지, 단순히 이 과정의 결과에 초점을 두진 않는다. 우리는 능동적인 참여자이지, 방관자가 아니다. 통상적 사고방식으로는 이 과정의 공명을 포착하기에는 이미 너무 늦다. 실무자/연구자의 역할은, 특권을 가진 조종자 내지는 전문지식의 해석자에서 그들이 처한 상황에 대한 이해를 추구하는 대상자/참여자로, 재개념화 되었다. 대화의 이 변환적 본성은 이 과정에서 능동적이다. Bohm (1992)에 따르면, 생각으로 내재질서를 이해할 수 없기에; 그것들은 어쩔 수 없이 현실을 왜곡 시키게 된다. 오로지 사고하는 과정과, 경험되는 순간-순간만이, 알려지지 않은 것을 알아가는 것에 참여할 수 있다. 이 과정은 **경험을 하는** 것이지 개념화가 이루어지는 것이 아니다. 우리는 현실에 대한 생각으로 거기에 갈 수 없으며, 우리가 생각하는 것이 현실이다.

PARTICIPATING IN THE UNFOLDING PROCESS
펼쳐져 드러나는 과정 속에 함께 참여하기

De Quincey (1998) has provided an illuminating review of the psychological and philosophical literature on consciousness, from which he concludes that second-person approaches,[2] what he refers to as intersubjective, are essential to the study of consciousness. He sees this as occurring through participation and mutuality, essential factors

[2] As opposed to first-person (subjective) and third-person (objective) approaches.

in the nursing process. The "inter" of intersubjectivity refers to the interpenetration of participants, pointing to one person's having direct knowledge of another person's experience. (A more explicit word might be intrasubjectivity.) How one person shows up in the other's experience means that one can learn both about the other and also oneself through this intrapersonal dialogue. Interpenetration has been illustrated as the wave interference of two phenomena, such as the interacting waves when two rocks are thrown into a lake, and the same type of phenomenon between two interacting persons, such as the nurse and the client (Newman, 1986; 1994).

De Quincey (1998)는 의식에 관한 심리학적 및 철학적 연구문헌을 고찰한 예시로 들어, 그가 간주관성이라 부르는 제 이자 접근방식이[2] 의식연구에 필수적인 것이라는 결론을 내렸다. 그는 이것을 참여 및 상호성을 통해 생기는 것으로서, 간호 과정에서의 필수적인 요인으로 본다. 이 간주관성 속의 "간 (inter)"은 참여자들 간의 상호 침투를 말하며, 한 사람이 다른 사람의 경험으로부터 직접적인 지식을 갖게 됨을 가리킨다. (보다 명시적인 단어로는 내주관성일 수도 있다.) 한 사람이 타자의 경험 속에 나타나는 방법이란 사람이 타자에 대해서 또한 그 사람 자신이 이 내주관적인 대화를 통해서도 배울 수 있음을 의미한다. 상호 침투란 두 개의 돌덩이를 호수에 던졌을 때 상호작용을 하는 (두) 파동처럼 두 현상의 파동 간섭과 같은 것으로, 간호사와 대상자처럼 상호작용 하는 두 사람 간에도 같은 종류의 현상이 나타난다 (Newman, 1986; 1994).

In this view, consciousness involves dialogic relations between persons. The word consciousness stems from ***conscientia***, meaning

2 제 일자와 (주관적인) 제 삼자의 (객관적인) 접근법들과 대립되는

knowing with. De Quincey (1998) cited the shared experience of love as an example of this "knowing with." Love is regarded as the highest level of consciousness (Bentov, 1977; Moss, 1981; Muses, 1978). It follows that intersubjectivity is a primary way of reaching this higher level.

이런 관점에서, 의식이란 사람간의 대화 관계가 포함된다. 의식이란 말은 '함께 ~을 알다' 라는 의미인 ***conscientia*** 라는 말에서 유래한 것이다. De Quincey (1998)는 사랑을 서로 나눈 경험을 이 "함께 ~을 알다" 라는 것의 사례로 인용 하였다. 사랑은 의식의 가장 높은 수준으로 간주한다 (Bentov, 1977; Moss, 1981; Muses, 1978). 이에 따르면 간주관성은 이런 보다 높은 수준에 도달하는 일차적 방법이다.

In the process of recalling meaningful events in their lives, people tell stories that are meaning in context, patterning through time. Frank Lamendola (personal communication, 1996) related a dream he had about pattern:

그들 삶 속의 의미 있고 중요한 사건들을 회상하는 과정에서, 사람들은 시간을 통해 맥락 속의 의미, 패턴을 형성하는 이야기를 말해준다. Frank Lamendola는 (개인적 의견교환, 1996) 그가 패턴에 관해 꾼 꿈을 이야기 해주었다:

> Through listening and dialogue between researcher [practitioner] and coresearcher [client], the method of pattern recognition from a unitary, transformative perspective reveals a deep knowing about a person's movement in time and space. Pattern, from this perspective, is more significant than identifying themes, in that it reflects the wholeness of a person. What's revealed through the explicate pattern seen in the narrative and pattern diagram is the implicate pattern of the whole.

연구자 [실무자]와 공동연구자 [대상자] 간의 경청과 대화를 통해, 단일, 변환적 시각으로 패턴인지를 하는 방법은 시공 속에서 그 사람의 움직임에 관해 깊이 알도록 드러내준다. 이 시각으로 보았을 때, 패턴은 주제를 확인하는 것 보다 더 중요한 의의가 있는데, 이는 사람의 전체성을 반영하고 있기 때문이다. 이야기나 패턴 도형 속에 보이는 현시적 패턴을 통해 드러나는 것은 바로 그 전체성에 대한 묵시적 패턴이다.

The emphasis in living systems is on the quality of the relationships and the complexity of continuing change. This emphasis indicates a need to transform a static observational system (such as diagnostic categories) into ongoing patterns of relating. To do so changes the emphasis of nursing inquiry from naming to relating, and the practitioner/researcher is integral to the focus. What is studied is the ***dynamics of relating***. Consciousness is not just the informational capacity of the human system at a point in time but the evolving pattern of the human-environmental system in an interconnected flux.

생 체계에서 강조하는 것은 관계의 질과 지속적인 변화의 복잡성이다. 이러한 강조는 정적인 관찰체계를 (진단 범주와 같은) 관계를 맺는 진행형 패턴으로 변환 시켜야 할 필요가 있음을 의미한다. 그렇게 함으로써 간호탐구의 강조를 명명하는 것에서 관계를 맺어가는 것으로 바꾸고, 실무자/연구자가 필히 초점이 된다. 연구하는 것이 곧 **관계 맺음의 역동성**이다. 의식이란 어느 한 시점의 인간체계에 대한 정보능력이라기 보다는 상호 접속된 흐름 속에서 인간-환경체계의 진화해가는 패턴인 것이다.

The process focuses on storytelling. The nursing practitioner/researcher (PR) prompts the client/participant (CP) to tell about the most meaningful moments in her or his life. This simple question may seem overwhelming to the CP at first, but when prompted to reflect on particularly meaningful events or relationships, the CP will usually think of something. It can be a current event or something in the past. Once the CP begins to tell her or his story, the CP and PR are linked in the process of telling and listening, which may be enlarged to reciprocal storytelling. Sakalys (2003) has elaborated the importance of storytelling in nursing: "In the relational narrative, each offers to the other his or her story … for the purpose of developing a shared narrative that becomes the foundation for joint action in the nurse-patient relationship" (p. 232). Taylor (2001) goes further: "[Stories] turn mere chronology, one thing after another, into purposeful action of plot, and thereby into meaning … If nothing is connected, then nothing matters … They help us to see how choices and events are tied together …" (p. 2). The narrative can restore coherence in a client's life when it has been interrupted by illness or other disruptive events. As the client's voice is heard, the unfolding pattern will be recognized. In this process of reflection and pattern recognition, the meaning emerges. Even though in HEC research reports we often describe the evolving pattern, the process is more important than the product in affirming the client's sense of self and in promoting caring relationships. From Sakalys (2003, p. 234): "Narrative understanding is caring action …"

이 과정은 이야기를 하는 것에 초점을 둔다. 간호 실무자/연구자 (PR)는 대상자/참여자 (CP)로 하여금 그(녀) 삶 속의 가장 의미 있고 중요한 순간들에 관해 이야기 하도록 독려한다. 이 단순한 질문은 CP에게 처음에는 엄청난 것처럼 보일 수도 있지만, 그 중에서 특별히 의미있고 중요한 사건이나 관계를 반추해보도록 독려하면, CP는 대개 어떤 것에 관해 생각을 하게 될 것이다. 그것이 현재의 사건일 수도 있고 혹은 과거의 어떤 것일 수도 있다. 일단 CP가 그(녀)의 이야기를 시작하게 되면, 이 CP와 PR은 말하고 듣는 이 과정 속에서 연결되어, 서로 이야기가 이루어지는 것으로 확대될 수도 있다. Sakalys (2003)는 간호에서 이야기를 하는 것의 중요성에 관해 좀 더 자세한 설명을 하고 있다: "관계를 맺고 있는 가운데 하는 이야기에서, 각자가 타자에게 그(녀)의 이야기를 하는데 … 이는 간호사-환자 관계 속에서 공동 행동의 토대가 될 함께 나눈 이야기를 만들어갈 목적에서다" (p. 232). Taylor (2001)는 더 자세히 밝힌다: "[이야기들이] 단순한 연대기에서, 한 사건 뒤에 또 다른 사건으로, 얽거리에 대한 목적 있는 행동으로 변하게 되면, 거기서 의미 속으로 들어 간다 … 만일 연결 되어진 것이 없다면, 문제될 것도 없다 … 그것들은 우리로 하여금 선택과 사건이 어떻게 함께 엮어져 있는지 볼 수 있도록 도와준다 …" (p. 2). 이 이야기는 질환이나 다른 어떤 파괴적 사건으로 방해 받아온 대상자의 삶 속에서 일관성을 회복시킬 수 있다. 대상자의 목소리를 들으면서, 펼쳐지는 패턴을 인지하게 될 것이다. 이 반추와 패턴인지 과정 속에서, 의미가 떠오른다. 비록 HEC 연구보고서 조차도 종종 진화해가는 패턴을 기술하지만, 대상자의 자아감을 확인하고 돌봄 관계를 촉진시키는 데는, 과정이 성과물 보다 더 중요하다. Sakalys는 말했다 (2003, p. 234): "이야기를 이해하는 것이 돌보는 행동이라고 …"

A new way of seeing takes place. It is different from the analysis prevalent in medicine. Sakalys' (2003) description of the difference in these approaches bears repeating:

새롭게 바라보는 방법이 출현하고 있다. 이것은 의학계에 만연한 분석과는 다른 것이다. 이 방법들의 차이점에 관한 Sakalys' (2003)의 설명을 다시 보면:

> When nursing practice is situated in the narrative mode, a new lens is set; how nurses relate to patients, listen, and question differ fundamentally from traditional clinical dialogue.
>
> 간호 실무가 이야기 식으로 이루어지면, 새로운 렌즈가 설정 되며; 간호사가 환자에게 말하고, 듣고, 질문하는 방법이 전통적인 임상대화와 근본적으로 달라진다.
>
> In [medical] history taking, nurses listen with a diagnostic, pathologizing ear, listening for facts rather than for meaning … the patient's story is converted into a diagnosis and a treatment plan that subsequently informs and constructs the patient's experience as an ill person. Through this social construction, the sick lose their own experience and its meaning … this is the voice of medicine.
>
> [의학적인] 병력을 조사할 때, 간호사는 진단적이고, 병리학적인 귀로 경청하는데, 의미 보다는 사실을 찾기 위한 경청이다 … 환자의 이야기는, 진단과 치료계획으로 바뀌어, 결과적으로는 아픈 사람으로서 정보를 주고 환자의 경험을 구성하게 된다. 이 사회적 구성을 통해, 그 아픈 사람은 자신들만의 경험과 의미를 잃게 되는데 … 이것이 바로 의학의 중론이다.

Both analytic and narrative thinking are necessary for optimal care; therefore, the use of a narrative approach does not necessitate rejection of the analytic approach. It does necessitate that nursing relinquish judgmental interpretation of the facts and place the emphasis on ***privileging the voice*** of the client regarding the meaning of her or his situation.

분석적이고 이야기식의 사고는 둘 다 최적의 간호를 위해 필요하다; 그러기에 이야기식 접근방법을 사용하는 것이 분석적 접근 방법에서 거부당할 필요는 없다. 필요한 것은 간호가 사실에 관한 판단적 해석을 포기하고 그(녀) 자신의 상황의 의미에 관한 대상자의 **목소리에 우선권을 주는 것**을 강조하자는 것이다.

TRUSTWORTHINESS OF THIS APPROACH
이 접근 방법의 확실성

The onus on new paradigm researchers is to be systematic about establishing the trustworthiness of their data. For some, "the fact that pattern recognition is done as a dialogue and patterns are discerned with the participants, validity is a non-issue. People get to claim their own reality and that reality is ever changing" (Pharris, personal communication, 2006).
새로운 패더다임의 연구자들이 짊어진 짐은 데이터의 진실성을 구축하기 위해 체계적이어야 한다는 점이다. 어떤 면에서, "패턴인지가 대화로 이루어지고 패턴들이 참여자들과 함께 식별된다는 사실에서, 타당성 문제는 아니니다. 사람들은 자신들만의 현실과 그 현실이 늘 변한다는 것을 주장하게 된다" (Pharris, 개인적 의견교환, 2006).

At any rate, there are several ways in which the validity of the research can be supported: by going back to participants with tentative results and refining them; by evidence of increased understanding and action on the part of participants; and by evidence of how the theory is altered by the data of the research (Lather, 1986). Incidentally, if it were not possible for the theory to be altered by the research, it would be a nondialectical imposition and would be inconsistent with the essence of the theory itself. Construct validity is grounded in the dialectic between the theory, the participant/client's perspective, and the researcher's involvement in practice.

어쨌든, 연구의 타당성을 지지 받을 수 있는 방법은 여러 가지가 있는데: 임시 결과를 참여자들에게 되돌아가서 정교화하거나, 참여자의 통찰이나 행동이 향상되었다는 증거가 있다거나; 그 이론이 연구 데이터에 의해 어떤 변화가 있었는지에 대한 증거들로 지지 받는 방법이 있다 (Lather, 1986). 부수적으로, 만일 연구로 이론을 변화시키기 어렵다면, 비변증적인 부담이 될 것이고 이론 자체의 진수와도 부합되지 않을 것이다. 구성타당도는 이론과, 참여자/대상자의 시각 그리고 실무 속에서 연구자들의 참여 간의 변증법에 근거해야 한다.

These points are illustrated in much of the HEC research (Picard & Jones, 2005) by evidence of increased understanding and action of participants. Litchfield (1999), in her study of families with frequently hospitalized children, contacted participants a year later to get their permission for publication of the data and found quite unexpectedly that the incidence of hospitalization of their children (the concern of the original study) had diminished significantly. The participants in Endo et al.'s (2000) studies reported marked changes in their relationships within their families, revealing more openness and caring. Behavioral changes were apparent in other studies as well.

이런 점들은 많은 HEC 연구 속에서 참여자들의 향상된 통찰과 행동의 증거를 통해 잘 설명하고 있다 (Picard & Jones, 2005). Litchfield (1999)는 잦은 입원을 한 아이를 둔 가족연구 후 그들의 이야기에 대한 출판허락을 얻기 위해 일년 후 참여자들과 접촉했을 때 아이들의 입원 (본래 연구의 관심사)이 의외로 현저하게 줄어든 것을 발견 하였다. Endo 등의 (2000) 연구 참여자들은 가족들과의 관계에서 보다 개방적이고 돌보는 것이 눈에 띄게 변화하였음을 보고하였다. 행동 변화는 물론 다른 연구들에서도 분명하게 나타나 있다.

An unexpected finding occurred in conjunction with Rosa's (2006) implementation of a study of HEC with patients in a wound healing unit; the nurse administrator on the unit observed that the wounds of the patients in the study were healing noticeably faster than the wounds of other patients on the unit. Although healing in the traditional sense of eradication of disease is not the claim of HEC, these changes raise the question of how HEC's transformative changes are related to somatic changes. The choice to change may or may not manifest bodily changes, but the lack of bodily changes does not negate the theory because meaning may be reflected in other ways.

Rosa (2006)가 상처치유 병동 환자들과 함께 수행한 HEC 연구와 관련하여 예기치 못한 결과가 나왔는데; 이 병동 간호행정가는 연구에 참여한 환자들의 상처가 병동 내 다른 환자들에 비해 눈에 띄게 빠른 속도로 치유 됨을 관찰하였다. HEC에서 질병을 근절하는 식의 전통적 시각에서의 치유를 주장하는 것이 아니었음에도 불구하고, 이런 변화는 HEC의 변환적 변화가 신체적 변화에 어떻게 관련 되어 있는가라는 질문을 제기하였다. 변화를 위한 선택은 몸에 일어나는 변화를 보여줄 수도 있고 그렇지 않을 수도 있지만, 몸에 일어난 변화가 없다고 해서 이 이론이 부정되는 것은 아닌데, 그 이유는 의미가 다른 방식으로 반영되기 때문일 수도 있다.

Ways in which the theory of HEC has been altered by the research include: placing the emphasis on the process of patterning (Litchfield, 1999); and initiating the nurse-client encounter at the height of the client's period of uncertainty (Endo, 1998; Noveletsky-Rosenthal, 1996; Pharris, 2002), consistent with the supporting theory (Mishel, 1990; Prigogine, 1976). Although caring was not explicitly incorporated in the theory of HEC initially, as transformation in the clients' lives occurred, caring became evident in the nature of the nurse-client relationships and in the clients' subsequent relationships within their own configurations (Butrin, 1992; Endo, 1998; Litchfield, 1999; Kiser-Larson, 2002; Neill, 2002b; Pharris, 2002). These results brought about an elaboration of the relationship between knowing and caring as integral to the theory (Newman, 2002a). The continuous change inherent in the dialectical process strengthens the theory's relevance to practice.

HEC 이론이 연구에 의해 변화된 방식들로는 다음과 같은 것들이 있다: 패턴형성 과정에 주안점을 두기 (Litchfield, 1999); 간호사-대상자 만남을 대상자의 불확실성이 가장 고조되었을 때 시작하기 (Endo, 1998; Noveletsky-Rosenthal, 1996; Pharris, 2002) 인데, 이것들은 지지이론과 부합된다 (Mishel, 1990; Prigogine, 1976). 비록 돌봄이 초기에는 HEC 이론 속에 명시적으로 구체화 되진 않았지만, 대상자들의 삶에 변환이 일어남에 따라, 돌봄은 간호사-대상자 관계의 본질과 대상자들 자신이 설정한 후속관계 속에서 분명해졌다 (Butrin, 1992; Endo, 1998; Litchfield, 1999; Kiser-Larson, 2002; Neill, 2002b; Pharris, 2002). 이런 연구결과들은 이 이론에서는 필수 불가결한 것으로 앎과 돌봄 관계를 정교화하는 결과를 가져왔다 (Newman, 2002a). 변증법적 과정 속에 본래부터 존재한 이 지속적인 변화는 실무에 대한 이론의 관련성을 강조한다.

Of note, other elaborations of the theory have been suggested by recent research. Neill (2002a) has made a distinction between the concepts of turning point and choice point, stating that there could be a number of turning points related to events in a person's life, but that this does not constitute a choice point until persons actually make a choice to change their life. I would suggest that at each turning point, a choice is immanent. Some choices may be more silent than others, such as the choice not to act.

주지할 것은, 연구에서 이 이론의 정교화가 이루어졌다는 것이다. Neill (2002a)은 전환점과 선택점에 대한 개념 간 구분을 했는데, 한 사람의 삶 속에서 사건들과 관련된 수 많은 전환점이 있을 수 있지만, 사람들이 실제로 그들 삶을 바꾸기 위해 선택하기 전 까지는, 선택점이 만들어지지 않는다 했다. 나는, 각 전환점마다 선택의 여지가 내재하고 있다, 고 제안하고 싶다. 어떤 선택은, 행동하지 않기로 선택한 것처럼, 다른 것들에 비해 더 조용할 수도 있을 것이다.

EXPERIENCING PATTERN
패턴 경험하기

Being known is a higher stage of development for an individual and facilitates coming into presence. Thus in the process of knowing the client, the nurse is the means by which clients actualize as a higher stage of themselves. From the experience of a nurse-researcher:
알려진다는 것은 개인에게는 보다 발전하는 단계로 가며, 함께 있어주는 것을 촉진 시킨다는 것이다. 따라서 대상자를 알게 되는 과정 속에서, 간호사는 대상자가 자신들이 보다 높은 단계로 가게 하는 수단이 된다. 다음은 간호사-연구자의 경험으로부터 나온 것이다:

> "[The HEC] method was my primary method and I have to say it was magnificent. Indeed the HEC focus is research as praxis and that was very important to me. I interviewed cancer patients (a number of whom were close to death) and it was important to me that their participation offer them something of significance. Indeed, it did -it was transforming for me as well as the participants- and I feel that my practice will be

forever changed from this experience … We modified or validated the pattern together and reflected on the meaning of pattern and the meaning of the experience we shared. The engagement with participants was powerful and important. HEC offered a valuable and highly relevant focus -the discussions generally were animated and energizing for the participants and me- the level of energy at times was surprising because many of the participants were very sick. They described to me the value for them of reflecting on their lives and their patterns. The method is indeed beautiful and powerful" (Barron, 2001).

"[이 HEC] 은 나의 가장 일차적인 방법이었고 나는 이것이 엄청난 것이라고 밖에 할 수 없다. 사실 HEC 초점은 프랙시스로서의 연구로 바로 이점이 나에게 아주 중요했다. 나는 암 환자를 인터뷰하였는데 (이들 중 대다수가 임종에 가까웠다) 이것은 그들의 참여로 그들에게 의미있는 무엇을 제공할 수 있었기에 내겐 중요했다. 실제로, 그런 일이 있었고 – 환자는 물론 내게도 변환이 일어난 – 나는 이 경험으로 인해 내 실무가 앞으로 영원히 변할 거라 느끼고 있다… 우린 함께 패턴을 수정 하거나 타당화하였고 그 패턴의 의미와 같이 겪은 체험의 의미를 되비춰 보았다. 참여자들과의 이 만남은 힘있고 중요한 것이었다. HEC은 귀중하고 매우 적절한 초점을 제공 해주어 – 토론들은 나나 참여자들에게 대체로 활발하고 활력이 넘쳐 – 그 당시 대상자들은 몹시 아팠었기 때문에 그런 에너지 수준은 놀라운 것이었다. 그들은 나에게 자신들의 삶과 패턴을 되돌아 볼 수 있었던 것이 가치 있었음을 들려주었다. 이 방법은 정말로 아름답고 강력하다" (Barron, 2001).

Bortoft (1996, p. 161) repeated Goethe's maxim that "the greatest art in theoretical and practical life consists in changing a problem into a postulate." Insight derived in this way is not an inference from phenomena (an inductive approach), but a step of creative imagination; that is, not what causes this phenomenon but rather what meaning it has in terms of the whole. This way of seeing transcends the situations in which persons find themselves. Failure to see beyond is only a matter of limiting one's imagination (Neill, 2002b).

Bortoft (1996, p. 161)는 "이론적이고 실제적인 삶에서 가장 위대한 예술은 문제를 가설로 변화 시키는데 있다." 라는 Goethe의 격언을 되풀이 하였다. 이렇게 얻은 통찰은 현상으로부터의 추론이 아니고 (귀납적 방법), 창조적인 상상으로 내딛는 것으로; 말하자면, 왜 그 현상이 일어났는가가 아니라 전체성의 견지에서 무슨 의미가 있는가 이다. 이렇게 바라보는 방식은 사람이 자신들의 처한 상황을 초월 하게 한다. 저 너머를 보지 못하는 것은 단지 사람의 상상력을 제한할 뿐이다 (Neill, 2002b).

Research often yields data that do not confirm or falsify the theory of HEC. In such cases, we need to look beyond a particular focus to the bigger picture. For instance, one may not be able to identify evidence of expanding consciousness when looking only at the "identified" patient. A broadened view, however, of the family and community, may reveal this phenomenon. The story of Aaron's legacy (Newman, 1994), as told by the parents to Nurse Practitioner Tommet, illustrated the pivotal position of a developmentally disabled child in the transforming relationships within his family and community. Aaron was severely disabled and had frequent seizures following fetal distress at birth. His parents experienced the shock and sorrow of realizing there was something wrong with their newborn child. The first 6 months they were in a constant struggle seeking medical help and dealing with the uncertainty of his condition. In addition, they had the difficult job of finding someone to care for Aaron to give them some respite from the constant struggle. After the first year, with support systems in place, the parents began to reach out to others in the community. They decided to have two additional children, whose relationship with Aaron convinced the mother to lead in the establishment of school programs that were integrated with children with and without disabilities. She regarded this program as part of Aaron's legacy:

연구를 하다 보면 종종 HEC 이론이 옳은지 그른지 알 수 없는 데이터도 종종 나온다. 이런 경우, 우리는 보다 큰 그림을 보기 위해 저 너머에 있는 특별한 초점을 바라볼 필요가 있다. 예를 들어, 오로지 "확인된" 환자 만을 바라보게 되면 의식확장의 증거를 확인할 수 없을 수도 있다. 그러나, 가족, 공동체에게까지 관점을 확대시키면, 이런 현상이 드러날 수도 있다. Aaron의 유산 이야기는 (Newman, 1994), 부모가 전문간호사인 Tommet에게 들려 준 것처럼, 그 가족과 공동체 내에서 변환이 일어나는데 발달 장애아가 얼마나 중추적인 위치에 있었는지를 잘 설명해주고 있다. Aaron은 장애가 심했고 출생 시 fetal distress로 잦은 발작을 했다. 그의 부모들은 갓난 이 아이에게 무언가 잘못이 있음을 깨닫고 충격과 슬픔에 쌓였다. 생후 6개월 동안 의사의 도움을 구하면서 그 아이의 불확실한 상태를 치료하느라 계속 힘들었다. 이외에도, 계속되는 고군 분투 속에서 잠시 휴식하려면 Aaron을 돌보아 줄 누군가를 찾아야 하는 일도 어려웠다. 첫 돌이 지난 후, 지원 시스템이 제자리를 잡게 되면서, 이 부모들은 공동체 내 다른 사람들에게 비로소 다가갈 수 있게 되었다. 그들은 Aaron과 함께 할 두 아이를 더 갖기로 결심을 하였고, 그 어머니는 장애가 있는 아이나 없는 아이가 함께 하는 학교 프로그램을 만드는데 앞장설 수 있다는 확신을 갖게 되었다. 그녀는 이 프로그램을 Aaron 유산의 일부로 여겼다:

> I think that Aaron taught our family a lot about this issue of belonging and being part of a community. Aaron's short life … in some ways

> he was much more powerful than me in being able to facilitate some changes just in attitudes by his presence. And that despite the tragedy and sorrow of his situation, I value what he gave to us … (Newman, 1994, p. 27).
>
> 나는, Aaron이 우리가족에게 공동체에 속하고 그 일부가 된다는 점에 관해 많은 것을 가르쳐주었다고, 생각 해요… Aaron의 짧은 생애에서 … 어떤 면에서는 그가 있었기에 내 태도가 크게 달라졌다는 점에서 그는 나보다 더 강력했지요. 비극적이고 슬펐던 상황이었음에도, 나는 그 아이가 우리에게 주고 간 것을 귀하게 생각 해요 … (Newman, 1994, p. 27).

Aaron's story illustrates the pattern of the whole as it expanded from individual to family to community. There were no separate parts.

Aaron의 이야기는 개인으로부터 가족으로 그리고 공동체로 확장된 전체성의 패턴을 잘 설명해준다. 거기에 따로 떨어진 부분들은 전혀 없었다.

The purpose of nursing research is to inform nursing practice as fully as possible. Attention to the pattern and quality of relationships becomes the experience of nursing practice in terms of itself. The researcher learns to surrender to the process: "When the will becomes receptive, then consciousness becomes participative" (Bortoft, 1996, p. 242). In contrast, when the will is assertive the researcher/practitioner is separated from the phenomenon as onlooker. Lamendola was specific about the need to relinquish his assertiveness by giving up his agenda while interacting with men who were HIV positive (Lamendola & New-man, 1994):

간호연구의 목적은 간호 실무를 가능한 한 충실하게 할 수 있도록 정보를 주는 것이다. 패턴과 관계의 질에 주의를 기울이는 것 자체가 간호 실무의 경험인 것이다. 연구자는 이 과정에 자신을 내놓는 것을 배운다: "의지가 수용적이면, 의식은 참여적으로 변한다" (Bortoft, 1996, p. 242). 반대로, 의지를 주장하면 연구자/실무자는 방관자처럼 그 현상으로부터 분리된다. Lamendola는 HIV 양성인 남성들과 상호작용하면서 그의 의제를 포기함으로 자기 주장을 버릴 필요가 있음에 관한 생각을 구체적으로 가지고 있었다 (Lamendola & New-man, 1994):

> I needed to let go of thinking I had to lead the interview in a direction or make the pain better or fix a problem. The purpose … was to allow a sense of the whole to emerge (p. 20).
>
> 나는 그들의 통증을 완화하고 문제를 해결하는 방향으로 인터뷰를 주도해야만 한다는 생각을 버려야만 했어요. 그 목적은 … 전체감을 떠오르게 하는 것이어야 했지요 … (p. 20).

Goethe sought to make the pattern of the phenomenon visible, not to explain it:

Goethe는 현상의 패턴을 보려고 노력했지, 그것을 설명하려고 들진 않았다:

> Far from being onlookers, detached from the phenomenon, or at most manipulating it externally, Goethean scientists are engaged with it in a way which entails their own development … [S]ensorial imagination is not sitting there waiting to be activated. It has to be developed, and this is done by practicing … (Bortoft, 1996, p. 245).
>
> 방관자나, 현상과 떨어졌다거나, 그것을 외부에서 최대한 조종할 수 있다는 입장과는 달리, Goethe학파 학자들은 그들 자신의 발전이 추구하는 방식에 몰두했다 … [감]각적인 상상이란 깨어나길 기다리며 거기 앉아 있는 게 아니다. 그것은 만들어져야 하고, 그리고 실천함으로 이루어졌다 … (Bortoft, 1996, p. 245).

The involvement of practicing nurses in pattern recognition with patients with cancer (Endo, Miyahara, Suzuki, and Ohmasa, 2005) and of nursing students in pattern recognition of their own patterns (Endo, personal communication) are examples of the development of this skill. We must seek transformative learning experiences that will prepare students for this essential task of resonating and using their imaginal knowledge. For nursing scientists, questions often arise regarding which instruments are unitary in nature. The answer is that the scientist herself or himself is the instrument. This seeing ***is*** the theory: the experience of insight.

암 환자와 패턴인지에 참여 했던 간호사들과 (Endo, Miyahara, Suzuki, and Ohmasa, 2005) 자신들의 패턴인지에 참여 했던 간호 학생들이 (Endo, 개인적 의견교환) 이런 기술의 발전을 보여주는 사례이다. 우리는, 학생들이 공명하는데 필수적인 이 과제를 준비하고 그들의 상상적 지식을 사용할 수 있도록, 변환적 학습경험을 추구해야 한다. 간호학자에게, 때로는 본질적으로 어떤 도구가 단일한가 라는 의문이 생기는데, 답은 과학자 그(녀) 스스로가 도구라는 것이다. 이렇게 **바라보는 것이** 이론, 곧 통찰에 대한 경험이다.

When we shift from being an onlooker to being a participant in the health experience of the client, we reach a different understanding. The "conversation" is a synergistic condition in which each becomes more fully oneself through the other. This occurs when nurses work with clients within the context of health as expanding consciousness. Both the nurse and the client become more fully themselves and experience a higher stage of their own being. This is the path beyond technology.

우리가 대상자의 건강경험 속에서 방관자에서 참여자로 바뀌면, 색다른 통찰에 이르게 된다. 그 "대화"야 말로 각자가 타자를 통해 보다 충만하게 자기 자신이 되는 시너지 상태인 것이다. 이런 일은 간호사가 의식확장으로서의 건강 맥락 속에서 환자와 함께 일을 할 때 일어난다. 간호사와 대상자 모두가 스스로 보다 충실해지며 자신들의 존재에 대해 높은 차원을 경험한다. 이것이 기술과학 너머에 있는 바로 그 길이다.

> A willingness to be transformed is an essential characteristic of the participating scientist.
> **기꺼이 변환되고자 하는 의지는 참여하는 과학자의 필수적인 특성이다.**
>
> Willis Harman, 1988

Chapter 07

Transforming Nursing Education
간호 교육 변환 시키기

A true meeting of the minds is a transformative event.
마음의 진정한 만남은 하나의 변환적인 사건이다.

Christian de Quincey, 2005

The discipline of nursing provides the foundation for nursing education. The increasing emphasis on the unitary, transformative paradigm, as introduced by Rogers (1970), focuses on the process of the nurse-client relationship. It has led to the development of a number of theories that emanate from a unified philosophical perspective. The task for educators is to ground nursing education in the discipline while at the same time offering relevant knowledge from other disciplines. David Peat (1991), physicist and philosopher, has offered a philosophy of wholeness that is consistent with the unitary, transformative perspective in nursing and warned, "If we are to move toward a more holistic and healthy world, then we must discover a way of unifying the statements of objective science with our personal vision of the world, and we must do this without diluting the authenticity of either approach" (p. 47). Whereas health knowledge from other disciplines has dominated our curricula in the past, we now face the task of integrating that knowledge within the context of the unitary, transformative framework of nursing. Attention to the nature of transformative learning will help to establish the priorities of the discipline.

간호학은 간호교육의 토대를 제공한다. 단일하고, 변환적인 패러다임에서 점점 강조하는 것은 Rogers (1970)가 소개한, 간호사-대상자 관계에 초점을 두는 것이다. 이것은 통일된 철학사조로부터 나온 수 많은 이론을 발전시켰다. 교육자는 간호교육이 간호학에 근거를 두는 동시에 타 학문의 관련 지식을 제공할 의무가 있다. 물리학자이자 철학자인 David Peat (1991)는 간호학에서 단일하고, 변환적인 시각에 부합하는 전체성의 철학을 제공 하면서 다음과 같이 경고 하였다, "만일 보다 더 전인적이고 건강한 세계로 가야 한다면, 우리는 반드시 객관적이고 과학적인 진술들을 세계에 대한 주관적인 시각에 통일시키는 방법을 찾아야 하며, 이때 둘 중 어느 한 접근법의 고유성도 희석시키는 일이 없어야 한다." (p. 47). 과거엔 타 학문의 건강지식이 우리 교육과정에서 우세했지만, 이젠 단일하고 변환적인 간호학의 준거틀 속에 지식을 통합 시켜야 하는 과제가 주어졌다. 변환적인 학습의 본질에 주의를 기울이는 것이 학문의 우선순위를 정립하는데 도움이 될 것이다.

TRANSFORMATIVE LEARNING
변환적 학습

Inherent in transformative learning is the expansion of consciousness: Transformative learning has been defined as "the expansion of consciousness in any human system through the transformation of basic worldview and specific capacities of the self …" [It involves] "a transformed capacity for thinking, transformed to be more dialectical … thinking (for example) that perceives polarities as mutually creative resources rather than as exclusive and competitive options" (Elias,

1997, p. 3, 3-4). This way of thinking is important in seeing variations in theory as complementary with one another rather than competitive. It includes ways of thinking that include both the intellectual and intuitive. It is a participative approach to thinking and learning.

의식의 확장은 본래 변환적 학습 속에 있는 것이다: 변환적 학습이란 "기본적인 세계관의 변환과 자신의 구체적 능력에 있어서의 의식확장으로 정의 해왔다 …" 이것은 사고를 할 수 있도록 변환된 능력이며, 보다 더 변증법적인 … 사고로 (예를 들어) 배타적이고 경쟁적인 선택지로 보다는 서로 창조적인 자원인 분극들로(가지들로) 인지 하는 …," [것을 포함한다] (Elias, 1997, p. 3, 3-4). 이런 사고방식은 이론적 다양성에 대해 그 어느 하나라도 경쟁적인 것이라기 보다는 보완적인 것으로서 바라보기 위해 중요한 것이다. 이것은 지성적이고 직관적인 두 사고방식을 포함하며, 사고하고 학습하기 위한 참여적 접근방법이다.

The conditions for transformative learning are first and foremost ***relational***: an interpersonal context that provides affective support and ensures that all participants have equal access to information and processes of information exchange. There must be personal capacities of awareness and discernment, and the flexibility to approach some learning appreciatively, some critically, and the wisdom to know the difference (Elias, 1997). Transformative learning is important in shifting from an observer mode to a participant mode of inquiry. In an observer mode, one can easily interpret evidence in a way that fits one's existing frame of reference; in transformative learning, the structure of consciousness itself is changed from a perspective that is static to a process-based consciousness that is dynamic and evolving (Tang, 1997). It is experiential; the learner is sensitive to both her or his own feelings and also to the feelings of others.

변환적 학습을 위한 조건은 무엇보다도 먼저 **관계적 (relational)인** 것으로서: 정서적인 지원을 해주고 참여자 모두가 정보와 정보교환과정에 동등한 접근을 보장해주는 상호 간의 맥락이다. 거기에는 반드시 개인적 자각과 분별 능력, 그리고 어떤 것은 감사하게, 어떤 것은 비판적으로, 배우기 위해 다가갈 수 있는 융통성과, 그 차이들을 아는 지혜가 있어야 한다 (Elias, 1997). 변환적 학습은 연구 양식을 관찰자 모드로부터 참여자 모드로 바꾸는 것이 중요하다. 관찰자 모드에서는, 근거를 자신의 기존 준거틀에 끼워 맞춰 쉽게 해석할 수 있지만; 변환적 학습에서는, 의식구조 자체가 의식에 대한 정적인 관점에서 역동적이고 진화해가는 과정-중심의 관점으로 변한다 (Tang, 1997). 이것은 경험적인 것으로; 학습자는 그(녀) 자신의 느낌과 타인의 느낌 모두에 대해 민감해진다.

Study is part of an intense process of personal transformation. Along with a shift in the collective consciousness of the nursing profession, we need integration of personal transformation in the nursing curriculum. This involves both subject matter and subtle resonance arising in the learning circles. The study of the universe "out there" is also seeing patterns "in here." The stronger and clearer the focus, the more likely that skillful inquiry will spark deep changes in people's lives. Chris Bache (undated, p. 5), director of transformational learning at the Institute of Noetic Science, sees transformational learning as a playful dance of content and resonance: To be aligned with one's truth "is to be aligned with reality, and alignment opens oneself to the healing, insight, and transformation that is continuously flowing from the whole to its many parts." Only the process of thinking, experienced moment-to-moment, is open to knowing the unknown.

연구란 개인적인 변환의 집중적인 과정의 일부이다. 간호전문직의 집단적인 의식 변화와 함께, 간호교육과정 속에 개인적인 변환을 통합시킬 필요가 있다. 이는 교과목 외에 학습동아리 속에서 일어나는 세미한 공명도 포함한다. "거기 밖에 있는" 우주에 대한 연구가 곧 "여기 안에 있는" 패턴을 보는 것이다. 초점이 분명하고 투명할수록, 숙달된 연구를 통해 사람들의 삶에 깊은 변화를 촉발시킬 가능성은 더 높아질 것이다. 지성과학협회의 변환적 학습감독인 Chris Bache는 변환적 학습을 내용과 공명에 대한 유쾌한 춤으로 보았다: 사람의 자신의 진실에 대해 입장을 정리하려면 "현실에 맞아야 하며, 자신이 치유와, 통찰, 그리고 변환에 대해 개방적이어서 그 전체성으로부터 여러 부분까지 끊임없이 흘러가도록 해야 한다" (일자미상, p. 5). 오직 사고과정과, 경험하는 순간-에서-순간만이, 모르는 것을 알 수 있도록 열려져 있다.

In transpersonal learning, the teacher and students are not separate objects in the transfer of knowledge. As the teacher's consciousness is expanded, students will experience it by way of resonance. Teaching becomes a direct engagement of intuitive awareness. Bache (2000) pointed to an example of resonance in the classroom when the teacher pauses in search of the right example to communicate a difficult concept, a pause that constitutes an opportunity for intuition to transform the situation into a creative direction instead of a predictable loop. Students in Bache's classes reported experiencing intimate connections to their lives and he asked, "What were these powerful processes that were linking me to them in such an intimate fashion without either of us soliciting the connection?" (p. 190). He explained this in terms of the resonance occurring in the oneness of all, adding that "Separate minds are an illusion of the senses" (p. 195).

개인을 초월하는 학습에서, 교사와 학생은 지식을 전달하는데 서로 분리된 객체가 아니다. 교사의 의식이 확장되면, 학생들은 공명하는 식으로 그것을 경험하게 될 것이다. 가르치는 것은 직관적인 자각과의 직접적인 만남이다. Bache (2000)는 교실에서 공명하는 사례를 들었는데, 교사가 어려운 개념을 가르치기 위해 올바른 사례를 찾는 일을 멈추면, 그 멈춤이 예측 가능한 경로 대신 그 상황을 창조적인 방향으로 변환 시키기 위한 직관의 기회가 된다는 것이다. Bache반 학생들은 그들의 삶과 친밀한 연결을 경험하였다는 보고를 했고, 그는 그들에게 다음과 같이 물어보았다. "우리 중 어느 누구도 이런 연결을 부탁한 일도 없는데 나를 그들과 그토록 친밀하게 연결시킨 강력한 과정들은 무엇이었을까?" (p. 190). 그는 이것을 모든 것의 하나됨 속에서 발생하는 공명의 견지에서 설명 하면서, "마음이 나뉘면 감각은 환상일 뿐이다"는 말을 덧붙였다 (p. 195).

Bache recognized the synchronicity of teacher-student experiences and student-student experiences as "symptoms of a unified learning field" (p. 195). He cited Sheldrake's concept of morphic fields, which predicts that once a field is formed from, say, a new thought, it is easier for that new learning to take place in subsequent times. So courses that are taught on a repeated basis have distinct morphic fields, or learning fields, in which discoveries are cumulative. My experience of teaching a new course was that I had to teach it several times before it came together as a meaningful whole. Each year that a course is taught, the field (a combination of the course mind and the class mind) becomes stronger. This cumulative effect is apparent in the readiness and ease of understanding with which current students embrace nursing theory compared with the difficulties of earlier students.

Bache는 교사-학생 경험과 학생-학생 경험의 동시성을 “통일된 학습장의 징후”로 여겼다 (p. 195). 그는 Sheldrake의 형태적 장의 개념을 인용하여, 일단 장이, 말하자면, 새로운 개념이 만들어지면, 후에는 새로운 학습이 일어나기가 보다 쉬워진다. 반복해서 가르치게 되는 과목들은 발견된 것들이 누적되는 가운데 뚜렷한 형태적 장, 아니 학습의 장을 가지게 된다 하였다. 새로운 과목을 가르친 내 경험에서는 의미 있는 전체가 되기까지 나는 여러 번 가르쳐야만 했었다. 매년 한 과목을 가르치면, 이 장은 (이 과목의 마음과 교실의 마음이 합해져) 더욱 공고해진다. 이 누적 효과는, 현재 학생들이 이전 학생들이 간호 이론을 어려워했던 것에 비해 준비성도 있고 이해도 쉽게 하며 수용하는 것을 보면, 분명하다.

One of the goals for transformative learning, as suggested by Watson-Gegeo (2005), is seeing the teacher as a catalyst to help students become who they will become rather than be "trained." Grand (2005) added the need to enable students to develop capacities for feeling, expression, and self-reflection. Nursing educators are incorporating a variety of ways to do this as they teach the theory of HEC. In order to learn pattern recognition in a relational context, one must experience the transformation that accompanies the shift in paradigm. One assignment that has been effective in bringing students to this realization is composed of having students select a willing participant for this interactive process and follow the directions included in the praxis protocol (See Appendix A). The revelation of the unfolding pattern is transforming. They begin to see the whole person, not just manifestations of a disease.

변환적 학습을 위한 목표 중 한 가지는, Watson-Gegeo (2005)가 제시한 것처럼, 교사를 학생들로 하여금 장래에 "훈련된" 그 이상의 사람이 되도록 돕는 촉매제로서 보는 것이다. Grand (2005)는 학생들로 하여금 느끼고, 표현하며, 자기-반성을 할 줄 아는 능력을 개발해야 할 필요성을 덧붙였다. 간호교육자들은 HEC의 이론을 가르치면서 이를 위한 다양한 방법들을 한데 모아 사용하고 있다. 관계적 맥락 속에서 패턴인지를 배우기 위해서는, 반드시 이 패러다임의 변화 뒤에 따라오는 변환을 경험해야 한다. 학생들에게 이것을 실현하기 위해 효과적이었던 과제는 학생들로 하여금 이 상호과정을 갖기 위해 자발적인 참여자를 선택하고 프랙시스 프로토콜의 지침을 따르도록 구성하는 것이었다 (부록 A를 볼 것). 패턴이 펼쳐지는 것이 변환되어 가는 것이다. 그들은 단지 질병이 나타난 것뿐 아니라, 사람 전체를 보기 시작한다.

Jones, an experienced teacher of HEC, has shared an assignment that she has found meaningful in helping students experience the shift in paradigm:

HEC 교육 경험이 풍부한 Jones는, 학생들이 패러다임의 변화를 경험하는데 의미 있었던 과제를 나누어주었다.

> I have students first use a problem-solving approach to understand the person. They assess an experience using a functional health pattern framework and generate the content of the experience with some conclusions; that is, medical or nursing diagnoses. Then they shift the paradigm and use the HEC process dialogue in an encounter with the same patient and follow the praxis approach to identify pattern, and … Wow! … The experience is transformative. What emerges is new insight for the person: Discovery of the importance of pattern, witnessing

> change through self recognition, choice/change, and personal awareness of the student's role in partnership. Later in the semester, when students dialogue about a patient, it is not uncommon to hear students comment, "What you need to do with this patient situation is 'shift' the paradigm" (Jones, personal communication).
>
> 나는 처음에 학생들에게 사람을 이해하기 위해 문제-해결 접근 방법을 사용하도록 했습니다. 그들은 기능적 건강 패턴의 틀을 사용하여 경험을 평가 하였고 몇몇 결론과 함께 경험의 내용을 생성해내었는데; 이것은 즉, 의학적 및 간호학적 진단들이었습니다. 그리고 나서 그들은 패러다임을 바꾸어 동일한 환자를 만나 HEC 과정의 대화를 사용하여 패턴을 확인하기 위한 프랙시스 방법을 따랐습니다… 그리고는 … 와우!!!… 이 경험은 변환적이었습니다. 드러난 것은 사람에 대한 새로운 통찰로: 패턴 중요성의 발견, 자아인지를 통한 변화에 대한 목도, 선택/변화, 그리고 동반자관계 속에서의 학생 역할에 대한 개인적 자각이었습니다. 학기가 끝날 무렵, 학생들의 환자에 관한 대화 속에서, "이 환자의 상황에서 당신이 해야 할 필요가 있는 것은 패러다임을 "바꾸는 것입니다" 라는 말을 흔히 들을 수 있었습니다 (Jones, 개인적 의견교환).

A third way of promoting transformative learning has been demonstrated by Endo et al. (2007) in their involvement of students in a project of pattern recognition with the students themselves as the participants and faculty as the facilitators of the process. The HEC praxis approach was used, and students and faculty jointly considered the tapes of the conversations and what they meant in terms of the students' patterns. Again, the process was transformative in the students' relationships with each other and with their families. Other lifestyle changes occurred.

변환적 학습을 촉진하는 세 번째 방법은 Endo 등이 (2007) 패턴인지 프로젝트에 참여하여 그 과정에서 학생들은 참여자로 교수는 촉진

자로 활동하는 실례를 보여주었다. HEC 프랙시스 접근방법으로, 학생들과 교수가 함께 대화를 녹음해서 학생들의 패턴의 견지에서 그것들이 무엇을 의미 하는지 검토하였다. 역시나, 이 과정도 학생 각자와 가족들과의 관계 속에서 변환적이었고, 다른 생활 스타일에도 변화가 일어났다.

All of the previous ways of experiencing the deep interpersonal relationship with another help students realize the paradigm shift from outer knowledge to inner knowledge of the whole. The essential nature of this type of learning to practice makes it imperative that it be started early in the nursing curriculum, so that the link between theory and practice permeates throughout the clinical experiences. Repeatedly I receive e-mails from students who have just discovered the relevance of nursing theory, as a senior or a graduate student, and they ask, ***"Why wasn't this taught from the beginning?"***

다른 사람과 개인적으로 깊은 관계를 경험했던 예전의 모든 방법들은 학생들로 하여금 전체성에 대한 피상적인 지식으로부터 내적인 지식으로의 패러다임에 대한 변화를 깨닫는데 도움을 주었다. 실습하기 위한 이런 종류의 학습에서 필수적인 본질은 이것이 간호교육과정 초기에 시작 해야 하고, 그래서 임상경험을 통해 이론과 실무의 연결고리가 스며들도록 하는 것이 중요하다는 것이다. 간호이론에 대한 관련성을 막 발견한 4학년이나 졸업생들로부터 여러 번 이메일을 받는데, 그들이 묻는 것은 이것이다. **"이것을 왜 처음부터 가르쳐주지 않았나요?"**

What is the nature of education that will prepare a professional with knowledge and abilities to deal with the uncertainties of multiple health situations? Montuori's (2006) recommendation for a program of transformative learning would integrate more traditional education (which he saw as reproductive of the existing social and academic order) with an intuitive approach to accomplish what he calls creative inquiry. His classifications stem from a dichotomy of an old paradigm/new paradigm view of part versus whole, quantitative versus qualitative, logic versus intuition, and so on. A creative inquiry approach would emphasize connection (rather than separation) and dialectical thinking. To get to this point would require the incorporation of the complexity of paradox and asymmetry. It would cultivate tolerance for ambiguity to do well in situations where there is no set way of doing things - no clear guidelines in a field where there are multiple and at times conflicting perspectives. Creative inquirers can develop new ways of making meaning and explore situations without premature closure. They are more comfortable with uncertainties and are trusting of the knowledge from within. These characteristics are important for nurses who "hang in there" with clients in the uncertainty of their transforming trajectories. They are "in the moment" and responsive to the uniqueness of the person and situation.

여러 다양한 보건상황 속에서 불확실성을 다루기 위한 지식과 능력을 갖춘 전문인을 교육시시키는 교육의 본질은 무엇인가? Montuori (2006)가 추천한 변환적 학습 프로그램은 전통적인 교육을 (기존의 사회적 학술적 질서만을 재생산 하는 것으로 보았던) 소위 그가 말하는 창조적 탐구를 위한 직관적 접근방법에 덧붙이려는 것이다. 그의 분류는 부분과 전체, 정량적인 것과 정성적인 것, 논리와 직관 등과 같은 이분법적 관점에서 유래한다. 창조적인 탐구방법은 (분리 보다는) 연결과 변증법적 사고를 강조한다. 이점을 이해하려면 역설과 비대칭의 복잡성의 통합할 필요가 있다. 무엇을 하는 정해진 방법도 없는 상황에서 -여러 겹치고 때로는 서로 상충하는 관점들이 있는 장에서 분명한 지침도 없이- 잘 해나가려면 애매모호함을 견딜 수 있는 인내심을 길러야 할 것이다. 창조적인 탐구자는 의미를 만들어내는 새로운 방법을 개발할 수 있고 중도에 끝내는 일 없이 그 상황을 탐색할 수 있다. 그들은 불확실한 가운데서 보다 편안하며 거기서 나온 지식도 신뢰한다. 이런 특성은 대상자들과 함께 그들의 변환이 일어나는 궤적의 그 불확실한 가운데 "거기 머물러 있는" 간호사에게 중요한 것이다. 그들은 "그 순간 속에" 존재하며, 그 독특한 사람과 상황에 반응한다.

Part of pattern recognition is being able to look at things from a different point of view, a reframing of the situation by shifting the angle of viewing. The ability to do this is facilitated by a preference for asymmetry, which may lead to new insights. From Montuori (2006, p. 12), "Complexity, asymmetry, disorder, the unknown, the unexplained, and the edges of the paradigm become a source of stimulation and possibility …" For students, the challenge is to develop their tolerance for uncertainty as they develop their own voice. In contrast, attempts to maintain equilibrium are associated with closed views and stereotypes, which block the insight one is seeking.

패턴인지의 한 부분은 사물을 다른 관점에서 볼 수 있다는 것인데, 이는 바라보는 시각을 바꿔 상황을 재구성하는 것이다. 이렇게 할 수 있는 능력은, 새로운 통찰을 가질 수도 있는, 비대칭성을 선호함으로 촉진된다. Montuori (2006, p. 12)에 의하면, "복잡성, 비대칭성, 무질서, 알려지지 않은 것, 설명되지 않은 것, 그리고 이 패러다임의 끝자락은 자극과 가능성의 원천이 된다…" 하였다. 학생들에게, 도전이란 자신들의 목소리를 만들어가면서 불확실성에 대한 인내심을 키워가는 것이다. 반대로, 평형을 유지하려는 시도는 찾고자 하는 통찰을 가로막는 폐쇄적인 시각과 판에 박힌 고정관념과 관계가 있다.

Montuori's experience in establishing a new frame of reference included asking students to reflect on their own educational experience. They were asked what they aspired to be, immersed in the historical development of the field, and stimulated to envision the possibilities that lie ahead in the field. He suggested that jazz is a good metaphor for this type of education, combining the creative collaboration of highly skilled players who both support and challenge their colleagues: "This involves the ability to integrate the various aspects of one's being to be present in the moment with as much of oneself as one can bring to bear on the moment" (p. 18). It means bringing all of oneself to the inquiry, biases and all. One nurse has pointed out in the framework of being open to the experience, she is able to utilize herself totally in the process:"I bring everything I can (who I am, my experiences, the fact that I'm a mother) to the process - it's not only okay, it's important!" (Newman, Lamb, & Michaels, 1991, p. 406). This type of learning integrates rigor and imagination, discipline and improvisation, grounding in knowledge and creative speculation. Not-knowing becomes an ally.

새로운 준거틀을 확립하는데 있어서 학생들에게 자신들의 교육경험을 반성해보도록 요구한 Montuori의 경험을 들 수 있다. 그는 학생들에게 무엇이 되고자 열망 하는지를 물었고, 그 분야의 역사적 발전 과정 속으로 들어가, 이 분야에서 앞에 놓인 가능성들을 그려보도록 자극하였다. 그는, 동료들과 서로 지지하며 도전하는 고도의 기량을 가진 연주자들이 함께 창조적으로 협력하는, 재즈가 이런 교육의 좋은 비유가 된다 하였다: "이것은 그 순간에, 그 순간을 견딜 수 있을 만큼 자신의 많은 부분을, 실재하기 위해 그 사람 존재의 다양한 측면을 통합시키는 능력을 포함한다." (p. 18). 이것은 자신의 모든 것을 탐구와 편견 그리고 모두에게 가져옴을 의미한다. 한 간호사는 경험에 개방된 존재들 속에서, 그녀 자신을 그 과정 속에 전적으로 사용할 수 있음을 지적 하였다: "나는 할 수 있는 모든 것 (나 자신, 내 경험, 내가 어머니라는 사실)을 이 과정으로 가져올 수 있었어요 - 이것은 단지 OK 만이 아니고, 중요한 것이지요!" (Newman, Lamb, & Michaels, 1991, p. 406). 이런 유형의 학습은 엄격함과 상상, 훈련과 즉흥, 지식에 근거한 것과 창의적인 사색을 통합 시킨다. 알지 못하는 것도 마찬가지다.

This type of education is foundational to nursing practice within the context of HEC. Both nurses who practice relatively independently and those who practice primarily in the realm of delegated medical tasks have a responsibility to focus their relationship with the patient on the meaning of their evolving pattern. The medical concerns may be the nurse's point of access to the client; the meaning of the presenting pattern is the opening for transformation.

이런 유형의 교육은 HEC 맥락 속에서의 간호실무에 기초가 된다. 비교적 독립적으로 일하는 간호사나 일차적으로 의료서비스의 위임을 맡고 일하는 간호사들은 환자들과의 관계를 진화해가는 패턴의 의미에 초점을 맞출 책임이 있다. 의학적인 관심사가 간호사가 대상자에게 다가가는 포인트가 될 수도 있겠지만; 나타나는 패턴의 의미는 변환의 서막인 것이다.

According to Bache (2000), the key ingredients for these fields to form are (1) collective intention focused on group projects, (2) a project of sustained duration, and (3) repetition of the project in the same form many times. The higher the quality of engagement between students and course material, the greater and more lasting the learning. Nursing courses lend themselves readily to these criteria. For example,

Gail Lindsay's graduate nursing course, Patterns in the Health Experience of Older Persons, which focuses on the theory of health as expanding consciousness, is exemplary of the essentials of transformative learning (Personal communication). It integrates the intellectual and the intuitive by containing sufficient theoretical content from the literature to relate to others from more traditional learning environments and requires indepth experiences regarding the meaning these approaches have in the students' own lives and their relationships to others. Picard and Mariolis (2005) too provided opportunities for students through group and student-teacher interaction to express the meaning in their own lives. Bronson (2006, p. 2), when introducing the topic of transformative learning, asserted that "… action is always informed by theory, and theory is viewed as a form of practice." The demands of nursing practice are such that integration of theory and practice is a priority in nursing education.

Bache (2000)에 따르면, 이런 장을 형성시키기 위한 필수 요인들은 (1) 그룹 프로젝트에 초점을 둔 집단 의도, (2) 일정 기간의 프로젝트, 그리고 (3) 같은 형식의 프로젝트를 여러 번 반복하는 것이다. 학생과 교과목 재료의 질이 좋을수록 학습효과는 더 크고 더 오래간다. 간호 교과목들도 이런 기준에 스스로를 내맡겨야 한다. 예를 들면, Gail Lindsay의 간호대학원 과정인, 노인의 건강경험 속의 패턴은, 의식확장으로서의 건강 이론에 초점을 둔 것으로, 변환적 학습의 필수요소를 지닌 모범사례이다 (개인적 의견 교환). 이 과목은 보다 전통적인 학습 환경으로부터 다른 것들과 관련 짓는 문헌에서 충분한 이론적 내용을 담아 지성적인 것과 직관적인 것을 통합시키고, 학생들의 삶과 타인들과의 관계수립에 이런 접근이 어떤 의미가 있는지에 대한 심도 깊은 경험을 요구하고 있다 Picard 와 Mariolis (2005) 역시 그룹과 학생-

교사 간의 상호작용을 통해 학생 스스로의 삶의 의미를 표현할 수 있는 기회를 주었다. Bronson (2006, p. 2)은 변환적 학습 주제를 소개하면서 "… 행동은 항상 이론에서 정보를 받고, 이론은 실무 형태로 보여짐을 강조 하였다". 간호 실무에서 하는 요구들은 이론과 실무의 통합이 간호 교육에서 우선적이어야 한다는 것들이다.

Transformative learning can be experienced in a group. The Bohmian dialogue is a way to experience group consciousness, a way for a group to think and feel together, to explore the spontaneous unfolding of meaning, to pay attention to the feelings of our bodies (Bohm, 1992). The HEC scholars group has engaged in dialogue on a number of occasions for this purpose, to think beyond the boundaries of one's own perspective, to move on to further horizons. The dialogue begins in silence and proceeds without a leader. Whatever surfaces, is the substance of dialogue. Only one person speaks at any time. Nothing is off limits; yet we do not speak to force a point. We listen openly, suspending evaluation and judgment. The purpose of dialogue is not to provide answers or solutions or actions. It is simply to explore consciousness. We are invited to listen for the meaning of every communication. It is about being in relationship (Bohm, 1992; DeQuincey, 2005). A kind of group mind is always trying to happen in order to make coherent what is incoherent: "It is the awakening of humanity as a whole that is the current project of history; nothing less will satisfy the Creative Principle" (Bache, 2000, p. 181).

변환적 학습은 그룹 속에서도 경험할 수 있다. Bohm학파와의 대화는 집단의식을 경험할 수 있는 방법이며, 집단이 생각하고 함께 느끼며, 자발적으로 드러나는 의미를 탐색하고, 우리 몸의 느낌에 주의를 기울이게 하는 방법이다. HEC 학자그룹은 자신 스스로의 시각의 한계를 넘어 생각하며, 더 먼 지평선으로 가기 위한 목적을 가지고 수 많은 대화에 함께 참여하였다. 이 대화는 침묵 속에서 시작하여 리더 없이 진행된다. 표면에 떠오른 것이 무엇이건 간에 그것은 대화의 내용이 된다. 언제나 오직 한 사람만이 말 할 수 있다. 한계를 벗어난 것은 아무것도 없지만; 어떤 점을 강요하기 위해서 말하진 않는다. 우리는 귀를 열고 경청하며, 평가와 판단은 유보 한다. 대화의 목적은 답이나 해결책 혹은 어떤 행동을 제공하는 것이 아니다. 그저 의식을 탐색할 뿐이다. 우리는 모든 의사소통의 의미를 경청하기 위해 초대받았다. 이것은 관계 속에서의 존재하고 있음에 관한 것이다 (Bohm, 1992; DeQuincey, 2005). 어떤 유형의 집단 생각은 사리에 맞지 않은 것을 사리에 맞게 하기 위해 항상 노력하는데: "그것은 전체적으로 역사에 대한 현재 프로젝트인 것처럼 인문학의 각성이며: 창조적인 원리를 만족시키지 못할 것은 아무것도 없을 것이다" (Bache, 2000, p. 181).

DEVELOPMENT OF THE DISCIPLINE
학문의 발전

Selection of which theories are integrated in practice and the timing of when they are introduced in the curriculum becomes an issue. Answers to these questions lie in our understanding of the nature of the discipline, how it is developing, and how our practice is actualized. In my concern about connecting to others committed to a unitary, transformative paradigm of health and nursing, I have found Peat's (1991) thoughts on the order of the world relevant to the development of the discipline of nursing and have juxtaposed my thoughts as follows:

어느 이론을 실무에 통합 시킬 것인지와 그것들을 언제 교육과정 속에 도입할 것인가가 문제다. 이 같은 질문에 대한 대답은 그 학문의 본질과, 그것이 어떻게 발전되고 있으며, 실무가 어떻게 실행되고 있는가에 관한 이해에 달려있다. 타인들과 연계관계를 맺는 것에 관한 나의 관심은 건강과 간호에 관해 단일하고, 변환적인 패러다임에 빠지게 했고, 간호학문의 발전과 관련해서는 Peat's (1991)의 세계질서에 관한 사고를 보고 내 생각과 다음과 같이 병행시켜 보았다:

From Peat Peat의 생각	Relevance to Nursing 간호학과의 관련성
A collective is held together by bonds of attraction between units, not by anyone person or persons. 집단적인 것은 단위간의 서로 끌리는 결합들이 모아진 것으로, 어느 한 사람이나 사람들에 의한 것이 아니다.	The discipline of nursing is held together by the connections between theories, not by the theorists themselves. 간호학은 이론들 간의 연결로 모아진 것이지, 이론가 자신들에 의한 것이 아니다.
Each unit is free to act locally, but there is a collective dance that all participate in non-locally. 각 단위는 국지적으로 자유로이 행동하면서도, 비 국지적으로 모두가 참여하는 집단 춤이 존재한다.	There is an overall pattern of the discipline revealed in the many specific applications of theory at the local level. 국지적인 수준에서 구체적인 이론 적용을 많이 함으로써 학문의 전반적인 패턴이 드러난다.
This takes on a specific global form that each subsystem fits into and guides the continuing growth of the organism. 이것은 각 하위체계에 맞게 특정하고 글로벌한 형태를 취하며 유기체의 지속적인 성장을 가져온다.	These theoretical patterns fit into a larger pattern that defines the discipline and guides our developing practice. 이 이론적인 패턴들은 그 학문을 정의하는 보다 더 큰 패턴에 들어맞으며 실무를 개발하도록 이끌어준다.

From Peat Peat의 생각	Relevance to Nursing 간호학과의 관련성
There is an early ambiguous state composed of a combination of different states, superimposed on each other. Then at some critical point, the superimposed wave function collapses into a definite form, and from then on, the organism will develop according to a particular global pattern. 서로 다른 상태들의 조합으로 이루어지고, 서로가 겹쳐진 애매모호한 초기상태가 존재한다. 그리고 나서 어느 임계점에서, 이 겹쳐진 파동 함수는 와해되어 결정적인 형태를 이루며, 거기서부터, 유기체는 특별하고 글로벌한 패턴을 따라 발전하기 시작한다.	Nursing has been through an ambiguous state of multiple, competing, possibly disconnected theories. The discipline is at a critical point of an emerging, overarching form that will direct its continuing development. 간호학은 여러, 경쟁적이고도, 단절되었을 수도 있는 애매모호한 이론 상태를 겪어왔다. 이 학문은 지속적인 발전을 지휘하게 될 새롭고, 전체를 아우르는 형태의 임계점에 와있다.
At this point, the thing that holds the organism together is not the initial strong bonds of attraction between units, but the additional, smaller attractions (like the weak energy field) that orchestrates the whole. 이 점에서, 유기체를 함께 붙잡고 있는 것은 각 단위 간 초기 강한 끌림이 아니라, 전체를 지휘하는 부가적이며 보다 작은 끌림들이다.	The nature of the overall pattern of nursing knowledge goes beyond the initial links to emerge as a unified whole. 간호지식의 전반적인 패턴에 대한 본질은 통일된 전체로 떠오르기 위해 초기의 연계고리들을 넘어 서는 것이다.
It is not the strength of the interaction that matters but its very special form. 문제는 상호작용의 강도가 아니라 그 자체의 바로 그 특수한 형태이다.	It is not the specific connections that make the difference but the pattern of the whole. 차이를 만들어내는 것은 특정한 연계성이라기 보다는 그 전체에 대한 패턴이다.

We have begun to put it all together as a structure of the discipline (Roy & Jones, 2007). From my perspective, key connecting points include: mutual process, caring presence, pattern recognition, resonance with the information of the whole, and expanding consciousness. As the pattern of the whole continues to generate new order, other connecting points will emerge.

우리는 이 모든 것들을 학문의 구조로 한데 모아놓기 시작 하였다 (Roy & Jones, 2007). 내 시각에서 본다면, 핵심 열쇠가 되는 연결점들은 다음과 같다: 상호 과정, 돌보며 함께 있어주기, 패턴인지, 전체성의 정보에 의한 공명, 그리고 의식확장이다. 전체성에 대한 패턴이 계속 새로운 질서를 만들게 되면 다른 연결점들도 나타날 것이다.

COMING HOME
분명한 이해

I am encouraged that nurses who had become disillusioned by a lack of a truly nursing perspective in their practice have come "home" to nursing and are reexperiencing the joy of nursing practice. Recently a nurse who has become acquainted with the theory of HEC posted on the Web site[1] dialogue: "I have not felt this alive about my work in nursing ever … and I have always loved nursing." Falkenstern (2003) eloquently expressed what the shift to HEC meant to her as she reentered a world of nursing practice and education after a 10-year hiatus:

나는, 간호에 대한 진정한 시각을 가지지 못해 실무 생활에 환멸을 느끼다가 "간호가 무엇인지 다시 깨닫고" 간호업무의 즐거움을 다시 체

[1] www. healthasexpandingconsciousness.org

험하는 간호사들을 보며, 고무되었다. 최근 HEC 이론에 관해 잘 알게 된 한 간호사가 웹사이트[1] 대화방에 다음과 같은 글을 올렸다: "나는 지금껏 해온 간호와 관계된 내 일에서 이렇게 생생하게 느낀 적이 없었어요 … 나는 항상 간호를 사랑해왔지요." Falkenstern (2003)는 HEC으로의 이동은 자신에게는 10년 간의 공백 끝에 간호실무와 교육계로 다시 들어간 것을 뜻한다며 힘주어 말했다.

> As I rediscovered the nursing world after my return to nursing practice and education after an absence of ten years to raise my children, I felt discouraged when I learned of the current status of nurses and nursing … However, my experience with this study [with families who have a child with special health-care needs] has rekindled my passion for nursing. I felt affirmed that … a movement is growing to recapture the essence and value of nursing … I realized that a nurse can experience joy and renewed energy by choosing to practice nursing within health as expanding consciousness.
>
> 자녀양육으로 십 년간의 공백을 마치고 다시 간호실무와 교육으로 돌아가 간호계를 다시 보며, 난 간호사와 간호에 대한 현 상태에 낙담 했지만 … 이 [특별 건강관리요구가 있는 아이 가족과의] 연구에서 얻은 경험으로 간호에 대한 나의 열정에 다시 불을 지폈어요. 나는 … 움직임으로 간호의 본질과 가치를 다시 잡을 수 있다는 확신이 들었고 … 의식확장으로서의 건강 안에서 간호실무를 한다면 기쁨과 새로운 에너지를 경험할 수 있음을 깨닫게 되었어요.

From my personal experience with the families in this study, I realized that by practicing according to this theory, the nurse does not just treat a person's illness or disease but pays attention to the whole person and helps them to see the pattern and meaning of their experience in their

[1] www. healthasexpandingconsciousness.org

current, often challenging situation …

가족연구에 대한 나의 개인적인 경험을 통해, 나는 이 이론에 따라 실무를 하면, 간호사가 사람의 질환이나 질병만을 치료하는 것이 아니라 온전한 사람에게 주의를 기울이게 되고 그들로 하여금 현재와 때로는 도전해오는 상황 속에서 자신들의 경험에 대한 패턴과 의미를 볼 수 있게 할 수 있음을 깨달았어요…

… I realized that a nurse can practice health as expanding consciousness whether the interaction between the nurse and the patient is very brief or long term. The nurse can communicate that s/he is being ***"wholly" with*** the client while doing regular tasks for that client, such as taking vital signs, checking IVs, and giving medications. That is, the nurse can fully interact with the person as a human being. While burnout has often been cited as a reason not to get "too involved" with patients, I found that the practice of nursing within health as expanding consciousness, on a more personal level, can be energizing. During my nurse-family interaction in this study, I saw persons gain insight into their lives, let go of guilt, and find new ways to structure their interactions with others.

… 간호사 환자 간 상호작용이 아주 짧든 길든 간호사는 의식확장으로서의 건강을 실천할 수 있음을 깨달았어요. 간호사가 환자의 활력증상을 재고, IV를 체크하며, 약을 주는 일상적인 일을 하면서도 환자와 **"온전히" 함께** 존재하면서 소통을 할 수 있는 거죠. 다시 말하면, 간호사는 한 인간으로서 사람과 함께 충실한 상호작용을 할 수 있어요. 종종 너무 소진해서 환자와 "너무 가까이" 하지 않으려 한다지만, 나는 의식확장으로서의 건강 속에서 간호실무는, 좀더 개인적인 차원에서 말한다면, 활력을 줄 수도 있음을 알았어요. 이 연구에서 나는 간호사-가족 간 상호작용을 하는 동안, 사람들이 자신들의 삶에 대한 통찰을 얻고, 자책감에서 벗어나, 다른 사람들과 새롭게 상호관계를 만드는 법을 찾아가는 것을 보았어요.

My experience with the families in this study was a personal journey that touched my heart - and gave me hope … Their strength in the face of challenges, discouragement, and prejudice amazed me. When I asked one family how they kept their hope and carried on, their reply summarized an energy that was present in all the families, "It's love. With love anything is possible." As nurses, we carry a special charge, to attend to our patients, as human to human, with love (Falkenstern, 2003, pp. 232-233).

내 연구에서 가족들과 함께 한 경험은 나의 심금을 울렸고 희망을 준 특별한 여정이었어요 … 여러 가지 도전과, 낙심, 그리고 편견에 처한 가운데서 그들이 보여준 강인함에 놀랐던 거지요. 가족 중 한 사람에게 어떻게 그렇게 희망을 붙잡고 살았는지 물어보았을 때에, "그건 사랑이지요. 사랑에는 불가능이 없지요" 라는 대답은 그 모든 가족에게 실재한 에너지를 모아놓은 것이었지요. 간호사로서, 우리 환자를, 인간 대 인간으로, 사랑으로 돌보아야 할 특별한 책임이 있어요 (Falkenstern, 2003, pp. 232-233).

Chapter 08

A Transforming Arc
변환을 일으키는 궤도

... nursing is in a position to shape the future stage of evolution of the universe.
... 간호란 미래 우주 진화의 모습을 가꾸어가는데 한 몫을 차지한다.

Sister Callista Roy, 2007

For us to participate fully and creatively in shaping our future, we need to better understand the underlying patterns and influences of our collective past.
우리가 미래를 만들어가는 일에 온전히 창조적으로 참여하려면, 우리는 기저패턴과 우리들의 집단적 과거가 끼친 영향력을 더 잘 이해해야 할 필요가 있다.

Richard Tarnas, 2002

As our global civilization becomes increasingly dysfunctional and we face the possibility of catastrophe, we need to examine the contrasting myths prevalent in Western thinking regarding the evolution of consciousness. The most familiar one is that of an extraordinary journey from ignorance and suffering to a world of increasing knowledge and well-being - an onward and upward direction seen as progressive emancipation. The other view is that of humanity's fall and separation from oneness with nature, as seen in exploitation of nature, devastation of indigenous cultures, and spiritual emptiness. What we need to recognize is that both underlie and inform each other. The subject-object divide upon which science was founded seeks to rule out human projections such as meaning and purpose. In contrast, meaning and purpose are seen in the primal worldview as permeating the world with the same resonant reality, flowing between inner and outer without absolute distinction. When there is a confrontation between the two, the intellect wins. The drive for money and power and technological superiority supersedes other aspirations. But fortunately the post-Copernican and post-Cartesian shifts in paradigm hold that the primary datum of human experience is human experience itself and is reflective of the underlying forms and patterns of the world. We have the potential for a new participatory wholeness (Tarnas, 2002).

지구문명이 점점 부실해지고 파국 가능성에 직면하면서, 의식의 진화에 관한 서구식 사고방식과 대조적인 신화를 조사할 필요가 생겼다. 가장 친숙한 것 중 하나는 무지와 고통으로부터 늘어나는 지식과 안녕의 세계로 가는 비범한 여정인데 – 이는 진보적인 해방처럼 보이는 전진적이고 상향적인 여정이다. 다른 관점은 인간성 몰락과 자연과의 하나됨에서 멀어지는 것으로 이는 자연을 착취하고, 토착 문화를 유린하며, 영적으로 공허해진 가운데서 볼 수 있다. 우리는 이 두 가지가 서로 바탕에 깔려있어 정보를 주고 있음을 인식할 필요가 있다. 과학의 토대가 된 주-객체의 분리는 의미와 목적과 같은 인간의 심리적 표출을 배제시킨다. 이와 대조적으로, 의미와 목적은 함께 공명하는 현실세계에 스며드는 것과 같은 가장 원초적인 세계관에서 볼 수 있는 것으로, 절대적인 구별 없이 안팎으로 흐른다. 이 둘 간에 충돌이 생기면 지적인 것이 이긴다. 돈과 권력 그리고 기술과학의 우위가 다른 열망들을 대신한다. 그나마 다행인 것은 후기-코페르니쿠스주의와 후기-데카르트주의가 인간경험의 원초적인 자료는 인간경험 그 자체이며 세상에 내재한 형태와 패턴을 반영함을 견지하는 패러다임으로 이동한다는 점이다. 우리는 새롭게 전체성에 참여할 잠재력을 갖고 있다.

Developmental principles, such as those suggested by Ken Wilber's (1998) integral theory, take us beyond our usual view that expanding consciousness is always upward and outward. A more inclusive perspective embraces an involutional development that emphasizes a nondual ground of being in which transcendence is balanced by a descending force that integrates and heals. The movement toward progress and domination is balanced by moving inward and experiencing wholeness. Wilber's position is that human development covers a large range of evolutionary territory, both individual and collective, and involves a process of evolution to higher transcendent structures that is complementary with involution to more fundamental levels of compassion and spirit (Edwards, 2002). Bache (2000), from the perspective of his personal experience in holotropic therapy, supports this larger trajectory of evolution/involution. He described the involutionary phase as the "dark night of the soul," an experience in which we must "let fall from us everything that we thought we were or thought we needed" before reaching a new understanding of the interconnectedness of all life (pp. 15-16). Kidd's (1996) journey from a life engulfed in patriarchy to one in touch with the feminine spirit within involved a descent into the darkness of her soul before emerging as an integrated self.

Ken Wilber (1998)의 통합 이론에서 제시하는 발달원리들은 의식확장이 언제나 상향적이고 외향적이라는 일상적인 관점을 초월할 수 있음을 보여준다. 보다 포괄적인 시각은 퇴행적인 발달도 포용하는 것인데, 이는 초월이란 통합하고 치유하는 하향적 힘과 균형을 이룬다는 존재에 대한 비이중적인 근거를 강조한다. 진보와 우세를 향한 움직임은 안쪽으로 움직이는 것과 전체성에 대한 경험으로 균형을 이룬다. Wliber의 입장은 인간발달이란 개인적으로나 집단적으로 보다 넓은 진화영역을 다루며, 보다 높은 초월적인 구조로의 진화과정을 포함하는 것인데 이는 동정심과 영혼의 보다 근본적인 차원으로의 퇴행과 상호보완적이라는 점이다. Bache (2000)는 홀로트로픽 요법에 대한 개인의 경험적인 시각에서, 이 진화/퇴행에 대한 보다 큰 궤적을 지지하였다. 그는 퇴행적 단계를 "영혼의 어두운 밤"으로 기술하면서, 모든 생명들이 서로 연결되어 있다는 새로운 이해를 하기 전에 "우리 존재 혹은 필요로 했던 모든 것에 대한 생각들을 우리로부터 떨쳐버리는" 경험을 반드시 거쳐야 한다 하였다 (pp. 15-16). Kidd (1996)의 여정은 여성이 가부장제의 늪으로부터 여성학적 정신에 접한 사람으로 돌아간 것으로 이에는 하나의 통합된 자아로 나오기 전에 그녀 영혼의 어두움 속으로 빠져들어 간 것도 포함한다.

When I first started working on this book, I was rejoicing in the opening of East and West with the crumbling of the Berlin wall. I was reveling in the prospect of no boundaries between countries and ideologies. Then in the last 5 years I have been stymied by the seemingly insurmountable barriers between nations/people/ideologies, even within my own country. In the aftermath of the 9/11/01 attack on the World Trade Center and the Pentagon, I, along with people all over the world, searched for a way to respond. As a people, we were shocked … angry … afraid. Now we have experienced even greater loss of life and disruption as a result of the natural disasters on the U.S. Gulf Coast, in Indonesia, Pakistan, the continuing violence in the Mideast, the poverty and violence of African nations, and the seeming inabilities of our governments to cope with them. The predictions in the 1980s of massive physical disruptions are unfolding before our eyes: ***We Are the Earthquake Generation*** (Goodman, 1979; Newman, 1995b). We are left with trying to find meaning and understanding to guide the transformation of our society. Deeply embedded in the hearts of many of our fellow world citizens are frustration and hatred; for some, deprivation and helplessness; for others who have been protected from the ravages of poverty and war, indifference. Capitalism appeared to triumph over Communism in the late 20th century, but now in the early years of the 21st century, some are seeking to find a way to share the world's wealth. The blow to the economy compels it. The awakening of our conscience demands it.

내가 이 책의 집필을 처음 시작하였을 때, 나는 베를린 장벽이 무너지고 동서가 서로 개방되는 것을 기뻐하였다. 나는 국가와 이데올로기 간에 경계가 없을 거라는 전망에 취해 있었다. 그리고 나서 지난 5년 동안, 내 조국 (미국)에서조차도, 극복할 수 없어 보이는 국가/사람/이데올로기들의 장벽들 때문에 좌절하였다. 2001년 9월 11일 세계무역센터와 미 국방성 건물의 테러 공격이 있은 후, 나는 세계의 모든 사람들과 함께, 대응할 방법을 찾았다. 사람이기 때문에 우리는 충격을 받았고, … 분노 했으며 … 두려워 했다. 지금 우리는 미국 걸프만과, 인도네시아, 그리고 파키스탄의 자연 재해와, 끊임 없는 중동의 폭력, 아프리카 국가들의 가난과 격렬한 분쟁, 그리고 그런 것들을 극복하기에는 무능해 보이는 우리 (미국) 정부 때문에 더 큰 삶의 상실과 붕괴를 경험하였다. 1980년대에 대규모 물리적 붕괴가 있으리란 예측이 눈앞에 펼쳐지고 있는데: **우리는 지진 세대이다** 란 예언이다 (Goodman, 1979; Newman, 1995b). 우리는 남아서 우리 사회를 변환시켜 갈 의미와 통찰을 찾아보려 한다. 전 세계 수 많은 사람들의 마음 속에 깊이 박혀있는 것은 욕구불만과 증오다; 어떤 이들에게는, 약탈과 무기력이고, 가난과 전쟁의 참화로부터 보호 받았던 또 다른 사람들에게는 무관심이다. 20세기 말에 자본주의가 공산주의와 싸워 이긴 것처럼 보였지만, 21세기 초인 지금은 세계의 부를 공유하는 방법을 찾는 이들도 있다. 경제에 타격이 미친다면서 주저하기도 한다. (허나) 우리 양심은 그것을 요구할 것을 각성시킨다.

There is a need for a spiritual rebirth of our world, but as Bache (2000) asserted, we must experience a death of the old ways first. Bache cited Grosso's claim that the specter of global death may be fueling profound psychic transformation. Other major thinkers in terms of the global crisis regard the evolution of the human species as nearing a breakthrough (Elgin, 2002-2003; Russell, 1992). Bache (2000, p. 224) described the "dawn" of his own experience as becoming comfortable with the loss of boundaries-of race, socioeconomic distinctions, nationality, religion with the question, "What would it take for the whole of humanity to make this quantum jump in awareness?" What dies during the dark night of the soul is our deep attachment to separateness itself.

우리 세계는 영적 중생이 필요하나, Bache (2000)가 주장한 것처럼, 우리는 먼저 낡은 방식의 죽음을 경험을 해야 한다. Bache는 Grosso의 주장을 인용하였는데, 지구 죽음에 대한 망령은 극심한 정신적 변환에 기름을 끼얹을 수도 있다는 것이다. 지구위기에 관한 다른 주요 사상가들도 인종의 진화를 그 돌파구가 가까워진 것으로 간주하고 있다 (Elgin, 2002-2003; Russell, 1992). Bache (2000, p. 224)는 그 자신의 경험에 "새벽"이 온다는 것은 인종과, 사회경제적 차별, 국적, 종교의 경계들이 없어져 편안해지는 것이라면서, 다음과 같은 질문을 하였다. "인류 전체를 위해 이런 자각의 비약적인 양자 도약을 만들어내려면 무엇을 해야 할 것인가?" 영혼의 어두운 밤중에 죽어야 할 것은 분리됨 그 자체에 대한 우리의 깊은 애착이다.

Friedman (2005) has chronicled the convergence of computerization, subsequent worldwide collaboration of new business practices, and the opening up of information and opportunity to millions the world over in what he refers to as the flattening of the world, a horizontal playing field. It is mind-boggling to consider this transformation. Is it a manifestation of the harmonic convergence predicted by Arguelles (1987) two decades ago?

Friedman (2005)은 컴퓨터화로의 수렴, 그에 따른 새로운 사업들의 세계적인 협력, 그리고 그가 말한 것처럼, 세상이 편평한 운동장처럼 전 세계 수백만에게 정보와 기회가 개방 된 것을 연대순으로 기록하였다. 이런 변환을 생각한다는 것은 믿을 수 없을 정도로 놀라운 일이다. 이것이 20년 전 Arguelles (1987)가 예측했던 바로 그 조화로운 수렴이 나타난 것일까?

Is the thesis of expanding consciousness on shaky ground? In assuming that life (and health) are moving inextricably toward expanded consciousness, it is important to remember that the theory of HEC encompasses disruptions and what might be considered downturns as manifestations of expanding consciousness. Confidence in open boundaries in the face of disaster was not misplaced; it just requires a greater ***imagination*** as to how it will unfold. The process of expanding consciousness is the process of awakening the divine in participants (Fox, 1988).

의식확장에 대한 논제는 흔들리는 기반 위에 있는가? 삶 (과 건강)이 의식확장을 향해 꼼짝없이 움직여가고 있다고 가정할 때, HEC 이론의 붕괴와 의식확장의 발현도 내림새로 간주될 수 있음을 기억하는 것이 중요하다. 재난이 닥친 면전에서 경계를 개방해야 한다고 확신하는 건 자리를 잘못 잡은 게 아니라; 어떻게 펼쳐질 것인가에 관한 더 큰 **상상(력)**을 필요로 할 뿐이다. 이 의식확장과정은 참여자들 속에 있는 신성함을 일깨우는 과정이다 (Fox, 1988).

The disciplines of medicine and nursing have represented different cultures - one of curing and one of caring. They have evolved in different directions. Much of the talent and ingenuity of nursing has been focused on disease care rather than people care. Yet lying beneath the instrumental focus is the traditional mission of nursing to be present with persons in the transitional experiences of their lives. That purpose is yearning to express itself in ways that allow the wholeness of clients to emerge in unimagined ways, as evidenced in the Picard and Jones (2005) creative work, ***Giving Voice to What We Know***. There is a need for a transforming vision of our disciplines' collective commitments. For a cultural death to occur, there must be a loss of deeply held ways of viewing each other and the collapse of deeply embedded intellectual paradigms (Bache, 2000). There must be a shift in the way we feel about each other. The larger truth of our relationships is that of interpenetration as partners in the complex dance of health care.

의학과 간호학은 서로 다른 문화 -하나는 치료이고 하나는 돌봄인-를 대표해왔으며, 서로 다른 방향으로 발전해 왔다. 간호의 상당한 능력과 재능은 사람을 돌보는 것보다 질병의 치료에 집중해왔다. 아직까지도 이런 도구적 초점 아래에 처한 것은, 사람들 삶의 변천적인 경험 속에서 그들에게 보여주어야 할 간호학의 전통적인 사명이다. 그 목적은 **'새로운 목소리로 간호를 노래하자'**에 소개된 Picard 와 Jones (2005)의 창조적인 연구에서 보았던 것처럼, 대상자의 전체성이 상상하지 못했던 방식으로 드러나도록 그 자체를 표현하려는 열망이다. 우리 간호학의 집단적인 헌신에 대한 변환적인 비전이 필요하다. 문화적인 종말을 맞으려면, 서로를 바라보는 깊이 간직해온 방식들을 잃어버려야 하고 깊이 내포된 지적인 패러다임들도 무너뜨려야 한다 (Bache, 2000). 우리가 타인에 대해 느끼는 방식에도 변화가 따라야 한다. 우리 상호관계들이 보다 더 진실해지려면 건강관리라는 복잡한 댄스 파트너로서 진실된 상호 침투가 일어나야 한다.

Bache (2000) points out that the Western project of the last 4000 years has been largely a masculine enterprise of autonomy, rationality, and separation from nature. The cost has been repression of the feminine dimension. He cites Tarnas as recognizing the emergence of the feminine, not only in the growing empowerment of women, but also in a multitude of characteristics such as increasing unity with nature, increasing embrace of human community, valuing partnership, and the urge to reconnect the body and emotions, imagination and intuition. Interesting also is the rising appreciation of hermeneutics and other nonobjectivist epistemologies and of scientific theories of the holonomic universe. These changes indicate a spiritual rebirth of humanity taking place. It is an opportunity for us as nurses to stand in the center of our truth and be fully present in the evolving health-care arena.

Bache (2000)는 지난 4000년 간 서구적 프로젝트는 거의 대부분이 자율성, 합리성, 및 자연과 분리된 남성적 엔터프라이즈였음을 지적하였다. 그 대가는 여성적 차원의 억압이었다. 그는 여성성의 등장을 인정한 사람으로 Tanas를 인용하였는데, (이는) 여성의 임파워먼트가 늘어나는 것뿐만 아니라 점점 더 자연과 하나되고, 점점 더 인류 공동체를 껴안으며, 동반자관계에 대해 가치를 부여하고, 그리고 몸과 감성, 그리고 상상력과 직관의 재결합을 촉진하는 것들이다. 더욱이 흥미로운 것은 해석학과 다른 비객관주의 인식론, 그리고 홀로노미 우주에 대한 과학적 이론들에 대한 이해가 높아진다는 점이다. 이런 변화는 인류에게 영적 중생이 일어나고 있음을 나타낸다. 간호사로서 우리 진실의 중심에 우뚝 서서 발전하는 건강-관리 장 내에서 온전하게 설 수 있는 기회인 것이다

There is evidence of the coming together of mind and heart in the work of varied health scientists. We are entering into something new, and we cannot know where it is headed, but we can know that the way to get there is by expanding our ways of knowing to include a dialectical synthesis of world and self. Tarnas (2002, p. 10) urged:

여러 건강 과학자들의 연구업적에는 마음과 심정이 하나가 된 증거가 있다. 새로운 무엇 속으로 들어가, 어디로 향하는지 알 수는 없지만, 우리가 거기에 도달하는 방법은 세상과 자신에 대한 변증법적인 합성을 포함 시키기 위해 앎의 방법을 확장해야 하는 것임을 알고 있다. Tarnas (2002, p. 10)는 다음과 같이 강조하였다:

> … our task is to develop a moral and aesthetic imagination deep enough and wide enough to encompass the contradictions of the time and of our history, the tremendous loss and tragedy as well as greatness and nobility; an imagination capable of recognizing that where there is light there is shadow, that out of hubris and fall can come moral regeneration, out of suffering and death, resurrection and rebirth.
>
> … 우리의 과제는 도덕적이고 미적인 상상을 아주 깊고 넓게 하여 시간과 역사의 모순들을 충분히 껴안을 수 있어야 하는데 이는 위대함과 고귀함뿐 아니라 동시에 엄청난 상실과 비극도 품는 것이며; 빛이 있는 곳에 그림자도 있으며, 오만과 추락

으로부터 도덕적 재생이, 고통과 죽음으로부터 부활과 중생이 있음을 인정할 줄 아는 상상력을 가질 수 있어야 한다.

As we picture our planet Earth spiraling through our solar system, we can see that there is no up or down. One way does not exist without the other - the pathway of each arc is completed by the other. Nursing's history of complementing medicine, long seen as subordinate, can now be viewed as a transforming, healing, integrating presence.

태양계에서 우리 지구가 선회하는 그림을 그려볼 때, 우리는 거기에 위 아래가 없음을 볼 수 있다. 한 길은 다른 길 없이 존재하지 않으며 - 각 궤도에 도는 길은 바로 다른 길에 의해 완성된다. 간호학의 역사는 의학을 보완한다는 점에서, 오랜 동안 종속적으로 보여져 왔지만, 이젠 변환적이고, 치유적이며, 통합하는 실재로서 바라볼 수 있게 됐다.

This is my message to nurses and others in the health-care arena: ***imagine*** a world of caring, sharing, and creativity in conjunction with continuing scientific breakthroughs. Summon the courage to act on that imagination. Remember the power of an idea! Just as the flutter of butterfly wings can be felt around the world, so the actions of one person can start a transforming avalanche in health care. In Friedman's words, the small can act big and have tremendous influence (Friedman, 2005).

건강-관리 장 속에서 간호사들과 타인들에게 주는 나의 메시지는 바로 이것이다: 끊임없이 과학적인 돌파구를 만들어가는 데 있어서 돌보고, 나누며, 창의적인 세계를 **상상하라**는 것이다. 이런 상상력을 가지고 행동을 할 수 있도록 용기를 불러 일으켜야 한다. 하나의 아이디어가 갖는 힘을 기억하라! 나비의 날개 짓을 온 세상에서 느낄 수 있는 것처럼, 한 사람의 행동이 건강관리 (체계) 속에 변환적 눈사태를 가져올 수 있다. Friedman의 말을 빌면, 작은 것이 크게 행동할 수 있고 엄청난 영향력을 가질 수 있는 것이다 (Friedman, 2005).

What the world needs now is connectedness. There is a need for a global network that is multicultural, multidimensional. It is centered in individual and local partnerships and is always shifting, changing, open to new perspectives. Nursing is in a position to facilitate such a network. Our tradition of caring, nurturance, and understanding of love as the highest level of consciousness makes it possible for nursing to be the connecting link in the needed reformulization of the health-care system as one of cooperation, collaboration, and partnership.

세상이 지금 필요로 하는 것은 연결성이다. 다문화적, 다차원적 글로벌 네트워크가 필요하다. 그 관계가 개인과 국지적인 동반자관계에 쏠려 있지만, 늘 옮겨 가고, 변화하며, 새로운 시각에 개방되어 있다. 간호학은 이런 네트워크를 촉진시키는 위치에 있다. 돌보고, 양육하며 최고 수준의 의식과 같은 사랑에 대한 우리 전통으로 보아 간호는 상호 협조하고, 협동하며, 동반자관계수립에 필요한 건강-관리체계를 재편성하는 데 연결고리가 될 수 있다.

The underlying implicate order of nursing's mission -caring in the human health experience- is the transforming pattern. In the unfolding of it, we are its transforming presence.

간호의 사명으로서의 내재질서란 -인간의 건강경험을 돌보는 것으로- 패턴에 변환을 일으키는 것이다. 그 패턴이 펼쳐질 때, 우리가 바로 그 변환을 일으키는 실재인 것이다.

Appendix A 부록

HEC Praxis: The Process of Pattern Recognition

HEC 프랙시스: 패턴인지 과정

Praxis involves the merging of a priori theory, research, and practice. Health as expanding consciousness (HEC) provides the theoretical orientation. The nurse must come to the encounter with an understanding of the theory of HEC, which is embodied and pervasive from the very beginning. The following steps were developed primarily for research purposes, but the elements of the process are the same for practice. More specificity is usually required in recording data for research; the meetings are usually audiotaped, and precautions regarding research with human subjects must be taken.

프랙시스는 선험적 이론과, 연구, 및 실무를 하나로 묶는 것이며, 의식 확장으로서의 건강 (HEC)은 이론적 오리엔테이션을 제공함. 간호사는 반드시 첫 시작부터 HEC이론에 대한 이해가 몸에 베고 충만한 가운데 만남에 들어가야 함. 다음 각 단계는 우선은 연구목적을 위한 것이지만, 이 과정의 각 요소들은 실무를 위한 것도 됨. 연구 목적상 데이터 기록에는 보다 구체적인 것이 필요하며; 대개 만날 때마다 녹음하고, 인간주제 연구에 관한 주의 사항도 지켜야 함.

Engaging with the client/participant (CP) The intent is for the nurse to be fully present with the client in terms of what is most meaningful to the client. At the initial meeting the practitioner/researcher (PR) asks the client/participant (CP) to describe the most meaningful events and persons in her or his life. This question may be modified to fit the particular circumstances. If the CP needs help in thinking of something considered important, the PR may prompt the CP to think of something from childhood that stands out in memory. This is a storytelling activity that is guided by the CP and proceeds in a nondirective manner. The PR participates by being an active listener and clarifies and reflects as relevant. The emphasis is on the unfolding pattern of the CP's life, but the PR is free to reciprocate by telling her or his own story as deemed appropriate. Occasionally more direct questions are offered. In being fully present in the moment, the PR will be sensitive to intuitive hunches about what to say or ask.

대상자/참여자와 (CP) 관계 맺기 간호사가 관계를 맺는 목적은 대상자에게 가장 중요한 것이 무엇인가라는 입장에서 대상자와 온전하게 함께 있기 위함임. 첫 회합에서 실무자/연구자는 (PR) 대상자/참여자에게 (CP) 그(녀) 삶 속에서 가장 중요한 사건이나 사람에 관해 말로 설명해 줄 것을 요청함. 이 질문은 특정 상황에 맞추어 수정할 수 있음. 만일 CP가 중요하다 여기는 어떤 것을 생각하기 위해 도움을 필요로 할 경우, PR은 CP로 하여금 기억 속에 남아있는 어릴 적의 그 어떤 것을 생각해 보도록 할 수 있으며, CP가 이끌어 가되 정해진 방향 없이 이야기를 하는 활동임. PR은 적극적인 경청자로서 함께 있는 형식으로 참여하며 관련된 것을 명확히 하고 반영해 줌. 펼쳐져 드러나는 CP 삶의 패턴에 주안점을 두지만, PR도 적절하다고 생각될 경우 그 자신의 이야기를 자유롭게 해 줄 수도 있음. 때에 따라서는 보다 직접적인 질문도 CP에게 하게 됨. 그 순간 온전히 함께 있음으로, PR은 무엇을 말하거나 물어야 할지에 대한 직관적인 예감에 민감해질 것임.

Sometimes, based on experience of traditional interviewing, the PR thinks it is necessary to "collect data," that is, get information. Rather, the need is to ***interact authentically*** with the CP. In other instances, the PR may ask what is meaningful to the CP but be unable to accept what the CP is saying because it is not somehow what the PR is looking for. So there is no follow-up, and often another question is asked, most often for factual type information. ***It is not necessary to gather information***. The objective of this interaction is to grasp ***meaning***. It is important to stay with whatever the person says no matter how insignificant it may seem at the time. Fortunately the CP will keep the dialogue on target if the PR will allow it. There is no sense of direction other than that offered by the CP. The end point of the encounter comes as a natural pause, a feeling that there is some closure to the line of thinking.

경우에 따라, 전통적인 인터뷰의 경험에서 보면, PR은 "자료 수집" 즉, 정보수집이 필수적이라고 생각하겠지만, 오히려 CP와 함께 **진실한 상호작용을 하는 것**이 필요함. 다른 사례의 경우, PR은 CP에게 의미 있고 중요한 것이 무엇인지 물어볼 수 있지만 CP가 말하는 것이 뭔가 PR이 기대하는 것이 아닐 경우 받아들이지 못하는 경우도 있음. 그러기에, 후속은 없는데, 종종 다른 질문을 하는데, 대부분은 사실 형태의 정보임. **정보 수집이 필요한 것이 아니고**, 이 상호작용의 목적은 **의미를** 파악하기 위한 것임. 사람이 무슨 말을 하건 이 때는 그것이 아무리 하찮게 보이더라도 함께 머물러 있는 것이 중요함. 다행히, PR이 허락할 경우 CP는 어떤 표적을 두고 대화를 계속 할 것임. 여기에는 CP가 제공하는 것 이 외의 아무런 방향감각은 없음. 이 만남의 끝은 자연스런 멈춤으로, 생각의 선상에 어떤 끝맺음이 있다는 느낌과 함께 오게 됨.

Development of the narrative The PR notes the statements deemed most important to the CP and arranges them in chronological order to form a narrative trajectory of the most significant relationships. Natural breaks where a pattern shift occurs are noted and form the basis of sequential configurations of relationships, which begin to reveal the evolving pattern.

네러티브 (이야기) 만들어가기 PR은 CP에게 가장 중요하다고 생각되는 말들을 노트하고 가장 중요한 관계가 되는 이야기의 궤적을 만들기 위해 연대순으로 정리함. 패턴의 변화가 생겨 자연스럽게 끊어지면 기록해서 진화해가는 패턴이 나타나기 시작하는 그 관계들을 순차적으로 정리함.

It has been found helpful to transmute the narrative to a simple diagram illustrating the sequential configurations of relationships and meaningful events. The nature of the pattern of person-environment interactions are characterized in terms of the flow of relatedness; for example, blocked, diffuse, disorganized, repetitive, loving, abusive, giving, receiving, or whatever descriptors and metaphors come to mind. As the pattern begins to emerge, CPs have commented that the diagrammatic portrayal helps them to see the evolving pattern all at once. Some PRs prefer to share a written narrative with the clients for them to read at their leisure.

이야기를 관계들의 연쇄적 구성과 의미 있고 중요한 사건들을 잘 설명해주는 간단한 다이어그램으로 변형시키는 것이 도움이 되었음. 사람-환경 상호작용 패턴의 본질은 관계 맺음이 어디로 흘러가느냐에 따라 특징이 나타나는데; 예컨대, 가로막힌, 흩어진, 무질서하게 와해된, 반복적인, 사랑하는, 학대하는, 주는, 받아들이는, 혹은 어떤 서술어나

은유든 맘에 떠오르는 것임. 패턴이 떠오르기 시작 하면, CP는 다이어그램으로 묘사한 그림이 진화해가는 패턴을 한 눈에 볼 수 있도록 도움이 된다는 의견을 말함. 몇몇 PR들은 기록된 이야기를 대상자들이 쉬는 시간에 읽어볼 수 있도록 함께 나누어 가지는 것을 선호함.

Follow-up meeting(s) The PR and CP meet again, and the PR shares the data with the CP without interpretation. It simply is a portrayal of the CP's story and accentuates the contrasts and repetitions in relationships over time. This mutual viewing is an opportunity for the CP to affirm and clarify or revise the story being portrayed. If the PR is in doubt about any aspect of the story, now is the time to clarify. As the PR and CP reflect together on the CP's life pattern, the CP may express signs that pattern recognition is occurring (or has already occurred in the interval following the first meeting). Either of the participants may want to proceed with additional reflections in subsequent meetings until no further insight is reached.

후속 모임(들) PR과 CP는 다시 만나, PR은 해석하지 않은 데이터를 CP와 함께 나눔. 이것은 CP가 한 이야기를 묘사한 그림으로 오랜 동안 만들어진 관계들의 차이점들과 반복된 것에 역점을 둠. 이렇게 서로 보는 것은 CP에게는 그려진 이야기를 확인하여 명확하게 하거나 수정하는 기회가 됨. 만일 PR이 이야기의 어떤 면에 의심이 생기면, 이때가 명확하게 할 때임. PR과 CP가 함께 CP의 삶의 패턴을 되돌아 보면서, CP는 패턴인지가 일어나고 있다는 (혹은 첫 만남 후 어떤 중간에 이미 생겼을 수도 있는) 신호를 나타낼 수도 있음. 양 참여자 모두 후속 만남에서 더 이상의 통찰이 생기지 않을 때까지 추가적인 반영을 원할 수도 있음.

Most researchers consider that a minimum of three meetings is needed. Sometimes no signs of pattern recognition emerge, and that, too, is meaningful in terms of the lack of an observable pattern for the person. It is not to be forced.

대부분의 연구자들은 최소한 세 번의 회합이 필요하다고 봄. 때에 따라 패턴인지가 드러나는 신호가 전혀 없는 경우도 있는데, 이것 역시, 그 사람의 관찰 가능한 패턴의 부족이란 관점에서 의미 있고 중요한 것으로, 강요할 것은 못됨.

Application of the theory Inherent in the nature of praxis is the fact that the theory is active throughout the encounter. Postencounter analysis will include more intense examination in relation to the theory of health as expanding consciousness and may include comparison to supporting theorists' work (e.g., Bohm, Prigogine, Young) and other nursing theories, such as uncertainty (Mishel) and transcendence (Reed, 1991). Transformational changes that occur for both the CP and the PR are noted.

이론의 적용 프랙시스 자체의 본질상 특징은 이 이론이 만남 내내 활동적이라는 사실임. 만남 후 분석은 의식확장으로서의 건강이론에 관련된 보다 집중적인 조사와, 지지 이론가들의 업적과 (예를 들면, Bohm, Prigogine, Young), 또는 불확실성 (Mishel) 및 초월 (Reed, 1991)과 같은 다른 간호이론들과의 비교도 포함시킬 수 있음. CP와 PR 양자 모두에게 일어난 변환적 변화를 기록함.

Family and community pattern Once patterns of individuals are identified, the reciprocal pattern of their environment, their relationships to family and community, become apparent. For example, when students drop out of school, what role do family and school officials play in this loss? When a woman feels isolated and caged within her own home, what is the reciprocal pattern among her family? Pharris (2005) has used this means of identifying community health patterns with verification in the form of dialogue among community participants. In her study of adolescents who had committed murder, she found "not a common pattern of pathologically disturbed youth, but rather a common pattern of interaction" with their community (Pharris, 2002).

가족과 공동체 패턴 일단 개인들의 패턴이 확인되면, 그들과 상호작용을 한 환경과, 그들 가족과 공동체 간의 관계 패턴이 분명해짐. 예를 들면, 학생들이 언제 학교를 그만두었고, 이런 때 가족과 학교 직원들은 무슨 역할을 하였는가? 언제 한 여성이 고립되어 그녀의 가정에 갇혀 있다고 느끼고, 그녀 가족들과 주고 받은 패턴은 무엇인가? Pharris (2005)는 공동체 참여자들 간 대화 형태를 실증하면서 이 공동체 건강 패턴을 확인하는 방법을 사용하였음. 살인을 저지른 청소년에 관한 연구에서, 그녀는 그들 공동체에서 "병리적 장애가 있는 청소년의 공통적 패턴이 아닌, 상호작용의 공통적 패턴"을 발견하였음 (Pharris, 2002).

Appendix **B** 부록

Questions and Commentary*

질문에 대한 대답과 해설*

Was there one defining moment or event that led you to formulate your theory?

당신의 이론을 구성하게 된 하나의 결정적 순간이나 사건이 있었습니까?

I don't think there was anyone defining moment regarding the formulation of the theory, but many along the way: My experience with my mother's illness before entering nursing; my study with Martha Rogers; my fascination with the concepts of movement, time, space and consciousness as I worked with rehab patients; and importantly, the opportunity to present the theory at a 1978 conference, which compelled me to put it all together. And, of course, it is still developing via the many scholars who have responded to the challenge.

이 이론의 구성에 관해 어느 한 결정적 순간이 있었다고 생각지 않습니다만; 내내 많은 것 들이 있었습니다; 간호학에 입문하기 전에 겪었던 내 어머니의 병환; Martha Rogers와 함께 했던 연구; 재활 병동의 환자들과 함께 일하면서 움직임, 시간, 공간, 및 의식에 매혹되었던 것; 그리고 중요한 것은, 1978년 학술대회에서 이

* Excerpted from the Dialogue page of www.healthasexpandingconsciousness.org Comments are provided by M. Newman unless otherwise indicated.

* www.healthasexpandingconsciousness.org의 대화 페이지에서 발췌함. 의견은 달리 표기하지 않은 한 M. Newman의 견해임.

이론을 발표할 기회를 얻어, 내 이론의 모든 것을 한데 모아 정리하게 되었다는 것입니다. 그리고, 물론 이 이론은 도전해오는 많은 학자들을 통해 아직도 발전하고 있습니다.

Were there any other theorists besides Rogers who had a large influence on your work?
Rogers 외에 당신 연구에 큰 영향을 미쳤던 다른 이론가도 있었습니까?

Dorothy Johnson's early work (1961) on "The Significance of Nursing Care" was an inspiration to me when I was a senior nursing student. It declared that the knowledge of nursing was different from the knowledge of medicine-something I had sensed in my beginning practice. I continued to correspond with her after I engaged on my path of theory development in nursing. Also, Itzhak Bentov's conceptualization of consciousness (1977) helped me to articulate what I was beginning to understand about the consciousness of the whole.
Dorothy Johnson의 초기 연구인 (1961) "간호의 중요성"은 내가 간호학과 4학년 때 내게 영감을 주었습니다. 이 연구는 간호지식이 의학지식과 다르다는 것을 선언하였으며 - 이것은 실무를 막 시작하는 내게 어떤 것을 감지하게 하였습니다. 내가 간호이론을 개발하는 길에 전념한 이후에도 그녀와 계속 소식을 주고 받았습니다. 또한, Itzhak Bentov의 의식의 개념화 (1977)도 전체성의 의식에 관해 이해를 명확히 하는데 도움이 되었습니다.

If the medical community followed your theory, do you think we could avoid many of the illnesses of our time?

만일 의학계가 당신의 이론을 따랐다면, 우리 시대의 많은 질환들을 피할 수 있었을 거라 생각하십니까?

That may be a possibility, but that's not the intent of the theory, which is to embrace the unfolding pattern of the whole whatever it is and grow with it.

그럴 가능성도 있겠지만 그건, 전체성이 무엇이며 그것이 어떻게 성장하든지 간에 (이 이론은) 그 패턴을 드러내는 것을 옹호하는 것이므로, 이 이론의 의도는 아닙니다.

How do you feel about the idea of your theory as a spiritual component or explanation of religious orientation?

영적 구성요소나 혹은 종교적 지향에 대한 설명으로서 당신 이론의 아이디어에 대해서는 어떻게 느끼십니까?

I don't think of the theory as spiritual or an explanation of religious orientation, but I agree with you that it strongly resonates with multiple religious beliefs throughout the world. Perhaps that's what higher consciousness is.

나는 이 이론이 영적이라거나 혹은 종교적 지향을 설명한 것으로서 생각지 않습니다만, 이것이 세계 많은 종교적 신념들과 상당히 공명하고 있다는 점은 동의 합니다. 아마 그것은 더 높은 수준의 의식이 아닐지요.

What do you see as the role of nursing?

간호의 역할을 무엇이라고 보고 계십니까?

The nurse enters into a caring relationship of pattern recognition that makes it possible for clients to understand the meaning of their experience and find their own way in the health process of expanding consciousness.

간호사는 환자로 하여금 그들이 겪었던 경험의 의미 이해와 의식 확장으로서의 건강 과정에서 그들 자신의 길의 발견을 가능하게 만들어주는 패턴인지의 돌봄 관계로 입문하는 것입니다.

What does the discipline need most from the current new generation of nurses?

간호학이 현 신세대 간호사들에게 가장 요구하는 것은 무엇입니까?

A commitment to the knowledge of the discipline and engaging in practice guided by nursing theory.

간호학 지식에 대한 헌신과 간호이론에 따른 실무에 전념하는 것입니다.

What is your advice to novices?

새내기들에게 해주고 싶은 조언은 무엇입니까?

Trust in the knowledge that comes from within, and be open to new perspectives, such as seeing the pattern of the community as a reciprocal of the individual pattern.

학계 내에서 나온 지식을 신뢰하고, 공동체의 패턴도 개인적 패턴과 상호작용 하는 것으로 보는 것과 같이, 이런 새로운 시각에 대해 개방적인 자세를 견지하기 바랍니다.

What would you say to encourage the students just starting out in a nursing program?
간호학 프로그램을 갓 시작한 학생들을 격려해주시기 위해 하실 말씀은 무엇입니까?

"Stand in the center of your truth" (from Jose Arguelles). What this statement means to me is that each of us has access to the truth of the universe, and if we open ourselves to it, it will guide us in our relationships with each other and with our patients.
"당신 진실의 중심에 서라" 입니다 (Jose Arguelles가 한 말입니다). 이 말이 내게 의미하는 것은 우리 각자가 우주의 진실에 다가가서, 만일 우리 자신을 그것을 향해 열어놓는다면, 그 진실은 우리 각자와 환자들과의 관계 속으로 우리를 인도할 것입니다.

In the current fast-paced practice settings where the time spent with patients is often short and is spent performing tasks that are more medically based, what can be said or done in just a few minutes?
현재 같이 빠르게 변하는 실무 환경에서 환자와 같이 지내야 할 시간도 종종 부족하고, 시간이 있다 해도 의학적인 바탕을 둔 임무 수행에 더 사용하게 되는 경우에, 어떤 말씀을 하실 수 있고 무엇을 할 수 있을 것인지 잠시 말씀해 주실 수 있겠습니까?

It is not a matter of what you say or do, but what you feel. If you are open to what is most meaningful to the patient, it will be felt. This type of communication (which I sometimes refer to as resonance) is like a wave phenomenon. It occurs instantly and does not require verbal communication. It is being open to information that you receive rather intuitively.

그것은 당신이 무엇을 말하거나 행하는 문제라기 보다는, 느끼는 것의 문제입니다. 만일 당신이 환자에게 가장 중요한 것에 개방적이라면, 그것이 느껴질 것입니다. 이런 유형의 소통은 (난 이것을 때로 공명이라고 말합니다) 파동의 현상과 같은 것입니다. 그것은 즉시 일어나며 말로 하는 의사소통을 필요로 하지 않습니다. 그것은 당신이 보다 직관적으로 받아들이는 정보에 대해 문이 열려있는 것입니다.

From a respondent (3/14/06): One of the simplest examples of using your theory in practice is recognizing that persons are more complex than the symptoms they present with, and that their illness is just one manifestation of their life and their interaction with their environment (rhythmic fluctuation, order/disorder). While multitasking, I try to create space to reflect on what is meaningful to them. I frequently ask patients what they do/did for a living, what they are passionate about, what worries them most about their experience, shifting the focus on **exploration rather than on repair**, and indirectly make them aware that we aren't trying to make them whole, because **they already are whole**, and experts in their own care. I don't try to prescribe a set of actions, but offer options that they can decide on. One lady, as she was telling her story, stopped to thank me for listening, "most people don't ask." **I work in an ER/ICU setting, and even with these brief or limited encounters, it's amazing the patterns that emerge**, (family dynamics, self image, moments of disruption beyond or contributing to the present illness) and how enlightening it is to see the connections that can be made. In making sense of their circumstances, and trying to find new answers that work for the given situation, their needs may become clear, and nurses are in a position to offer resources from the wider community. **By caring, which doesn't take much time but does require intentionality, the transformational experience is also mine**. Even when the connections or patterns aren't clear, I try to be open to the potential for transformation in every encounter. Through HEC I'm more aware of and subtly try to remind my patients of our situational freedom: we may not be able to change the situation, but we can change our attitude about it, the uncertainty of it.

한 응답자의 의견 (2006.3.14): 실무에서 당신의 이론을 사용한 가장 간단한 예는 이것입니다. 사람들은 나타난 질환 증상 보다 훨씬 더 복잡하며, 그 질환은 그들의 삶과 그들이 처한 환경과의 상호작용에서 나타난 것 중 하나일 뿐이라는 점을 인식하는 것입니다 (율동적 변동, 질서/무질서). 동시에 여러가지 일을 하면서도, 나는 그들에게 의미 있는 것을 반영할 공간을 만들어 내려고 노력합니다. 나는 자주 환자들에게 살기 위해 무슨 일을 하는지/하였는지, 무엇에 열정을 가지고 있는지, 경험했던 것 중에서 가장 큰 걱정거리는 무엇이었는지, **고치려 들기 보다는 탐색하는 것에** 초점을 두고 질문하면서, 우리가 그들을 전체적으로 보려 들지 않고 있음을 알게 하는데, 이는 그들 스스로가 **이미 전체적인 것이고,** 그들 자신에 대한 전문가이기 때문입니다. 나는 어떤 정해진 활동을 (미리) 처방하지 않고, 그들이 결정하도록 대안들을 제시합니다. 한 부인이 자신의 이야기를 하다 멈추더니, "대부분 물어보지 않는다" 며 경청 해주어서 고맙다 했습니다. **나는 응급/중환**

자 부서에서 근무하는데, 이런 짧고 제한적인 만남에서조차도, 패턴이 드러나는 게 놀랍고 (가족 내 역학관계, 자기 이미지, 현재의 질환으로 인해서나 그 너머에 있는 붕괴의 순간들), 이렇게 만들어질 수 있는 연계성을 보는 것이 나에게 얼마나 큰 혜안을 가져다 주는지 모릅니다. 그들 상황에 대한 감각이 생기고, 그 주어진 상황에 맞는 답을 찾으려 할 때, 그들이 요구하는 것이 분명해질 수도 있고, 간호사들은 더 넓은 공동체로부터 가져온 자료를 제공해주는 입장에 있게 됩니다. **많은 시간을 요하진 않지만 의도를 요구하는 돌봄을 함으로써, 그 변환적 경험 또한 나의 것입니다.** 이 연계성이나 패턴이 분명치 않은 경우 조차도, 나는 모든 만남에서 변환 가능성에 대해 문을 열어놓고 있습니다. HEC을 통해 나는 내 환자들에게 보다 더 관심을 기울이게 되고 우리가 처한 상황에 대한 자유를 상기 시키려는 세미한 시도를 합니다: 비록 그 상황을 바꿀 수는 없어도, 우리는 그것과, 그것에 대한 불확실성에 대한 우리의 태도는 바꿀 수 있습니다.

Do you feel these (short-span relationships) are the times when the family of the patients could be the focus of pattern recognition and expanding consciousness?
이런 관계들이 (단기간 맺어진 관계) 환자 가족으로 하여금 패턴인지와 의식확장으로서의 초점이 될 수 있는 때라고 보십니까?

The family (or lack thereof) is always considered in the overall pattern of the patient and may present a crucial opening for insight and action to occur. It is not necessarily the focus in situations of short-span relationships (Newman, 1966). A quick observation, when verbalized by the nurse, can provide an opening for the patient to express personal concerns relevant to the situation. 가족은 (혹은 가족이 없을 경우라도) 항상 환자의 전반적 패턴 속에서 보아야 하며, 통찰과 일어나야 할 행동에 결정적인 단초를 제시할 수도 있습니다. 단기간 관계를 맺은 상황에 굳이 초점을 둘 필요는 없습니다 (Newman, 1966). 간호사가 말하면서 순간 하는 관찰도 환자로 하여금 그 상황에 관련된 개인적 관심사를 표현할 수 있는 단초를 제공할 수 있습니다.

Is there a way for me to be effective in the emergency department for the patient who does not dialogue with me (does not allow a mutual relationship)?
응급실 환자가 나와 대화를 하지 않을 경우 (상호 관계를 가지는 것을 허락하지 않을 경우) 효과적으로 대처할 수 있는 방법이 있겠습니까?

An assumption of the theory is that there is an interpenetration of the fields of the nurse and the patient. It is important that you are fully present with the patient in unconditional acceptance of where they are in the situation. This will be felt. You may not see any obvious "results" of your presence, but you can trust that this message is communicated while you are no doubt attending to life and death matters. It may be helpful for you to reflect on the pattern of interaction after the fact.
이 이론의 전제는 간호사와 환자 간 장의 상호침투가 있다는 것입니다. 중요한 것은 그들이 처한 그 상황을 조건 없이 수용하면서 온전히 환자와 함께 있는 것입니다. 이것은 서로 느껴질 것입니다. 당신은 당신이 함께 하고 있다는 어떤 명백한 "결과"를 보지 못할 수도 있지만, 아무런 의심 없이 생사의 문제에 주의를 기울이는 동안에 이 메시지가 소통되었음을 믿을 수 있을 것입니다. 그 사실 후에 당신이 그 상호작용의 패턴을 반추 해보는 것은 도움이 될 수도 있을 것입니다.

From M. D. Pharris (1-30-06): My sense is that most of our communication in the emergency setting is nonverbal. It is my hope that my patients feel my love, caring, and open attentiveness before I speak the first word. I attend to being well rested so that I can be fully present when I meet my patients. Obviously if someone has an arterial bleed, a nurse is going to concentrate on stopping the bleeding, which is a technical task - how she or he is present during the process and after is nursing.

M. D. Pharris의 의견 (2006.01.30): 내 생각으로는 응급실에서 이루어지는 대부분의 의사소통은 말로 이루어지지 않는다는 것입니다. 나는 내 환자들이 나의 사랑과, 첫 말을 꺼내기 전에 열린 자세로 주의를 기울이고 있음을 느끼기를 바라고 있습니다. 나는 내 환자들과 만날 때에 온전하고 충실하게 함께 있어주기 위해 충분히 휴식을 취하는 것에 주의를 기울입니다. 분명 만일 어떤 이가 동맥출혈을 한다면, 간호사는 지혈시키기 위한 기술적 임무에 집중하게 되는데 - 그 지혈하는 과정과 그 후에 그(녀)가 함께 있는 것이 곧 간호입니다.

Can nurses realistically apply the theory on a day-to-day basis, considering the small amount of time available? I find myself listening to what a patient is saying about what is meaningful and I see the pattern emerge and can gently reflect back.

간호사들이 쓸 수 있는 시간이 적은 것을 감안할 때, 현실적으로 이 이론을

매일 적용할 수 있겠습니까? 나는 스스로 환자가 의미 있다고 생각하는 것에 관해 이야기 하는 것을 듣고 있고 패턴이 드러나는 것을 보며 부드럽게 반영해줄 수 있다고 봅니다.

It sounds like you are applying the theory. The taping and writing down the pattern was initiated as part of the research/learning process. Once you understand it and know what you're doing, it is not necessary. It doesn't take any longer (perhaps less) than other forms of relating to the patient. It's simply a different perspective.

이건 마치 당신이 이 이론을 적용하고 있는 것처럼 들리는데요. 패턴을 녹음하거나 기록하는 것은 연구/학습 과정의 한 부분으로 시작된 것입니다. 일단 당신이 그것을 이해하고 무엇을 할 것인지 알고 있다면, 그건 필요치 않습니다. 그건 환자와 다른 양식으로 관계를 가지는 것에 비해 오래 (아마 훨씬 적을 수도) 걸리는 것이 아닙니다. 그저 시각이 다른 것입니다.

Another nurse responds: I work in a large ICU and used HEC in my practice recently with a young dying man and his wife. I was as transformed as she was. I am so in awe of how application of [the HEC] theory changed my whole perspective and provided the patient's wife with a sense of order in a period of extreme disorder. Words cannot describe the impact this has made on the deceased man's wife, children, family and their community. Nor can any words be found to describe how deeply the experience has touched me.

다른 간호사가 보내온 의견: 나는 대규모 ICU에서 일하고 있는데 최근 임종이 가까운 젊은 남성과 그 부인에게 HEC을 사용하였습니다. 나도 그 부인처럼 변환을 겪었습니다. 나는 이 [HEC 이론]의 적용으로 나의 전체적인 시각이 변했고 극도로 혼란했던 시기에 그 부인에게 질서 감각을 가지고 제공하였음을 경이롭게 느끼고 있습니다. 돌아가신 그 남자의 부인과, 아이들, 가족 그리고 공동체에게 이것이 끼친 영향은 말로 형언할 수 없습니다. 어떤 말로도 이 경험이 내게 얼마나 깊은 영향을 미쳤는지는 설명할 수 없습니다.

What would be your intervention with a patient who is suffering from pain?
통증으로 힘들어 하는 환자에게는 어떤 중재를 하실 수 있겠습니까?

One would need to interact with the patient in the process of total pattern recognition before it would be evident what action is most appropriate. In HEC, one does not respond to a singular problem without an overall recognition of the client's pattern. Pharris shared an incident when staff in the emergency department referred to her a man who had repeatedly come in for chest pain, which resulted in many electrocardiograms, chest x-rays, blood tests, admissions to rule out a heart attack, ultrasounds of his heart, stress tests, an angiogram, and other diagnostic tests and interventions, without relief of his chest pain. He kept coming back. This night when he returned once again to the emergency department with chest pain, after initial emergency care, Pharris sat down at his side and simply said, "Your heart seems to be hurting" to which he responded with tears in his eyes that his wife had left him and due to a disability he had he was feeling emotionally and physically stuck. They talked through what this meant to him and how he might get on with his life, including a referral to a public health nurse who could come to his home. There was apparent relief of the pain he had been holding onto, as he did not return to the clinic after this encounter. The nurse was able to respond immediately to the most meaningful event in his life.

간호사는, 가장 적절한 행동이 무엇인지 분명하게 드러나기 전이라도, 총체적인 패턴인지 과정에서 환자와 상호작용을 할 필요가 있을 것입니다. HEC에서는, 환자 패턴에 대한 전반적인 인지 없이 그 문제 하나에만 응하지 않습니다. Pharris는, 흉통으로 입원을 반복해서 수 많은 심전도, 흉부 x-rays, 혈액 테스트, 심장마비를 막기 위한 입원, 심장 초음파, 스트레스 테스트, 혈관조영술, 및 기타 진단 검사와 중재에도 불구하고 그의 가슴 통증을 완화시키지 못했었던, 응급실 직원의 사례를 우리에게 들려준 적이 있습니다. 그 환자는 계속해서 입원하곤 했습니다. 그가 다시 흉통으로 응급실에 재입원하여 일차 응급처치를 한 그 밤에, Pharris는 그의 곁에 앉아서 간단하게 "당신의 심장은 고통을 받고 있는 듯 보이는군요." 라고 말했을 뿐인데 그 환자는 눈물을 글썽이며 아내는 떠났고 그 불구 때문에 감정적으로나 신체적으로 충격을 받았었음을 이야기 하였습니다. 그들은, 이것이 그에게 주는 의미가 무엇이며 어떻게 하면 원만하게 살아갈 것인가, 그리고 가정을 방문할 수 있는 보건간호사 도움을 청하는 것까지, 쭉 이야기 하였습니다. 지금까지 가지고 있던 통증이 현저히 경감되었고, 이 만남 후에는 다시 크리닉에 돌아오지 않을 것처럼 잘 견뎠습니다. 간호사가 그의 삶 속에서 가장 의미 있는 사건에 대해 즉시 반응할 수 있었던 것입니다.

How would HEC give guidance to caring for patients who smoke, since there has been overwhelming proof that smoking is hazardous to your health?
흡연이 건강에 해롭다는 증거가 엄청나게 많이 있음에도 불구하고 담배를 피우는 환자를 돌보기 위해 HEC은 어떤 지침을 줄 수 있겠습니까?

You can let go of the need to judge the smoking habit as "bad," and simply relate to the patients wherever they are at the time of your encounter. The theory does not assign causality (blame?). It deals with the present and evolving pattern. There are cases where disease occurs in spite of the patient's effort to follow prescribed activities, and contrarily does not occur even in the midst of what medical science considers "bad" habits. From the standpoint of HEC, the nurse is free to be fully present with the patient in whatever situation they encounter.

당신은 흡연 습관이 "나쁘다고" 판단하려는 욕구를 버리고, 어디서든 그들이 당신과 만날 때 단지 환자들과 관계를 맺을 수 있습니다. 이 이론은 인과관계를 (비난할 것을?) 전제하고 있지 않습니다. 이 이론은 현재 진화해가는 패턴을 다룹니다. 환자가 처방된 활동을 따르려고 노력하는 데도 질병이 생기고, 반대로, 의학적으로 "나쁜" 습관인데도 병이 발생하지 않는 경우도 있습니다. HEC의 관점에서 보면, 간호사는 그들이 처한 상황이 어떻든 간에 자유롭게 환자와 온전하게 함께 있을 수 있습니다.

How does HEC envision caring as linked to evidence-based practice?
HEC에서는 돌봄을 근거-중심 실무에 연결하여 어떤 구상을 하고 있습니까?

The idea of evidence-based practice has been broadened to include not only medical interventions backed by randomized clinical trials, but also diverse forms of evidence, such as qualitative studies of caring and practitioner expertise. Some practicing within the context of HEC might utilize a technique developed in the scientific mode, but the overall practice perspective goes way beyond that kind of "evidence."

근거-중심 실무에 대한 생각은 무작위 임상실험을 배경으로 한 의학적 중재뿐만 아니라, 돌봄과 실무 전문성에 관한 질적 연구와 같은 다양한 형태의 근거를 포함 시키기 위해 확장되어 왔습니다. HEC의 맥락 속에서 어떤 실무행위는 과학적 모드로 개발된 기술을 활용할 수도 있지만, 전반적인 실무에 대한 관점은 그런 종류의 "근거" 너머까지 갑니다.

Does your concept of energy as non-energetic include absolute consciousness as love?

당신의 비-에너지적인 것으로서의 에너지 개념은 사랑으로서의 절대 의식을 포함하고 있습니까?

I have moved away from speaking of energy because it is usually thought of as physical energy, which is related to the material aspects of this world, and I'm talking about a phenomenon that transcends the physical dimensions. Perhaps it is a larger energy that encompasses the whole, and in my way of thinking, that is the informational pattern of consciousness.

나는 에너지에 관해 이야기 하는 것을 피해왔는데 그 이유는 이것은 보통 세상의 물질과 관련된 물리적 에너지로 생각하기 때문인데, 나는 물리적 차원을 초월하는 현상에 관해 말하고 있는 것입니다. 아마 그것은 전체성을 포용하고 있는 더 큰 에너지일 것이고, 내 사고방식으로는, 그것은 의식에 대한 정보 패턴입니다.

Older adulthood seems to be a time of simplification. Is this concept consistent with HEC?
나이가 든 성인의 시기는 단순화의 시기처럼 보입니다. 이 개념이 HEC과 부합하는지요?

My first response to this question was to contrast the slowing down of physiological aging with the increasing complexity of health as expanding consciousness with age. It has been pointed out to me that I didn't really answer the question, and I have become aware of a deeper meaning of simplification. There is simplicity in the solution to a complex situation. I can attest to the need for simplification in my own life (which I do not consider simple). I am reminded of another example shared with me by a nurse with deep intuitive ability. Her experience with persons with dementia, sometimes associated with older adulthood, was that they have moved to another level of consciousness (beyond our field of comprehension). They occasionally come back and communicate on our level, but for the most part they have transcended our level. I see that as consistent with expanding consciousness.

이 질문에 대한 나의 첫 번째 반응은 나이가 들면서 의식확장으로서의 건강이 복잡해짐에 따라 생리적 노화는 느려지는 것을 대조시키는 것이었습니다. 그것은 내가 그 질문에 진정한 답을 하지 않았음을 의미하며, 나는 단순화에 대해 보다 깊은 의미를 깨닫게 되었습니다. 복잡한 상황에 대한 해결책은 단순화에 있습니다. 나는 내 자신의 삶 속에서 단순화의 (나는 단순하다고 여기지 않은) 필요성을 입증할 수 있습니다. 나는 깊은 직관력을 가진 간호사가 나눠주었던 또 다른 사례가 생각납니다. 치매를 앓던 사람과 겪었던 그녀의 경험은, 때로 나이가 든 성인과 관련된 것이지만, 그들이 다른 의식 차원으로 (우리의 이해의 장을 초월하는) 옮겨간 것이었습니다. 그들은 가끔씩 되돌아 와서 우리의 수준에서 의사소통을 하지만, 거의 대부분 그들은 우리 수준을 초월 하였습니다. 나는 이것을 의식확장과 부합하는 것으로 봅니다.

Do you have thoughts about adapting your methodology to a nonverbal mode?

당신의 방법론을 비구술적 모드로 적용하는 것에 관해 어떤 생각을 가지고 계십니까?

The HEC method definitely can be adapted to a nonverbal mode. Picard (2000) has utilized creative movement as a way of expressing pattern, and Ruka (2005) has spoken to nonverbal observations of persons with dementia as a way of identifying pattern. Other HEC researcher-practitioners have confidence in their nonverbal communication of caring with evidence that it makes a difference.

HEC의 방법은 분명 비구술적 모드로 적용할 수 있습니다. Picard (2000)는 패턴을 표현하는 방법으로 창조적 움직임을 활용 하였으며, Ruka (2005)도 치매가 있는 사람에 대한 비구술적 관찰을 패턴을 확인하는 방법이라 하였습니다. 다른 HEC 연구자-실무자들도 그들의 돌봄에 대한 비구술적 의사소통에 따라 차이가 났던 근거에 대해 확신하고 있습니다

What is meant by your concept of pattern?
당신의 패턴 개념이 의미하는 바는 무엇입니까?

Pattern is revealed in the client's story of relationships with others and in her or his physiological interactions within and with the environment. It is ongoing and evolving. The relationships depict a recognizable patterning. I'll repeat here a summary of what a number of HEC scholars have to say about participation in the evolving patterning:
패턴은 다른 사람과의 관계에 대한 대상자들의 이야기와 그 환경과 그 환경 속에서 그(녀)와의 생리적 상호작용에서 드러납니다. 그것은 지속적이고 진화적인 것입니다. 이 관계들은 인지할 수 있는 패턴을 그립니다. 여기서 다시 요약하건대 수 많은 HEC 학자들이 진화해가는 패턴형성과정에 참여한 것에 대해 할 말이 있다는 것입니다:

Patterning is a process of recognizing and creating meaning in life. It is enduring and evolving. It is a reflection of one's relationships with the significant people in one's life and how those relationships change over time. There is a kind of order inherent in pattern that makes it recognizable but in some sense ineffable. In engaging in the evolving process with clients, we are integral to the process and cannot step outside the process. When we do take the step of describing the evolving pattern in words and diagram, the pattern may appear fixed even though we know it is a living, evolving phenomenon. The words and diagram become metaphors for the pattern - our limited way of conveying the dynamic process. The labeling of pattern with words may mask the specificity of the pattern (as happens in stereotyping). We need to attend to the exactness of the shapes and connections of the relatedness. The dialogue between the nurse and client is a meaning-making, transforming process. [Excerpted from an online dialogue of HEC scholars]

패턴 형성이란 삶 속에서 의미를 인지하고 창조하는 과정입니다. 그것은 지속적이고 진화적입니다. 그것은 한 사람이 그(녀)의 삶 속에서 중요한 사람들과 맺었던 관계들과 그것들이 시간이 지남에 따라 어떻게 변하였는지 되돌아보는 것입니다. 패턴 속에는 인식을 할 수 있게 만들어주는 타고난 일종의 질서가 있지만, 어떤 면에서 보면 이것은 말로 형언할 수 없습니다. 대상자와 함께 진화해가는 과정 속에 전념함에 있어서, 우리는 그 과정에 불가결한 것이며 그 과정 밖으로 빠져나올 수 없습니다. 우리가 진화해가는 패턴을 언어나 도형으로 기술하려 하면, 그 패턴이 살아있고, 진화해가는 현상임을 알고 있다 해도 고정된 것처럼 보일 수 있습니다. 언어와 도형은 그 패턴에 대한 은유가 되어버리는데 - 이는 역동적인 과정을 전달하는 우리의 제한된 방법인 것입니다. 패턴을 말로 이름 붙이면 그 패턴의 특정성이 (고정관념화가 일어날 때처럼) 가려질 수도 있습니다. 우리는 관계함에 대한 모양과 연결성을 정확히 하는데 주의를 기울일 필요가 있습니다. 간호사와 대상자 간의 대화는 의미를-만들어내고, 변환이 일어나는 과정입니다. [HEC 학자들 간의 온라인 대화 중에서 발췌한 내용임]

How would you apply your theory to a client diagnosed with cancer? What do you mean by the pattern of the whole?
암 진단을 받는 대상자에게 당신의 이론을 어떻게 적용 하시겠습니까? 전체성의 패턴이 의미하는 바는 무엇입니까?

For the person with cancer (or any other pathology), the question is not so much how it relates to health (in the old sense of the word) but how it is a manifestation of the pattern of the whole. The reason we begin by asking clients to describe what is most meaningful to them is that meaning reveals pattern, and as the client begins to get insight in terms of their pattern, they transcend the old limitations. The pattern of the whole is not an amalgamation of things (like personality, physical appearance, etc.); it is the underlying unseen pattern that manifests itself in observable ways of relating.

암을 가진 (혹은 다른 어떤 병인을 가진) 사람에게, 이 질문은 그것이 건강과 (이 세계에 대한 낡은 관점에서 보았을 때) 어떻게 관련 있느냐 보다는 그 전체성의 패턴이 어떻게 나타나 있는가입니다. 우리가 대상자들에게 그들에게 가장 중요한 것을 물어보는 것으로부터 시작하는 이유는, 의미가 패턴을 드러내며, 대상자들이 그들의 패턴으로부터 통찰을 얻기 시작하면, 낡은 제약들을 초월하기 때문입니다. 전체성에 대한 패턴이란 사물들을 (성격이나 신체적 모습 등과 같이) 아무렇게나 섞은 아말감처리가 아니며; 그것은 보이지 않는 기저패턴으로서 그 자체가 관계 맺음에 대한 관찰 가능한 방식을 나타나는 것입니다.

How does HEC guide care of a terminal patient?
HEC은 말기 환자를 어떻게 돌보아 주도록 인도합니까?

In being fully present with the patient, the nurse helps the patient experience the meaningfulness of the situation and may help the patient fully experience the transition that death represents. Barron (2005) reported seeing terminal patients thriving in her HEC practice.

온전하게 환자와 함께 있음으로써, 간호사는 환자가 그 상황에 대한 중요성을 경험하도록 도와주며 환자가 죽음으로의 이행을 온전히 경험하도록 도울 수도 있습니다. Barron (2005)은 그녀의

HEC 실무 속에서 말기 환자가 풍성하게 성장하는 것을 보았던 것을 보고하였습니다.

Would I be grasping your theory in saying that every encounter is an opportunity to grow as a practitioner and as a person while at the same time helping the client move forward (despite what we know scientifically to be in their best interest)?
모든 만남은 실무자로서 그리고 동시에 대상자를 전진하도록 (과학적으로 그들의 최고 관심사가 무엇인지 우리가 알고 있음에도 불구하고) 돕는 한 사람으로서 성장하기 위한 기회라고 말하는 것이 당신의 이론이라고 이해해도 되겠습니까?

Every encounter is an opportunity to grow and for the client to reconsider the trajectory of her or his life. I would not make the assumption that we know what is best for the client, science or no science. The assumption is that the path they choose is integral to expanding consciousness.
모든 만남은 성장하기 위한 기회이며 대상자에게는 그(녀) 삶의 행로를 다시 돌아보기 위한 것입니다. 나는 우리가 대상자에게 최선이 무엇인지, 과학인지 혹은 비 과학인지를 알고 있다는 가정을 하지 않습니다. 가정은 그들이 선택하는 그 경로가 의식확장에 빠뜨릴 수 없는 필수적인 거라는 것입니다.

How do nurses recognize their own patterns?
간호사는 그들 자신의 패턴을 어떻게 인지합니까?

The theory does not focus on nurses' looking at their own patterns in isolation. I may have written about getting in touch with one's own pattern but that was meant in relation to the interpenetration of the patterns of the nurse and the patient. I think one needs an interactive participant in order to see the pattern (e. g., the contrast). It may be that a teacher or colleague could provide that facilitative interaction for a student or nurse to learn about oneself, but it would also occur in the encounter with the patient. 이 이론은 간호사가 따로 자신의 패턴을 바라보는 것에 초점을 두고 있지 않습니다. 자기 자신의 패턴을 알게 되는 것에 관해 쓴 적이 있지만, 그것은 간호사와 환자 패턴의 상호 침투와 관련된 의미였습니다. 나는 사람이 패턴을 보려면 (예컨대, 대조) 상호작용 하는 참여자가 필요 하다고 생각 합니다. 교사나 동료가 학생이나 간호사가 자신에 관해 배울 수 있도록 촉진하는 상호작용을 할 수도 있겠지만, 환자와의 만남 속에서도 일어날 수 있습니다.

What is it about nurses that make them capable of facilitating consciousness expansion in others?
간호사가 타자의 의식확장을 촉진시킬 수 있는 능력을 갖도록 만들어주는 것은 무엇이겠습니까?

[From Donna, a dialogue participant]: I had a similar question (that is, thinking I'm not qualified to do this), but then I realized our role is not to direct the client's choices, nor to make sense out of his life for him. Using Newman's theory-as-praxis system, our job is to enter into partnership with the client and engage in meaningful dialogue with him as his pattern unfolds. The client guides the discussion, not us. Clarity reveals itself as we project back to the client what we're hearing him say. They determine what's important … the authentic presence of a caring other can facilitate clients' health experience … Nurses frequently encounter clients in moments of disruption and chaos, and we can be privileged to bear witness to their transformation and evolution to a higher level of organization.

[대화 참여자인 Donna의 의견]: 나도 비슷한 의문을 가졌었는데 (말하자면, 나는 이런 일을 하기에는 자격이 없는), 그 후에 나는 우리 역할은 대상자의 선택을 지시하거나, 그를 위해 그의 삶으로부터 어떤 의미를 만들어내는 것도 아니라는 점을 깨달았습니다. Newman의 프랙시스로서의 이론체계를 활용 하면, 우리 일은 대상자와 동반자관계를 맺고 그와 의미 있고 중요한 대화에 전념하면서 그의 패턴이 펼쳐지도록 하는 것입니다. 대상자가 그 토의를 이끌어 가지 우리가 아닙니다. 우리가 대상자가 말한 것을 듣고 다시 투영해주면 명확함이 절로 드러납니다. 중요한 것이 무엇인지는 그들이 결정하며… 다른 사람을 돌보면서 진실하게 함께 있어주는 것은 대상자의 건강 경험을 촉진시킬 수 있습니다… 간호사들은 붕괴와 혼돈의 순간에 처한 대상자들을 자주 만나게 되어, 그들의 변환과 보다 높은 차원의 유기체로 진화해가는 것을 목도할 수 있는 특권을 누릴 수 있습니다.

[From M. D. Pharris]: I see the nurse-patient relationship as a pure reflection pool through which both the nurse and the patient can see themselves more clearly. In HEC we are clearing ourselves of an intent to "change" or "fix" the other, whether it be patient, family, or community. Rather, we attend to a dialogue where insights into pattern can arise. The wisdom lies within the patient/family/ community - it is in the context of the nurse's caring presence that clarity or potential action comes. For traumatized people this is even more essential, because trauma by its very nature, creates a distorted self-image. It is like a circus mirror image where negatives seem very large and positives seem very small. The HEC nurse-patient relationship moves through that distorted image to a clear view of the underlying pattern.

[M. D. Pharris의 의견]: 나는 간호사-환자 관계를 간호사와 환자 모두가 이것을 통해 자신들을 더 분명하게 볼 수 있는 순수한 반사가 일어나는 작은 연못으로 봅니다. HEC에서는 환자나, 가족, 혹은 공동체일 수도 있는 타인을 "변화" 혹은 "고정" 시키려는 의도를 우리 자신으로부터 없애버립니다. 오히려 패턴이 떠오를 수 있도록 통찰이 있는 대화에 참여합니다. 지혜란 환자/가족/공동체 속에 자리 잡고 있으며 - 명확함이나 가능한 행동을 가져 오는 간호사의 돌보는 맥락 속에 있습니다. 상처 받은 사람들에게는 이것이 더욱 더 필수적인데, 그 이유는 상처는 그 자체 본질상, 왜곡된 자아상을 창조하기 때문입니다. 이것은 마치 부정적인 것은 더 크게 보이게 하고 긍정적인 것은 더 작게 보이게 만드는 원형 거울의 이미지 같은 것입니다. 이 HEC 간호사-환자 관계는 이 왜곡된 이미지를 거쳐 기저패턴의 명확한 모습을 향해 움직여 갑니다.

There is an ongoing dialogue on www.healthasexpandingconsciousness.org/dialogue for anyone interested in participating.

늘 대화가 오가는 웹 페이지에서는 항상 관심 있는 자들의 참여를 기다리고 있습니다.

Bibliography

참고문헌

강혜영 (1994). **보건진료원이 농촌주민과 함께 나눈 건강 경험: Newman의 실무연구 방법론을 근거로**, 연세대학교 대학원 박사학위논문.

강혜역 역 (1996). **의식확장으로서의 건강** (Margaret M. Newman), 서울, 현문사.

강혜영 (2000). 만성질환노인들의 의식확장으로서의 건강연구, **지역사회간호학회지, 11**(1), 172-183.

강혜역, 강창열 역 (2008). **새로운 목소리로 간호를 노래하자** (Carol Picard & Dorothy Jones), 전남대학교출판부.

공수자 (2003). **Newman의 실무연구방법론을 근거로 한 성폭력 피해자의 건강경험**, 전남대학교 대학원 박사학위논문.

공수자 (2003). 의식확장으로서의 건강: 성폭력 피해자의 경험을 중심으로, **대한간호학회지, 34**(6), 913-923.

심문숙 (2004). **Newman의 실무연구방법론을 근거로 한 저소득 독거노인의 건강경험**, 전남대학교 대학원 박사학위논문.

권영란 (2008). **Newman의 실무연구방법론을 근거로 한 우울 청소년의 건강경험**, 전남대학교 대학원 박사학위논문.

Abbott, E. A. (1952). ***Flatland.*** New York: Dover.

Albom, M. (1997). ***Tuesdays with Morrie.*** New York: Doubleday.

American Nurse, The. (September-October, 1998). The official publication of the American Nurses Association.

Arguelles, J. (1984). ***Earth ascending, an illustrated treatise on the law governing whole systems.*** Santa Fe, NM: Bear & Co.

Arguelles, J. (1987). ***The Mayan factor: Path beyond technology.*** Santa Fe, NM: Bear & Co.

Arguelles, J. (2002). ***Time and the technosphere.*** Rochester, VT: Bear and Co.

Arguelles, J., & Arguelles, M. (1985). ***Mandala.*** Boston: Shambhala.

Bache, C. M. (Undated). What is transformative learning? ***Newsletter from Institute of Noetic Sciences,*** 2-6.

Bache, C. M. (2000). ***Dark night, early dawn.*** Albany: State University of New York Press.

Bahnson, C. B., & Bahnson, M. B. (1966). Role of the ego defenses: Denial and repression in the etiology of malignant neoplasm. ***Annals of the New York Academy of Science,*** 125(3), 827-845.

Barron, A. M. (2001). Entry on listserv, "Dialogue among scholars of the theory of health as expanding consciousness," February 3, 2001.

Barron, A. M. (2005). Suffering, growth, and possibility: Health as expanding consciousness in end-of-life care. In C. Picard & D. Jones (Eds.), ***Giving voice to what we know: Margaret Newman's theory of health as expanding consciousness in nursing practice, research, and education.*** Sudbury, MA: Jones and Bartlett.

Bateson, G. (1972). ***Steps to an ecology of mind.*** New York: Ballantine.

Bateson, G. (1979). ***Mind and nature.*** New York: Bantam Books.

Bentov, I. (1977). ***Stalking the wild pendulum.*** New York: Dutton.

Bentov, I. (1978). ***The mechanics of consciousness.*** Paper presented at symposium on New Dimensions of Consciousness, sponsored by Sufi Order in the West, New York, November 17-20.

Bernick, L. (2000). Caring for older adults: Practice guided by Watson's caring-healing model. ***Nursing Science Quarterly,*** 17(2), 128-134.

Berry, D. (November, 2000). Dialogue, Boston MA.

Berry, D. (2004). An emerging model of behavior change in women maintaining weight loss. ***Nursing Science Quarterly,*** 17(3), 242-252.

Bohm, D. (1980). ***Wholeness and the implicate order.*** London: Routledge & Kegan Paul.

Bohm, D. (1992). On dialogue. ***IONS Noetic Sciences Review,*** No. 23, 16-18.

Bohm, D. (1992). ***Thought as a system.*** London: Routledge.

Bortoft, H. (1986). ***Goethe's scientific consciousness.*** Kent, England: Institute for Cultural Research (Monograph Series No. 22).

Bortoft, H. (1996). ***The wholeness of nature: Goethe's way toward a science of conscious participation in nature.*** New York: Lindisfarne.

Brain/Mind Bulletin, 1986. (Prigogine)

Briggs, J., & Peat, F. D. (1990). ***Turbulent mirror.*** New York: Harper & Row. Bronson, M. C. (2006). Getting real: The praxis of integral education. ***Re-Vision,*** 28(3), 2-3.

Butrin, J. (1992). Cultural diversity in the nurse-client encounter. ***Clinical Nursing Research,*** 1(3), 238-251.

Capasso, V. A. (2005). The theory is the practice: An exemplar. In C. Picard & D. Jones (Eds.), ***Giving voice to what we know: Margaret Newman's theory of health as expanding consciousness in nursing practice, research, and education*** (pp. 65-72). Sudbury MA: Jones and Bartlett.

Capra, F. (1982). ***The turning point: Science, society, and the rising culture.*** New York: Simon & Schuster.

Chase, S. K. (2001). Response to "The concept of nursing presence: State of the science." *Scholarly Inquiry for Nursing Practice: An International Journal,* 15(4), 323-327.

Cooper, A., & Elgin, D. (2002-2003) Peril and promise. *IONS Noetic Sciences Review,* No. 62, 8-15+.

De Quincey, C. (1998). *Intersubjectivity: Exploring consciousness from the second-person perspective.* Unpublished manuscript.

De Quincey, C. (2005). *Radical knowing: Understanding consciousness through relationship.* Rochester, VT: Park Street Press.

Donaldson, S. K., & Crowley, D. M. (1978). The discipline of nursing. *Nursing Outlook,* 26(2), 113-120.

Donoso, S. (2003). The power of presence: An interview with spiritual teacher Eckhart Tolle. *IONS Noetic Sciences Review,* No. 63 (MarchMay), 14-17.

Doona, M. E., Chase, S. K., & Haggerty, L. A. (1999). Nursing presence: As real as a Milky Way bar. *Journal of Holistic Nursing,* 17(1), 54-70.

Edwards, M. G. (2002)."The way up is the way down": Integral sociocultural studies and cultural evolution. *ReVision,* 28(2) Winter 2002.

Elgin, D. (2002-2003). On simplicity and humanity's future: Peril and promise. *IONS Noetic Sciences Review,* No. 62, 8-15.

Elias, D. (1997). It's time to change our minds: An introduction to trans-formative learning. *ReVision,* 20(1), 2-6.

Emerson, R. W. (1860, rev. 1876). Beauty. In *Nature,* published as part of *Nature; Addresses and Lectures.* Accessed January 12, 2007 from http://www. emersoncentral. com/beauty. htm 01/12/2007.

Endo, E. (1998). Pattern recognition as a nursing intervention with Japanese women with ovarian cancer. *Advances in Nursing Science,* 20(4), 49-61.

Endo, E. (2004). Nursing praxis within Margaret Newman's theory of health as expanding consciousness. ***Nursing Science Quarterly,*** 17(2), 110-115.

Endo, E. (2006). Personal communication.

Endo, E., Minegishi, H., Kubo, S. (2005). Creating action research teams: a praxis model of care. In C. Picard & D. Jones (Eds.), ***Giving voice to what we know: Margaret Newman's theory of health as expanding consciousness in nursing practice, research, and education*** (pp. 143-151). Sudbury, MA: Jones and Bartlett.

Endo, E, Miyahara, T., Suzuki, S., Ohmasa, T. (2005). Caring partnering between nurse educator and practicing nurses. ***Nursing Science Quarterly,*** 18(3), 138-145.

Endo, E., Nitta, N., Inayoshi, M., Saito, R., Takemura, K., Minegishi, H., Kubo, 5., & Kondon, M. (2000). Pattern recognition as a caring partnership in families with cancer. ***Journal of Advanced Nursing,*** 32(3), 603-610.

Endo, E., Takaki, M., Abe, K., Terashima, K., & Nitta, N. (2007). ***Creating a helping model with nursing students who want to quit smoking: Patterning in a nursing student-teacher partnership based on M. Newman's theory of health.*** Paper presented at The Power of Caring : The Gateway to Healing, 29th annual International Association for Human Caring Conference, St. Louis, MO, May 16-19, 2007.

Falkenstern, S. (2003). ***Nursing facilitation of health as expanding consciousness in families who have a child with special health care needs.*** Unpublished PhD dissertation. The Pennsylvania State University, University Park, PA.

Fawcett. J. (1993). ***Analysis and evaluation of nursing theories.*** Philadelphia: F. A. Davis.

Ferguson, M. (1980). ***The aquarian conspiracy: Personal and social transformation in the 1980s.*** Los Angeles: J. P. Tarcher.

Ferguson, M. (1983). Brain/Mind Bulletin.

Flanagan, J. (November 2000). Dialogue. Boston MA.

Flanagan, J. (2005). Creating a healing environment for staff and patients in a pre-surgery clinic. In C. Picard & D. Jones (Eds.), ***Giving voice to what we know: Margaret Newman's theory of health as expanding consciousness in nursing practice, research, and education.*** Sudbury, MA: Jones and Bartlett.

Fox, M. (1988). ***The coming of the cosmic Christ.*** San Francisco: Harper.

Friedman, N. (1990, 1994). ***Bridging science and spirit.*** St. Louis: Living Lake Books.

Friedman, T. L. (2005). ***The world is flat: A brief history of the 21st century.*** New York: Farrar, Straus & Giroux.

Fuller, R. B. (1975). ***Synergetics.*** New York: Macmillan.

Geschwind, N., & Galaburda, A. M. (1985). Cerebral lateralization - Biological mechanisms, associations, and pathology: III. A hypothesis and a program for research. ***Archives of Neurology,*** 42(July), 634-654.

Gilbert, R. J. (2006). Sacred geometry. ***Shift: At the Frontiers of Consciousness.*** No. II, June-August, 15-19.

Goodman, J. (1979). ***We are the earthquake generation.*** New York: Berkley.

Goodwin, B. (1991). The generative order of life. ***IONS Noetic Sciences Review,*** No. 18, Spring-Summer, 14-20.

Grand, I. J. (2005). The practice of embodied emergence: Integral education in a counseling psychology program. ***ReVision,*** 28(2), 35-42.

Grossinger, R. (2004). Healing as art and technology. ***Shift: At the Frontiers of Consciousness.*** June-August, 10-15.

Grossman, N. (2002), Who's afraid of life after death? ***IONS Noetic Sciences Review,*** 61, 30-35.

Harman, W. W. (1988). The persistent puzzle: The need for a basic restructuring of science. ***IONS Noetic Science Review,*** No. 8, 22-25.

Harman, W. W. (1988). The transpersonal challenge to the scientific paradigm: The need for a restructuring of science. ***ReVision,*** 11 (2), 13-21.

Harman, W. W. (1993). How do we know what we think we know? Toward an epistemology of consciousness, ***IONS Noetic Sciences Review,*** 27, 72-76.

Harman, W. W. (1993). Toward an adequate science of consciousness. ***IONS Noetic Sciences Review,*** 27, 77-78.

Havel, V. (1983). ***Letters to Olga.*** New York: Henry Holt.

Hiley, B.]. (2002). On quantum mechanics and the implicate order. Interview conducted by M. Perus. (http://goertzel. org/dynaphapsyc/ 1997/ interview. html).

Johnson, D. E. (1961). The significance of nursing care. ***The American Journal of Nursing,*** 61(11), 63-66.

Jones, Dorothy. (2006) Personal communication.

Jonsdottir, H. (1998). Life patterns of people with chronic obstructive pulmonary disease: Isolation and being closed in. ***Nursing Science Quarterly,*** 11(4), 160-166.

Jonsdottir, H., Litchfield, M., & Pharris, M. D. (2003). Partnership in practice. ***Research and Theory for Nursing Practice: An International Journal,*** 17(1), 51-63.

Khan, P. V. I. (1978). ***Holistic meditation.*** New Dimensions of Consciousness, held in New York City, November 17-20, 1978.

Kidd, S. M. (1996). ***The dance of the dissident daughter: A woman's journey from Christian tradition to the sacred feminine.*** San Francisco: Harper.

Kiser-Larson, N. (2002). Life pattern of Native women experiencing breast cancer. ***International Journal for Human Caring,*** 6(2), 61-68.

Kohanov, L. (2003). ***Riding between the worlds: Expanding our potential through the way of the horse.*** Novato, CA: New World Library.

Kremer, J. W. (1992). The dark night of the scholar: Reflections on culture and ways of knowing. ***ReVision,*** 14(4), 169-178.

Kremer, J. W. (1997). Transforming learning transforming. ***ReVision,*** 20(1), 7-14.

Kunz, D. vG. (1991). ***The personal aura.*** Wheaton, IL: Quest.

Lamendola, F. (1998). ***Patterns of the caregiving experiences of selected nurses in hospice and HIV/AIDS care.*** PhD Dissertation, University of Minnesota, Minneapolis.

Lamendola, F., & Newman, M. A. (1994). The paradox of HIV/AIDS as expanding consciousness. ***Advances in Nursing Science,*** 16(3), 13-21.

Lather, P. (1986). Research as praxis. ***Harvard Educational Review,*** 56(3), 257-277.

LeShan, L. (1989). Cancer as a turning point. ***IONS Noetic Sciences Review,*** 11, 22-28.

Lindbergh, C. (1972). Man's potential. In C. Muses & A. M. Young (Eds.), ***Consciousness and reality: The human pivot point.*** New York: Outerbridge & Lazard.

Litchfield, M. (1999). Practice wisdom. ***Advances in Nursing Science,*** 22(2), 62-73.

Litchfield, M. (2004). ***Achieving health in a rural community: A case study of nurse-community partnership.*** Wellington, New Zealand: Litchfield Healthcare Associates.

Melnechenko, K. L. (2003). To make a difference: Nursing presence. ***Nursing Forum,*** 38(2), 18-24.

Miles, R. B. (1998). Our evolving views of health and illness: What does it all mean? ***Connections,*** No. 3(February), Institute of Noetic Sciences, 7-9.

Miller, M. A., & Douglas, M. R. (1998). Presencing: Nurses commitment to caring for dying persons. ***International Journal for Human Caring,*** 2(3), 24-31.

Mishel, M. H. (1990). Reconceptualization of the uncertainty in illness theory. ***Image,*** 22(4), 256-261.

Moch, S. D. (1990). Health within the experience of breast cancer. ***Journal of Advanced Nursing,*** 15, 1426-1435.

Montuori, H. (2006). The quest for a new education: From oppositional identities to creative inquiry. ***ReVision,*** 28(3), 4-20.

Moss, R. (1981). ***The I that is we.*** Millbrae, CA: Celestial Arts.

Muses, C. (1972). The exploration of consciousness. In Muses, C. & Young, A. M. (Eds.), ***Consciousness and reality: The human pivot point.*** New York: Outerbridge & Lazard.

Muses, C. (1978). Paper presented at symposium on New Dimensions of Consciousness, Sufi Order in the West, New York City, November 17-20.

Muses, C. (1985). ***Destiny and control in human systems.*** Boston-Dordrecht-Lancaster: Kluwer - Nifhoff.

Muses, C., & Young, A. M. (Eds.). (1972). ***Consciousness and reality: The human pivot point.*** New York: Outerbridge and Lazard.

Musker, K. M. (2005). ***Life patterns of women transitioning through menopause.*** PhD dissertation, Loyola University, Chicago.

Neill, J. (2002a). Transcendence and transformation in the life patterns of women living with rheumatoid arthritis. ***Advances in Nursing Science,*** 24(4), 27-47.

Neill, J. (2002b). From practice to caring praxis through Newman's theory of health as expanding consciousness: A personal journey. ***International Journal for Human Caring,*** 6, 48-54.

Newman, M. A. (1966). Identifying and meeting patients' needs in short-span nurse-patient relationships. ***Nursing Forum,*** 5(1), 76-86.

Newman, M. A. (1972). Time estimation in relation to gait tempo. ***Perceptual and Motor Skills,*** 34, 359-366.

Newman, M. A. (1978). ***Toward a theory of health.*** Paper presented at Nurse Educator Conference, New York, NY.

Newman, M. A. (1979). ***Theory development in nursing.*** Philadelphia: F. A. Davis.

Newman, M. A. (1982). Time as an index of consciousness with age. ***Nursing Research,*** 31, 290-293.

Newman, M. A. (1983). Nursing diagnosis: Looking at the whole. ***American Journal of Nursing,*** 84, 1496-1499.

Newman, M. A. (1986). ***Health as expanding consciousness.*** St. Louis: Mosby.

Newman, M. A. (1987). Aging as increasing complexity. ***Journal of Gerontological Nursing,*** 13(9), 16-18.

Newman, M. A. (1990). Newman's theory of health as praxis. ***Nursing Science Quarterly,*** 3(1), 37-41.

Newman, M. A. (1994). ***Health as expanding consciousness*** (2nd ed.). Sudbury, MA: Jones and Bartlett (NLN Press).

Newman, M. A. (1995a). Recognizing a pattern of expanding consciousness in persons with cancer. In M. A. Newman, ***A developing discipline: Selected works of Margaret Newrnan*** (pp. 159-171). Sudbury, MA: Jones and Bartlett (NLN Press).

Newman, M. A. (1995b). ***A developing discipline: Selected works of Margaret Newman.*** Sudbury, MA: Jones and Bartlett (NLN Press).

Newman, M. A. (1997). Evolution of the theory of health as expanding consciousness. ***Nursing Science Quarterly,*** 10(1), 22-25.

Newman, M. A. (1997). Experiencing the whole. ***Advances in Nursing Science,*** 20(1), 34-39.

Newman, M. A. (2002a). Caring in the human health experience. ***International Journal for Human Caring,*** 6(2), 8-12.

Newman, M. A. (2002b). The pattern that connects. ***Advances in Nursing Science,*** 24(3), 1-7.

Newman, M. A. (2003). A world of no boundaries. ***Advances in Nursing Science,*** 26(4), 240-245.

Newman, M. A., & Gaudiano, J. K. (1984). Depression as an explanation for decreased subjective time in the elderly. ***Nursing Research,*** 33, 137-139.

Newman, M. A., Lamb, G. S., & Michaels, C. (1991). Nurse case management: The coming together of theory and practice. ***Nursing & Health Care,*** 12(8), 404-408.

Newman, M. A., & Moch, S. D. (1991). Life patterns of persons with coronary heart disease. ***Nursing Science Quarterly,*** 4, 161-167.

Newman, M. A., Sime, A. M., & Corcoran-Perry, S. A. (1991). The focus of the discipline of nursing. ***Advances in Nursing Science,*** 14(1), 1-6.

Nichols, M. (2004). AARP Magazine, January & February, p. 40.

Nightingale, F. (1859). ***Notes on nursing.*** Facsimile of first edition by J. B. Lippincott Co.

Noveletsky-Rosenthal, H. (1996). ***Pattern recognition in older adults living with chronic illness.*** PhD dissertation, Boston College, Chestnut Hill, MA.

Parker, M. (2001). ***Nursing theories and nursing practice.*** Philadelphia: F. A. Davis.

Parse, R. R. (1987). ***Nursing science: Major paradigms, theories and critiques.*** Philadelphia: Saunders.

Parse, R. R. (1998). ***The human becoming school of thought.*** Thousand Oaks, CA: Sage.

Paul, M. I., Akers, A., Dunn, D., & Brodsky, A. B. (1986). Music, language, and"uncertainty receptors," ***IS Journal*** #2, 3-10.

Peat, F. D. (1991). ***The philosopher's stone: Chaos synchronicity, and the hidden order of the world.*** New York: Bantam Books.

Pharris, M. D. (2002). Coming to know ourselves as community through a nursing partnership with adolescents convicted of murder. ***Advances in Nursing Science,*** 24(3), 21-42.

Pharris, M. D. (2005). Engaging with communities in a pattern recognition process. In C. Picard & D. Jones (Eds.), ***Giving voice to what we know: Margaret Newman's theory of health as expanding*** *consciousness in nursing practice, research, and education.* Sudbury, MA: Jones and Bartlett.

Pharris, M. D. (Undated). ***A community-based action research collaboration between the College of St. Catherine and the National Community Center of Excellence in Women's Health/NorthPoint Health & Wellness Center.*** Minneapolis, MN.

Phillips, J. (1990) The different views of health. ***Nursing Science Quarterly,*** 3(3), 103-104.

Picard, C. (2000). Pattern of expanding consciousness in mid-life women: Creative movement and the narrative as modes of expression. ***Nursing Science Quarterly,*** 13(2), 150-158.

Picard, C., & Jones, D. (2005). ***Giving voice to what we know: Margaret Newman's theory of health as expanding consciousness in nursing practice, research, and education.*** Sudbury MA: Jones and Bartlett.

Picard, C., & Mariolis, T. (2005). Praxis as a mirroring process: Teaching psychiatric nursing grounded in Newman's health as expanding con-sciousness. In C. Picard & D. Jones (Eds.), ***Giving voice to what we know: Margaret Newman's theory of health as expanding consciousness in nursing practice, research, and education.*** Sudbury, MA: Jones and Bartlett.

Prigogine, I. (1976). Order through fluctuation: Self-organization and social system. In E. Jantsch & C. H. Waddington (Eds.), ***Evolution and consciousness*** (pp. 93-133). Reading, MA: Addison-Wesley.

Prigogine, I. (1986). ***Brain/mind bulleting*** (p. 2), September 8, 1986.

Prigogine, I., & Stengers, 1. (1984). ***Order out of chaos: Man's new dialogue with nature.*** Shambhala.

Reed, P. G. (1991). Toward a nursing theory of self-transcendence: Deductive reformation using developmental theories. ***Advances in Nursing Science,*** 13(4), 64-77.

Reinharz, S. (1983). Phenomenology as a dynamic process. ***Phenomenology and Pedagogy,*** 1(1), 77-79

Rogers, M. (1970). ***An introduction to the theoretical basis of nursing.*** Philadelphia: F. A. Davis.

Rogers, M. (1995). ***Her own eulogy.*** Audiotape recording (in conversation with Marcia Anderson).

Rosa, K. C. (2006). A process model of healing and personal transformation in persons with chronic skin wounds. ***Nursing Science Quarterly,*** 19(4), 349-358.

Roy, C. (2007). Knowledge as universal cosmic imperative. In C. Roy & D. Jones (Eds.), ***Nursing knowledge development and clinical practice*** (pp. 145-161). New York: Springer.

Roy, C. & Jones, D. (Eds.). (2007). ***Nursing knowledge development and clinical practice.*** New York: Springer.

Ruka, S. (2005). Creating balance: Rhythms and patterns in people with dementia living in a nursing home. In C. Picard & D. Jones (Eds.), ***Giving voice to what we know: Margaret Newman's theory of health as expanding consciousness in nursing practice, research, and education.*** Sudbury, MA: Jones and Bartlett.

Russell, P. (1992). ***The white hole in time: Our future evolution and the meaning of now.*** San Francisco: HarperCollins.

Sakalys, J. A. (2003). Restoring the patient's voice: The therapeutics of illness narrative. ***Journal of Holistic Nursing,*** 21 (3), 228-241.

Schlitz, M. (2004). Seeding a new model of medicine. ***Shift: At the Frontiers of Consciousness,*** June-August, 8-9.

Schlitz, M., Taylor, E., & Lewis, N. (1998) Toward a noetic model of medicine. *IONS Noetic Sciences Review,* No. 47, 44-52.

Schwartz, S. A. (2006). Opening to the infinite. *Shift: At the Frontiers of Consciousness,* No. 10, 28-31.

Sheilds, L. E., & Lindsey, A. E. (1998). Community health promotion nursing practice. *Advances in Nursing Science,* 20(4), 23-36.

Sheldrake, R. (1983). *A new science of life.* Los Angeles: Tarcher.

Shostak, D., & Whitehouse, P. J. (1999). Diseases of meaning, manifestations of health, and metaphor. *The Journal of Alternative and Complementary Medicine,* 5(6), 495-502.

Silva, M., Sorrell, J., & Sorrell C. (1995). From Carper's pattern of knowing to ways of being. An ontological philosophical shift in nursing. *Advances in Nursing Science,* 18(1), 1-13.

Skolimowski, H. (1994). *The participatory mind: A new theory of knowledge and of the universe* (Arkana). Penguin Books.

Smith, K. (2006). Bioenergetics: A new science of healing. *Shift: At the Frontiers of Consciousness,* No. 10, 11-13.

Smith, M. (1999). Caring and the science of unitary human beings. *Advances in Nurs ing Science,* 21 (4), 14-28.

Smith, T. D. (2001). The concept of nursing presence: State of the science. *Scholarly Inquiry for Nursing Practice: An International Journal,* 15(4), 299-322.

Spradlin, W. W., & Porterfield, P. (1984). *The search for certainty.* New York: Springer-Verlag.

Stone, H. (1978). *Holism: A new vision of man, a new vision of health.* Paper presented at Conference on Holistic Perspectives: A

Renaissance in Medicine and Health Care, Philadelphia, November 12.

Tang, Y. (1997). Fostering transformation through differences: The synergic inquiry (SI) framework. ***ReVision,*** 20(1), 15-] 9.

Tarnas, R. (1998). The great initiation. ***IONS Noetic Sciences Review,*** No. 47, 24-31 +.

Tarnas, R. (2002). Is the modern psyche undergoing a rite of passage? ***ReVision,*** 24(3), 2-10.

Taylor, A. (1972). Meaning and matter. In C. Muses & A. M. Young (Eds.), ***Consciousness and reality: The IHunan pivot point.*** New York: Outerbridge & Lazard.

Taylor, D. (2001). ***Tell me a story: The life-shaping power of our stories.*** St. Paul, MN: Bog Walk Press.

Thompson, W. I., (Ed.). (1991). ***Gaia 2 emergence, The new science of becoming.*** Lindisfarne.

Tomey, A., & Alligood, M. (1998). ***Nurse theorists and their work.*** St. Louis: Mosby.

Tommet, P. (2003). Nurse-parent dialogue: Illuminating the evolving pattern of families with children who are medically fragile. ***Nursing Science Quarterly,*** 16(3), 239-246.

Watson, J. (1988). ***Nursing: Human science and human care - A theory of nursing.*** New York: National League for Nursing.

Watson, J. (1999). ***Postmodern nursing and beyond.*** Edinburgh: Churchill Livingstone.

Watson-Gegeo, K. A. (2005). Teaching to transform and the dark side of"being professional." ***ReVision,*** 28(2), 43-48.

Weber, R. (1984). Compassion, rootedness and detachment: Their role in healing. A conversation with Dora Kunz. ***ReVision,*** 7(1), 76-82.

Whitmont, E. C. (1994). Form and information. ***IONS Noetic Sciences Review,*** No. 31, 11-18.

Wilber, K. (1979). ***No boundary: Eastern and western approaches to personal growth.*** Boulder, CO: Shambhala.

Wilber, K. (1998). ***The marriage of sense and soul: Integrating science and religion.*** New York: Random House.

Wilber, K. (2000). ***Sex, ecology, spirituality: The spirit of evolution.*** Shambhala.

Young, A. (1976). ***The reflexive universe: Evolution of consciousness.*** San Francisco: Briggs.

INDEX

U

W

Y

찾아보기

역자약력

강혜영

1971 연세대학교 간호대학
1994 연세대학교 대학원 간호학과 (이학박사)
1971 - 1972 목포가톨릭대학교 간호학과
1973 - 1975 조선대학교 간호학과
1977 - 현재 전남대학교 간호대학

주요 역서

의식확장으로서의 건강 (Margaret A. Newman), 현문사, 1996.
새로운 목소리로 간호를 노래하자 (Carol Picard & Dorothy Jones), 전남대학교출판부, 2008.

강창열

1986 아주대학교 공대 산업공학과
1986 - 1988 삼성반도체 통신 (구 삼성전자)
1988 - 1994 전주제지 주식회사 (삼성 그룹)
1995 - 2002 한솔제지
2002 - 2005 Saturn Bath & Leading Construction Materials Co. Ltd
2005 - 현재 산학연구원, 린 시그마센타 컨설턴트, 출판기획담당이사 (ProsBooks 출판사)

역서 및 공역서

도요다방식: The TOYOTA WAY FIELD BOOK (Jeffrey Liker & David Meier), 기산출판사, 2004.
Insights from MIT's Lean Aerospace Initiative (Earll Murman, et. al.), 기산출판사, 2008.
새로운 목소리로 간호를 노래하자 (Carol Picard & Dorothy Jones), 전남대학교출판부, 2008.

새로운 변화: **간호로 시도하자**

인쇄 | 2011년 12월 10일
발행 | 2011년 12월 15일

역 자 | 강혜영 · 강창열
발행인 | 김윤수
발행처 | 전남대학교출판부

등록 | 1981. 5. 21. 제53호
주소 | 500-757 광주광역시 북구 용봉로 77
전화 | (062) 530-0571~3
팩스 | (062) 530-0579
홈페이지 | http://altair.chonnam.ac.kr/~cnup

값 15,000원

ISBN 978-89-7598-958-2 (93510)

이 도서의 국립중앙도서관 출판시도서목록(CIP)은 e-CIP홈페이지(http://www.nl.go.kr/ecip)와 국가자료공동목록시스템(http://www.nl.go.kr/kolisnet)에서 이용하실 수 있습니다.
(CIP제어번호 : CIP2011005324)